中成药上市后
临床研究方法技术体系与应用

主　审　李振吉　翁维良
主　编　谢雁鸣　孙晓波　王志飞

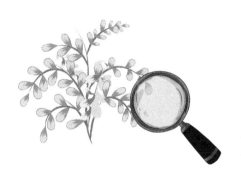

人民卫生出版社
·北京·

图书在版编目（CIP）数据

中成药上市后临床研究方法技术体系与应用 / 谢雁鸣，孙晓波，王志飞主编. -- 北京：人民卫生出版社，2022.10

ISBN 978-7-117-33611-6

Ⅰ.①中… Ⅱ.①谢… ②孙… ③王… Ⅲ.①中成药－临床药学－研究方法 Ⅳ.①R286

中国版本图书馆 CIP 数据核字（2022）第 182367 号

人卫智网	www.ipmph.com	医学教育、学术、考试、健康，购书智慧智能综合服务平台
人卫官网	www.pmph.com	人卫官方资讯发布平台

中成药上市后临床研究方法技术体系与应用
Zhongchengyao Shangshihou Linchuang Yanjiu Fangfa
Jishu Tixi yu Yingyong

主　　编：谢雁鸣　孙晓波　王志飞
出版发行：人民卫生出版社（中继线 010-59780011）
地　　址：北京市朝阳区潘家园南里 19 号
邮　　编：100021
E - mail：pmph @ pmph.com
购书热线：010-59787592　010-59787584　010-65264830
印　　刷：保定市中画美凯印刷有限公司
经　　销：新华书店
开　　本：787×1092　1/16　　印张：21
字　　数：472 千字
版　　次：2022 年 10 月第 1 版
印　　次：2022 年 10 月第 1 次印刷
标准书号：ISBN 978-7-117-33611-6
定　　价：109.00 元

打击盗版举报电话：010-59787491　E-mail：WQ @ pmph.com
质量问题联系电话：010-59787234　E-mail：zhiliang @ pmph.com
数字融合服务电话：4001118166　E-mail：zengzhi @ pmph.com

序

全生命周期研究是药物创新体系的重要标志，上市后是全生命周期研究的重要环节。对于中成药而言，上市后研究尤为重要。中成药一般都来源于临床实践，由经典名方或验方转化而来，其生命周期往往不会随着新药的研发而衰退，而是通过临床实践进一步总结、优化，并转化为具有新的适应证的中成药，从而实现二次开发。可见，中成药的上市后研究实际上贯穿了其全生命周期，是推动中医药学术理论和临床实践发展的重要动力。

现代意义上的中成药上市后研究始于 20 世纪 80 年代，至 2000 年前后初具规模，最近 10 余年达到了阶段性的高峰。但中成药上市后研究的方法技术体系一直未能真正确立，严重地限制了这一领域的发展。

谢雁鸣首席研究员是中成药上市后研究的开拓者、倡导者和先行者，她带领的"中药上市后研究科技创新团队"一直致力于中成药上市后评价的方法学研究，出版了《中药上市后临床再评价关键技术》《中医药大数据与真实世界》等 6 部学术著作，从各个角度对该领域的方法学进行了总结和凝练，深厚的学术积淀令人赞叹。因此在 2017 年的一次学术会议上，我对团队提出了建议，鼓励他们进行系统性的思考，构建符合中成药特点的上市后研究方法技术体系。

时光荏苒，转眼 4 年过去了，《中成药上市后临床研究方法技术体系与应用》终于要付梓了。谢雁鸣首席研究员邀我作序，我欣然为之。这部书是对多年研究的总结、凝练和升华，第一次清晰地勾画出中成药上市后研究的方法技术体系，逻辑严密，内容翔实，指导性强，是一部具有标志意义的学术著作，相信本书的出版能为中成药上市后研究带来新气象，推动这一领域再上一个新台阶。

李振吉

2022 年 4 月 10 日

前言

　　中成药上市后研究经历了 20 余年的发展，从开展针对疗效、安全性等的孤立的、单一的研究，发展到根据品种特点、监管要求和市场需求开展顶层设计，在顶层设计的蓝图下系统地分类、分步地开展研究，学者们逐渐意识到中成药上市后研究存在着一个相对独立而完整的逻辑体系。这个体系从评价的角度来看，就是在临床定位的前提下，通过对有效性、安全性、经济性和社会适应性等多维度评价，明确中成药的临床价值；从研究的角度来看，就是以临床价值为导向，通过对有效性、安全性、经济性和社会适应性等多维度探索，明确其所能发挥最大临床价值的临床定位。在这一逻辑体系内，各类研究都有其各自的特色和适用性，各类研究之间也存在着相互依存、相互促进的关系。毫无疑问，理清这一逻辑框架，明确其方法技术体系，对于中成药上市后研究这一学术领域的形成和发展至关重要，对于整个中医药学术理论和临床实践的发展也具有深刻的现实意义。

　　基于这一考虑，国家重点研发计划"十种中成药大品种和经典名方上市后治疗重大疾病的循证评价及其效应机制的示范研究（2018YFC1707400）"项目专设"中药上市后临床研究共性技术及方法技术体系研究（2018YFC1707410）"课题，组织本领域以及交叉学科专家展开攻关，梳理中成药上市后研究的共性技术及各项技术之间的相互关系，讨论方法技术体系的逻辑结构和组成部分，并将研究成果编撰成书，希望能抛砖引玉，启发更多学者深入思考这一学术领域的内涵和外延，鼓励学者开展更多更高水平的中成药上市后研究。

　　本书在撰写过程中尽力做到"遵循法规要求、符合循证原则、反映前沿科技，目标明确，路径清晰，上下衔接，点到为止"。所谓"目标明确，路径清晰"，是指不同研究目的的中成药上市后研究，所采取的模式、技术、方法都有不同，本书重点阐明如何明确研究目标，并在一个明确的目标下，清晰地论述该采取什么样的研究路径。所谓"上下衔接，点到为止"，是指本书定位于搭建研究的宏观需求和采取的具体方法之间的桥梁。宏观需求涉及品种和企业的发展、国家医疗资源调配以及卫生决策等方面的内容，有其自身规律；具体方法则是临床流行病学、循证医学或其他药理学、药学、生物统计学等学科的研究内容，对于本书来说无须过多讨论，能为我所用即可。本书需要明确中成药的上市后研究如何与宏观需求和具体方法相衔接，讨论其注意事项，对于宏观需求和具体方法本身不做详述，读者可根据需要配合阅读相关标准及专业书籍。

本书也着力区分了上市后"研究"和"评价"的不同。"研究"是指研究者对事物真相、性质、规律等进行的积极探索。"评价"是指对某个对象进行一系列的复合分析研究和评估，从而确定对象的意义、价值或状态。这样看来，研究中包含评价，而评价也需要以研究作为达到目标的方法和手段。"研究"和"评价"的不同，主要体现在"评价"是"确定"，而"研究"则是"探索"或"证明"。对于中成药而言，上市后"评价"的目的是确定中成药的价值，而上市后"研究"则是探索采取何种措施来提高中成药的价值。从研究的主体来看，由申办者和研究者发起的叫作研究，由监管者和第三方发起的叫作评价。本书采用了《中成药上市后临床研究方法技术体系与应用》的书名，就是为了强调对于一个中成药优劣的评价并非上市后研究的最终目的，而通过科学的研究找到各种有效措施以提高中成药的临床价值才是中成药上市后研究的最终目的。

二次开发是中成药上市后研究的重要组成部分，通过上市后研究，可为中成药扩展适应证、变更适用人群范围、变更用法用量、变更工艺处方等提供研究线索。但是需要说明的是，上市后研究的边界在于提供研究线索，当研究需要进入药品注册管理程序时，申办方需获得药品监管部门审批，然后按照药品注册管理的相关要求开展研究，但方法学可参考本书内容。

本书共十二章。第一章介绍了中成药上市后研究方法技术体系的逻辑框架，阐释了其组织结构及各组成部分之间的逻辑关系，第二章介绍了临床定位的方法技术，这是方法技术体系的基础和前提。第三、四、五章分别介绍了安全性、有效性和中成药药物经济学研究的共性技术，第六章介绍了获益-风险评估的共性技术，这些是方法技术体系的主体。第七章介绍了合理用药评价，第八章介绍了特殊人群用药研究，第九章介绍了证候类中成药的上市后评价，这些都是中成药上市后研究所特有的内容，也是最能体现中成药上市后研究特点的内容。第十章阐释了中成药临床价值评估的方法技术，这是中成药上市后研究的导向和归宿。第十一章阐释了如何基于有效性、安全性等具有临床价值的宏观效应点开展深入的机制研究，第十二章介绍了中成药上市后研究的证据如何以指南或共识的方式加以应用，以及产生指南或共识的共性方法技术。

　　本书面向的读者主要是中医药学的临床科研人员和制药企业的研发人员，希望本书提出的方法技术体系能够对临床研究实践有所启发，并能提供借鉴；本书也面向临床医护人员，希望能够帮助临床医护人员理解中成药循证医学证据产生和使用的内在逻辑，提高他们对临床证据使用的能力和水平。同时，本书的编委们也热切地希望相关政策的决策部门的专家们给予指导并提出建议，希望本书对于药品监管部门了解中成药的特点有所裨益。

　　本书基于中成药上市后研究 20 余年来的学术积淀，由 30 余位专家历时 4 年编撰而成。毋庸讳言，清晰地勾画出中成药上市后研究的方法技术体系并不容易，编委们反复斟酌，精心调整，进行了大量的增删，以至于一些供稿在书中已几不可见。但是，每一位编委的贡献都是非常重要的，经过编委们充分的意见交流，思想碰撞、融合、升华，才最终呈现出方法技术体系的真面目。本书得到了岐黄学者支持项目资助，岐黄学者工作室和全国名老中医药专家传承工作室负责人黎元元研究员以及中医传承人员积极参加了本书的撰写；本书的出版也得到了中国中医科学院科技创新工程中医临床基础学科创新团队项目（NO.CI2021B003）的资助。在此，向所有参与、支持本书撰写和出版的专家学者、工作人员、编辑出版人员致以最诚挚的谢意！

　　本书的编委们已尽最大努力来阐释中成药上市后研究的方法技术体系，理清其逻辑关系，并介绍了相关的方法技术，以期为读者呈现一部系统、深刻却又简洁、易读的学术专著。但由于中成药上市后研究发展的时间不长，许多内容仍未达成共识，加之编委们的代表性也有局限，因此本书必然会存在纰漏以及有待商榷的地方，恳请读者不吝赐教，提出宝贵的意见和建议。

谢雁鸣　王志飞

2022 年 4 月 6 日

目录

第九章 证候类中成药评价

第一章

体系架构

第一节 概述

一、发展历史

药品上市后评价（evaluation of post-marketing drug, EPMD）是根据医药卫生领域的最新水平，从药理学、药剂学、临床医学、药物流行病学、药物经济学及药物政策等方面，对已批准上市的药品在真实世界中的用药方案、疗效、不良反应、费用等是否符合安全、有效、经济的合理用药原则做出科学评价。中成药上市后评价是基于中医药理论对于中成药开展的药品上市后评价，既是中成药合理应用的保障，也是中成药政策准入、定价、采购、报销等的重要支撑；既是中成药全生命周期评价的需要，也是建立中成药药品再注册制度不可或缺的重要环节。

人用药品从被发现/发明到上市，一般都经历了严格的药学、非临床和临床研究，具备了安全、有效、质量可控的上市条件后才被准予上市。然而，上市前的临床研究结果并不能彻底地解决药品安全性和有效性的问题。药品上市的决定是基于已有的非临床和临床数据进行获益－风险评估之后的平衡决策结果。而作为决策基础的临床试验数据具有难以避免的缺陷，主要表现在以下几方面：①临床试验中受试者入选标准严格，因此试验结果无法代表真实的用药人群；②临床试验中受试者得到了更好的医疗照护，因此试验结果与实际临床实践的疗效存在差异；③临床试验中的用药周期较短，因此试验结果不能反映长期用药的临床效应；④对照措施代表性不足，因此试验结果无法说明药物在各种临床实践中的获益和风险；⑤样本量有限，难以观察到罕见的不良反应等。此外，对于创新药物而言，更大量的临床研究工作需要在上市后阶段完成，包括但不仅限于以下内容：①用药方案优化；②广泛用药人群下观察药物真实使用状态的安全性和有效性；③药物经济学研究；④寻找药物作用的通路和靶点，进行药物基因组学和蛋白组学研究；⑤对特殊人群的用药信息进行完善等。另外，中成药的某些固有缺陷，也需要通过上市后研究进一步明确。

在当前的药品管理政策下，各国都还存在一些有条件批准的状况，例如罕见病用药、突发公共卫生事件用药等特殊用药的审批等。即使是常规审批，在满足基本上市条件后，也有根据药品已完成的研究状况附加审批条件，要求上市后继续完成特定研究工作的情况。例如美国食品药品监督管理局（Food and Drug Administration, FDA）仅在 2011 年就在审批的药品中附加了至少 970 项上市后要求（post-marketing requirements, PMR）与上市后承诺（post-marketing commitments, PMC）。这些监管部门要求继续完成的研究工作也是上市后研究的重要组成部分。

全生命周期研究是药物创新体系的显著特点，上市后是全生命周期中重要的一环。随着全生命周期研究理念日渐为人们所接受，上市后研究的重要性得到广泛共识。2019 年新修订的《中华人民共和国药品管理法》专列一章"上市后管理"，也明确提出了全生命周期的理念。全生命周期研究的理念就是强调上市许可持有人（marketing authorization holder, MAH）对药品研发、注册、上市使用、退市整个过程负责，强调上市后的药品更要在不断的评价和研究中逐渐完善，进一步明确临床定位，明确最佳的适用人群、适应病证、用法用量等。因此，从全生命周期理念来看，上市后研究必不可少，是药品健康发展的必要支撑。

对于中药而言，上市后研究更加重要。传统上，饮片一直是中医临床用药的主流。通过对饮片的配伍应用，临床一般采用汤剂辨证施治；特殊情况下或长期用药的情况下采用丸、散、膏、丹等其他剂型。但是，这样的制剂还不是现代意义上的中成药，更未经过上市前的系统研究，本质上与汤剂的辨证施治是一样的，只是剂型不同。宋代的《太平惠民和剂局方》是我国第一部由官方主持编撰的成药标准，太平惠民和剂局是官办药事机构，由国家实行对医药购销的专卖，这才出现了与近现代中成药相似的制剂模式。即使太平惠民和剂局官办购销的中成药，也并没有意识到上市前要开展哪些研究，而是在作为中成药销售之后，在临床的应用中不断改进，不断探索合适的适应证、用药人群和用法用量。可以说，对于传统中成药而言，其研究基本上都是上市后研究，上市后研究是其起源、发展、转变乃至于流传至今的根本原因。

现代中成药需经过上市前的研究，确定基本的安全性和有效性，并能保证制剂的质量可控。然而，由于中医药辨证论治的体系特点，以及中成药历史遗留问题，中成药的临床定位宽泛，临床应用不够精准，影响了其疗效的发挥。因此，对于现代中成药而言，上市后研究更加重要。通过上市后的研究，基于人用经验，一步一步找到更加明确的临床定位，甚至通过上市后研究开发新的适应证，形成中成药的二次开发，是中成药全生命周期发展的重要特征之一。

中成药的上市后研究之所以重要，在于中医药学的整个理念体系都遵循了"从临床中来，到临床中去"的发展路径。中医药的体系是在临床中发现问题、在临床中解决问题、在临床中总结经验、在临床中凝练方法、在临床中验证疗效、在临床中升华理论，这一体系的发展从来都不曾离开过临床。而药品全生命周期，上市后研究是离临床最近、最依赖于临床的阶段。临床是中成药发展的根本动力，而临床上的使用经验，必然需要通过上市后研究总结出来，这样才能成为中成药进一步发展的动力。

中药上市后研究的思想可溯源到先秦。秉持朴素辩证思维的古人从中医药学肇基之日起就将药物的功效和毒性看成事物对立统一的两个方面。《周礼·天官》有"医师掌医之政令，聚毒药以供医事"的记载。"毒药"是所有治病中药的总称，而毒性即药物的效用。正如王冰注《素问》所云："辟邪安正，惟毒乃能。以其能然，故通谓之毒药也。"可见，古人在应用药物的功效的同时，也充分意识到药物的毒性，这就蕴含了中药上市后再评价的思想。《神农本草经》将药物分为上、中、下三等，其主要依据就是毒性的大小，这应该算是最早的中药上市后再评价的实践了。《素问·五常政大论》曰："大毒治病，十去其六；常毒治病，十去其七；小毒治病，十去其八；无毒治病，十去其九；谷肉果菜，食养尽之，无使过之，伤其正也。"这是通过药物的疗程来控制药物毒性的措施。另外，中药配伍理论都立足于减毒增效，而减毒增效正是中成药上市后再评价的关注重点之一。

真正意义上的中成药上市后研究始于21世纪初。虽然我国早在1988年就在北京、上海等地的 10 个医疗单位设立了药品不良反应（adverse drug reaction, ADR）监测点，但其并不着眼于"中药"，也未体现中药的特点。2000 年，国家药品监督管理局药品评价中心学者发表了题为《如何认识中药上市后的再评价》的文章，从中药的特点来认识中药上市后再评价的意义和必要性，并提出安全性再评价、有效性再评价、经济学再评价、中成药质量再评价、中西药联合应用再评价的内容框架，基本涵盖了中成药上市后再评价目前开展的实践。此文发表之后的 2 年并未有相关论文发表。2002 年 8 月中国药学会药物流行病学专业委员会和湖北省药品监督管理局共同举办了全国药品不良反应监测工作讲习班暨中药上市后再评价专题学术研讨会，这提示中成药上市后再评价正在逐渐引起民众和学者的重视，并产生了实际的需求。2002 年之后，有关中成药上市后评价的思考性论文渐次发表，讨论主要集中于中成药上市后评价的内容和方法等方面。到 2004 年，已有关于中药注射剂 ADR 和合理使用的分析性论文。2005 年开始出现对中药 ADR 监测工作的反思，以及从再评价的角度对中药、天然药物、化学药物（简称化药）等的比较研究。

　　2009 年 9 月，中成药上市后评价迎来一个大的发展，科技部在重大创新药里设置了"中药上市后再评价的关键技术"研究的重大课题，集全国近 400 家临床和研究机构，千余名科研人员和临床医生，搭建了中成药上市后评价的研究平台，开展了中成药上市后再评价实践活动。《中药上市后临床再评价关键技术》于 2010 年 12 月出版，这是第一部中成药上市后再评价的专著，该书详尽地讨论了中成药上市后再评价的概念、范围、沿革、原则、内容、方法等，完善了中成药上市后再评价的框架，并使之可操作化，对推动上市后再评价的开展起到了积极作用。2011 年，中国中药杂志社组织了以"中药上市后再评价关键技术研究"为主题的专刊，专刊介绍了国外药物上市后再评价的进展，深入探讨了中药上市后再评价的范畴、方法、要点以及相关的政策法规，还发表了中成药上市后有效性、安全性再评价和药物警戒的一些初步实践。2012 年，中国中药杂志社再次以"中药注射剂临床安全性监测与合理用药"为主题组织专刊，涉及中成药上市后再评价的政策法规、试验设计、数据处理及临床实践，并介绍了大量相关国际前沿技术和方法，是中成药上市后再评价最新成果的集中展现。同年，人民卫生出版社出版了《中药上市后临床再评价设计方法与实施》，从实践的角度出发，突出实用性和操作性，系统介绍了中成药上市后再评价的方案设计及实施操作。2013 年，中国中药杂志社以"中药注射剂安全信号早期预警与安全性监测技术规范"为题组织专刊，从临床安全性监测技术规范、临床安全性监测方法学、预警方法与技术、真实世界的过敏反应与肝肾功能损害的探索、基于医院信息系统（hospital information system, HIS）的临床实效研究、文献分析与系统评价 6 个方面展开，临床层面在全国 380 家医院进行了 30 余万例次的对于 12 个中药注射剂的 ADR 监测，得出中药注射剂 ADR 发生率为 0.6%～7%，严重的药品不良反应（serious adverse drug reaction, SADR）属罕见，按照有关国际医学组织的标准，临床应用基本安全，这是对中成药上市后再评价实践的一次集中检阅。同年，《中药注射剂临床安全性评价技术指南》由人民卫生出版社出版，全面介绍了中成药上市后再评价的开展，并附有真实案例。2014 年出版的《中医药临床评价方法研究与实践》、2016 年出版的《中医药大数据与真实世界》、2019 年出版的《循证中医药安全性证据研究与实践》都是这一过程中标志性的成果。

一系列的论文和专著对于推广中成药上市后研究的理念、推动中成药上市后研究的实践起到了决定性的作用。2013 年，世界中医药学会联合会中药上市后再评价专业委员会成立，这是中成药上市后再评价第一个专业学术组织。中药上市后再评价专业委员会召开了第一届中药上市后再评价国际大会，在吉林、江苏、山东、河南成立了区域工作组，颁布了中华中医药学会团标和技术规范——《中药上市后安全性医院集中监测技术规范》《中药注射剂临床合理使用技术规范》《中药上市后药物经济学评价技术规范》《中药上市后人群免疫毒理学评价检测方案及流程专家共识》和《中药群体药代动力学专家共识》。这些卓有成效的工作有力地推动和规范了中成药上市后再评价的开展。

2016 年 12 月，美国国会通过了《21 世纪治愈法案》（21st Century Cures Act），在《联邦食物、药品和化妆品法案》第 5 章中增加 1 条修正条款："利用真实世界证据"。2017 年 8 月美国 FDA 官员在《新英格兰医学杂志》（The New England Journal of Medicine）上发表了标题为《真实世界证据——它是什么以及它能告诉我们什么？》（Real-World Evidence — What Is It and What Can It Tell Us?）的论文，阐释了真实世界证据的含义及其应用场景。由此，真实世界研究在全世界形成学术风潮。真实世界研究的理念与中医药学理念相通，早在 2010 年，真实世界研究的概念就由中医科学家引入中国。因此，中医药领域的真实世界研究开展较早，2016 年就由人民卫生出版社出版了国内真实世界研究领域第一部学术专著《中医药大数据与真实世界》。由此，真实世界的研究模式在中成药上市后研究领域迅速扩展开来，大量的研究开展起来。2018 年 12 月，世界中医药学会联合会真实世界研究专业委员会在杭州成立；2019 年 10 月，中国中药协会真实世界研究专业委员会在北京成立。专业学术组织的建立，进一步推动了真实世界研究在中成药上市后研究中的应用。真实世界研究与中成药传统的发展路径完全吻合，尤其是中成药上市后研究，可以采用真实世界的研究模式，以母方案设计、模拟目标试验设计等创新研究类型评价中成药在复杂疾病和用药人群中的真实疗效和安全性。因此，真实世界研究必然会成为中成药上市后研究最重要的研究类型之一。

2019 年 10 月出台的《中共中央国务院关于促进中医药传承创新发展的意见》提出，改革完善中药注册管理。加快构建中医药理论、人用经验和临床试验相结合的中药注册审评证据体系，优化基于古代经典名方、名老中医方、医疗机构制剂等具有人用经验的中药新药审评技术要求，加快中药新药审批。2020 年 4 月，国家药品监督管理局组织起草的《中药注册管理专门规定（征求意见稿）》提出，采用科学合理的审评证据体系。中药注册审评，应当采用中医药理论、人用经验和临床试验相结合的证据体系，综合评价中药的临床有效性、安全性。2020 年 9 月、2020 年 12 月，国家药品监督管理局发布《中药注册分类及申报资料要求》及《关于促进中药传承创新发展的实施意见》，再次强调了人用经验的重要性。相关文件明确基于古代经典名方、医疗机构制剂、名老中医方等具有人用经验的中药新药审评技术要求，加快中药新药审批；按古代经典名方目录管理的中药复方制剂新药研制，应进行药学及非临床安全性研究，其他来源于古代经典名方的中药复方制剂，根据处方来源和组成、临床人用经验及制备工艺情况等可适当减免药效学试验，中药改良型新药可根据人用经验对药物有效性的支持程度，适当减免药效学试验；根据药物组方、人用经验、制备工艺、用法用量、功能主治特点等，在临床试验期间或上市后，开展各阶段相应的非临床和临床安全性研究。人用经验的提出，不仅是中药新药注册制度的有益探索，对于中成药上市后研究也具有启发意义。一方面，许多中成药都来源于古代经典名方，具有数百至数千年的人用经验；另一方面中成药上市后研究本质上就是对人用经验的整理、总结、凝练和升华。可以想见，以人用经验为切入点的中成药上市后研究必将成为一个新的学术增长点。

中药上市后研究发展 20 余年，在理论和实践两方面都取得了重要成果，企业、医疗机构、监管部门、民众对药物全生命周期研究的理念逐渐接受。在此基础上，2019 年颁布并实施的《中华人民共和国药品管理法》中专设"药品上市后管理"一章，明确要求药品上市许可持有人主动开展上市后研究，对药品的安全性、有效性和质量可控性进行进一步确证。这从法律层面确认了上市后研究的重要性，为上市后研究奠定了法律基础。

中成药上市后研究按照其研究的思路可分为以下四个阶段：第一阶段是单独的再评价研究，如Ⅳ期临床试验、临床应用疗效观察等，基本是观察在广泛人群中的疗效和安全性。第二阶段是朝向证据体的宏观评价，这一阶段申办者和研究者认识到上市前后研究的需求不同，重新认识了经典随机对照试验（randomized controlled trial, RCT）的作用，转向根据各自产品的不同需求，通过对各种级别的证据形成的证据链的研究。毫无疑问，这种思路更加符合上市后研究的特点，这是上市后研究思路的飞跃。第三阶段是以上市后评价为切入的系统研究，这一阶段的申办者和研究者认识到上市后研究与上市前研究的辩证关系，上市后研究发现的宏观问题，亦须通过类似上市前的研究来探究其机制，从应用到机制，再从机制推广到应用，形成良性循环，有助于对中成药应用问题的深入理解。第四阶段，以临床定位为核心的中成药上市后研究。虽然在各个阶段都有对临床定位的需求，但是到了第四阶段，基于前期的工作基础，就更明晰中成药需要临床定位，通过一系列临床、机制等研究，一步一步发现和确证中成药的适应证、适宜人群、用法用量、使用的疗程、患者的获益等，从而提升其临床价值。

二、研究现状

我国在上市后研究方面起步较晚，理念落后，尚未形成完整的方法技术体系，中成药的二次开发能力不足，这成为制约我国制药产业尤其是中成药产业创新能力的严重问题。因此亟须开展方法技术体系研究，为药物创新体系夯实基础。

不同的学者从不同的角度开展了中成药上市后临床研究技术体系的探索，为该领域的发展奠定了扎实的前期基础。对于中成药上市后临床研究技术体系的探索，主要集中于安全性研究技术体系、有效性研究技术体系、经济学研究技术体系、临床定位研究技术体系和临床价值评估技术体系五个方面。

（一）安全性研究

一般认为，药品的有效性已在上市前临床研究中得到充分确证，上市后的研究应集中于其在广泛用药人群、复杂疾病环境下的用药安全。欧盟为量化药品的安全隐患，基于评估药物的效益风险状况并支持监管决策而开展上市后安全性研究（post authorisation safety study, PASS），而形成一套成熟的体系及监管流程，成为国内学者研究借鉴的重要标的。受欧盟药物警戒体系的启发，国内学者从药品不良事件监测、风险信号识别、风险获益评估、不合理用药风险控制 4 个维度构建了药物警戒的方法技术体系。

药物的临床安全性评价与有效性评价从理念上有根本的不同。有效性评价针对人群中的大概率事件（绝大多数人的情况），因此要通过统计学发现规律；而安全性评价的研究对象则一定程度上是统计学绝大多数之外的个案，往往被归于偶然事件而被统计学所忽略。毫无疑问，确认个案的真实性并分析其与用药的内在因果关系，概率工具具有较大的局限性。事实上，这正是药物安全性研究的一大难点。因此，药品安全性研究的思路与有效性完全不同。对此，学者根据中成药的特点，构建了以前瞻性、多中心、大样本、登记注册式医院集中监测为核心，整合多个证据源的循证证据，包括临床安全性文献证据、自发呈报系统（spontaneous reporting system, SRS）风险信号、基于 HIS 的安全性证据，强调证据之间的相互印证和统一指向，从安全性的角度促进合理用药，构建了全方位的证据体系。研究实践中，基于 RCT 思想的评价方法在药物安全性研究中不太适宜，现有质量评级体系中，安全性研究的证据级别往往不高，但这并不意味着其临床意义小；同时，如果多个临床证据指向同一安全性事件，则该事件的真实性大大增加。因此，安全性评价需要从有效性评价的窠臼中走出来，从多源证据中找到线索的相互印证和统一指向，以此来发现药物的 ADR。主动监测（active surveillance）是目前获得中成药 ADR 发生率的最有效方法；同时罕见和偶发的 ADR，以及 ADR 的类型、表现、影响因素等也只有通过主动监测才能获得相对确定的证据。自发呈报系统是我国目前药物上市后安全性数据的主要来源，数据规模大、监测范围广、参与人员多，具有不可替代的优势。医院信息系统数据是真实临床的第一手记录，随着医疗信息化的发展，其科研价值与日俱增。文献是各种研究的荟萃，是获知相关研究的主要渠道，更是发现罕见或偶发 ADR 的重要线索。前瞻性的主动监测采用多中心、大样本、登记注册式医院集中监测的方式，以 ADR 发生率和 ADR 特征为主要目标；HIS 数据从临床应用特征、疑似过敏反应、对肝肾功能影响展开分析；SRS 数据通过数据挖掘发现风险预警信号；文献数据通过对 ADR 个案的分析发现线索。将上述研究整合起来，形成证据体系，分析其证据的指向，从而提高证据的确定性。

（二）有效性研究

有效性研究仍在药物流行病学和循证医学的体系框架内开展。

中成药上市前研究的目的十分明确，就是确证其效力；上市后则要进一步明确其在实际的临床应用中能取得什么样的效果。已确证效力的中成药，上市后在实际的临床应用中不一定能取得理想的效果。原因在于上市前后开展临床研究的场景截然不同。上市前临床研究一般采用 RCT，有严格的纳入和排除标准，因此进入研究的受试者往往限定了年龄、合并疾病和用药情况等；但上市后实际的临床应用中，患者年龄可能不同，患者可能是儿童、老年人、孕妇、哺乳期妇女，或是合并了各种各样的基础性疾病，而且针对这些基础性疾病服用了各种各样的药物，甚至患者因肝、肾功能异常导致药物代谢出现障碍。这种情况下，为明确效力而开展的临床研究结论已无法外推到实际的用药环境，那么已确证效力的中成药在实际的临床应用中就不一定就能发挥理想的效果。因此，中成药上市后有效性研究的目的就是确证中成药在实际临床应用中的疗效，即效果。同时，由于临床用药情况复杂多变，对于效果的研究要求具有更高的外部真实性，保证一项针对效果的研究可近似推广到多种类似的医疗环境中。真实世界研究正好符合上述要求，因此成为中成药上市后有效性研究中最重要的研究理念。针对真实世界研究，国家药品监督管理局发布了《真实世界证据支持药物研发与审评的指导原则（试行）》《用于产生真实世界证据的真实世界数据指导原则（试行）》，可参考执行。

上市后开展有效性研究，明确中成药的效果，一个重要的出发点是朝向政策准入或临床决策。对于国家而言，如何配置医疗资源，保证有限的医疗资源能够满足更可能多的民众的医疗卫生需求；对于医生和患者而言，如何选择合适的中成药，既能解决疾病的治疗问题，也能节省医疗费用支出；对于产业而言，如何满足医疗保险目录、国家基本药物目录等支付方的要求，提供合适的临床疗效证据。国家需求、临床需求、产业需求都要求中成药上市后有效性研究是以标准治疗或是行业公认的阳性药治疗为对照，以核心疗效指标为评价指标的临床研究。也就是说，考虑政策准入或临床决策，中成药上市后有效性研究应开展比较效益研究（comparative effectiveness research, CER）。

对于中成药上市后有效性证据的质量评价，仍然采用证据推荐分级的评价、制定与评估（Grading of Recommendations, Assessment, Development, and Evaluation, GRADE）体系来评价。评价证据的质量之外，还应评价证据的价值。因为有些临床证据质量很高，但其回答的临床问题则缺乏临床意义。临床问题往往遵循 PICO（循证医学对临床问题进行格式化表达的原则和框架，为 participants, interventions, comparisons, outcomes 的缩写）原则来描述，缺少临床意义的 PICO 体现在结局的评价指标未达成共识、对照组不能代表疾病治疗的现有水平、干预措施不能体现中成药的自身疗效等、疾病或人群不具代表性等。因此，在中成药上市后有效性证据质量评价的基础上，还需针对 PICO 所描述的临床问题评价其有效性证据的价值。

（三）药物经济学研究

中成药药物经济学是将经济学基本原理、方法和分析技术运用于中成药的治疗过程，并以药物流行病学的人群为主体，从全社会角度展开研究，以求最大限度地合理利用现有医药卫生资源的品质性效用综合性的应用。中成药药物经济学研究最主要的目的之一是促进合理用药、有效利用药品资源。同时，开展中成药药物经济学评价，比较新药和已上市同类药品的经济性，也为制药厂家战略性地确定新药的价格范围提供依据。

中成药的药物经济学评价应遵循药物经济学评价的基本要求，但在效果和成本的测量上要考虑中成药自身的特点。

中成药作用机制不同于西药，中成药是基于中医药理论而研发的成方制剂，治疗上反映了中医药的特点，即通过整体治疗和辨证论治，将治疗的焦点集中于调理和改善人体状态，调动人体自然内在潜力以防病抗病。因此中成药治疗"病的人"，通过治人而后治病。那么中成药的疗效首先应表现在人体健康状态的改善上，而后才表现为疾病的痊愈或好转。与直接针对疾病的治疗相比，人体健康状态改善，其收益不仅在于疾病的痊愈或好转，更在于持续而深远的健康获益，如并发症的减少、其他相兼疾病的好转、生活质量的提升，乃至于远期不得病或少得病等。因此，中成药的药物经济学研究应有足够的研究时限，能够充分考虑中成药的长期或远期疗效。同时，中成药的健康获益也不仅限于临床适应证，其对证治疗带来人体健康的改善，可能在多种疾病中产生作用。现有的经济学评价，一般都是以疾病的单一疗效为健康产出的主要评价标准，无法体现中医药的整体优势。

中西药的生产模式不同，中西医的诊疗模式不同，都导致中西药的成本不同。目前的药物经济学研究，很多只考虑直接成本中的药费。中成药原料主要来源于农业生产，产业链长、制药环节多，成本很多时候并不具有优势。但是，中成药的 ADR 一般都较轻、较少，医疗费用中用以处理 ADR 的成本就较低。另外，中成药诊疗方式简单，临床使用中要求必须完成的检测项目较少，这部分检验、化验以及影像学检测等带来的医疗成本就低。间接成本方面，中西药各有特点，需具体分析。从隐性成本来看，中成药的原料主要来源于农业生产，环境友好，是重要的生态资源，而西药则要考虑原料的工业化生产中造成的环境污染所带来的治理成本。

现有的研究也较为粗糙，存在诸多问题。有学者采用《中国药物经济学评价指南》《药物经济学审稿指南》（BMJ guidelines）等标准对已发表的中成药药物经济学评价进行了再评价，发现质量水平偏低，科学性、合理性均难以保证。中成药药物经济学存在的问题，一方面是因为中成药的药物经济学评价起步较晚，发展滞后，另一方面是因为缺少符合中成药特点的中成药药物经济学评价体系，中成药的药物经济学评价未能反映出中成药的优势和特点。

2022 年，中华中医药学会发布了《中成药上市后经济学评价指南》，系统地探讨了中成药药物经济学评价中的研究问题，并从研究设计、成本测算、健康产出评价、评价方法、模型、不确定性以及预算影响分析等方面进行了较系统的论述。

（四）临床定位研究

临床定位是中成药上市后研究的核心问题。适宜的临床定位，是中成药有效性、安全性、经济性的最根本前提，是其临床价值发挥的最根本保障。因为中医药实践体系的特点以及不可避免的历史局限性，中成药临床定位宽泛的现象普遍存在。临床定位宽泛，一方面导致中成药同类药物众多，无法开展差异竞争；另一方面导致中成药疗效不突出，对临床决策的支撑不足；还有可能因此引入安全性风险，导致 ADR 增加。

适宜的临床定位来源于对产品自身特点和使用场景的全面、系统、科学、理性的分析与综合。针对中成药的临床定位，有学者提出"三维四阶"的临床定位构想。"三维"是指药品维度、疾病维度、患者维度，三个维度相互结合来考虑，药品维度与疾病维度的交汇主要体现在药品作用于疾病的分类、分型、分期、病情、病势及病理环节，要明确哪一个点更加有效；药品维度与患者维度的交汇主要体现在治疗的宜忌上，即关注适宜人群的特点，以及从患者角度考虑药品的用法用量等。"四阶"是指分析线索、定位假说、初步验证和临床验证四个环节，主要关注临床定位各项研究的时序性，先开展所需经费少、所需时间短的项目，再开展靡费甚巨、耗时甚久的研究。这样通过前期的研究逐步增加后续研究的确定性，从而尽可能降低研究失败所造成的损失。

（五）价值评估研究

挖掘中成药的药品价值是中成药上市后研究的最终目的。中成药的有效性、安全性、经济性、社会适应性评价都是针对中成药某一方面的研究，不能体现中成药满足国家需求、患者需求、临床需求和企业发展需求的能力。ADR 多的中成药可能有特殊的疗效，能起到不可替代的治疗作用；有效性不突出的中成药也可能因为安全性好、经济性好而受到广大基层患者的欢迎。只有将这些方面都综合起来，通过对药品价值的评价才能更好地反映中成药满足各种需求的能力。

然而对于药品的价值的评价，对于不同的群体而言其所关注的重点是不同的。医院用药更多地看重药品的有效性和安全性，安全且有效的中成药就是最有价值的中成药；患者用药，除安全和有效外，不可避免地要考虑药品的价格，考虑自己的支付能力；国家基本用药的遴选，则除考虑安全、有效、经济之外，还要考虑中成药是否能保障供给，是否能保证最偏远地区患者可及等。富裕的患者对药品的价格可能不太敏感，但对于安全性和有效性非常关注；不富裕的患者可能更多考虑药品的性价比，为了价格可能愿意选择有效性、安全性次优的品种。因此，中成药药品价值与评价的视角相关，不同的视角应有不同的评价体系。

然而也要看到，药品价值不同的视角也有相同的内容。不论从什么角度来看，药品的有效性、安全性、经济性、社会适应性都是需要评价的，只是评价的结果在不同视角的决策中其权重不同。那么，药品价值评估逻辑上就可以分为两个部分：一部分是不同视角的共性内容，即维度、指标和方法；一部分是不同视角的不同内容，即不同维度、指标等在价值评估决策中的权重。对于前者而言，研究的重点是构建科学、客观的指标体系；对于后者而言，研究的重点是构建科学、透明、可重复的价值决策偏好评价工具。

针对中成药价值评估的指标体系，许多学者都进行了深入研究。有学者从药物研发临床评价方面对影响药物临床价值评估的主要因素及问题进行了梳理、总结和分析，认为应从药物适用的疾病特点、疾病的治疗现状、药物的研发目的和临床定位、药物的临床试验目的和主要疗效指标、影响药物临床价值或临床价值发挥的其他因素等方面进行评价；有学者探索构建了一套涵盖从研发立项、临床前、上市前及上市后全生命周期的中成药价值评估指标体系，认为中成药的价值要素体现在从新药研发到上市后应用的各阶段，主要包括药品的立题价值、临床前预设价值、上市前拟态价值和上市后真态价值，涉及有效性、安全性、经济性、适用性等多方面，不同阶段各有特点和重点；有学者从基本药物遴选的角度构建了中成药药品价值评估体系，包括安全性、有效性、经济性、创新性、适宜性、可及性和中医药特色维度及相应的指标体系，采用多准则决策分析（multi-criteria decision analysis, MCDA）模型综合各维度证据，开展了 60 多个中成药的综合评价。

针对中成药价值决策偏好评价工具的研究刚刚开始，目前仍未产出广泛认可的方法技术及相关的工具。

三、体系构建的意义

方法技术体系是一个学术领域基本建立的标志，也是一个学术领域快速发展的基础。中成药上市后研究领域发展十余年，学者开展了大量的理论探索和学术实践，可谓硕果累累。但是，这种研究总体上来看是零散的。这种零散性导致围绕同一品种开展的上市后研究之间无法有效衔接，难以产生一个总体的、系统的观点。因此对于临床用药决策、对于政策决策、对于产业发展决策而言都是片面的。对于决策而言，一个充分考虑了各方面证据，并以逻辑整合起来的总体的、系统的观点更有意义。

比如某品种开展了一项随机对照试验，确证了其对某一临床定位的疗效。但是这一证据能否推广？用在真实的临床上是否还有作用？仍不得而知。所以，还需要开展真实世界研究，进一步确定其在广泛用药人群、复杂临床情况下的疗效。然而，广泛用药人群、复杂临床情况存在各种各样的状态，一个药品也不可能适用于所有的状态，那么找到其适用的应用场景就非常必要，这也是临床定位的重要部分。毫无疑问，药品临床定位在中成药上市后研究体系中具有举足轻重的地位，而如何开展临床定位的研究也是中成药上市后研究要重点攻克的关键技术。

假如品种的疗效以及其在真实临床中的疗效已经确定，结论也仍然是片面的。因为还要考虑其临床应用的安全性。而安全性的评价与有效性不同，一个中成药从未开展过安全性研究，那么其发现的安全性问题可能就会很少，但并不意味着它很安全。事实上，已经确定的安全性风险因为制定了有针对性的措施，可以受到有效控制，造成的危害并不大。相反，未知的风险因无法预先控制，才是真正会带来极大危害的风险。因此，中成药的安全性研究，就是不断地将未知风险转化为已知风险并采取有针对性的措施来控制已知风险的过程。那么评价一个中成药的安全性，应从其临床应用的时间、用药人数方面，从其开展的研究的完备性（如毒理学研究、被动监测、主动监测、文献研究、以临床为线索的机制研究等）以及在研究中发现的安全性问题等方面来评价。

一般而言，上市后研究应以安全性为主，因为关于效力的研究应在新药临床研究中开展，且只有确证其效力的中药才能通过注册审批成为中成药上市销售。但是由于历史原因，一部分中成药未开展严格的Ⅰ、Ⅱ、Ⅲ期临床试验，而是通过地标升国标等方式得以在全国范围内销售，其有效性尤其是效力未得到确证，这种情况下即使其安全性证据十分充分，也会被质疑为"安全无效药"而受到广泛质疑。这是中成药目前所存在的现实情况，对于这类中成药，上市后研究的首要任务就是明确其有效性，然后在有效的基础上再评价其安全性。

有效性和安全性的独立研究也并不是临床决策的直接证据，要通过特定的方法权衡患者的受益和风险。明确了受益和风险，还要考虑成本，开展经济学研究，明确中成药的经济性。基于受益、风险和成本的经济性结论是临床决策的最重要依据，但对于政策决策而言仍有不足。对于政策决策，还要考虑中成药的社会适应性，比如可及性、可负担性等。

有效性、安全性、获益－风险评估、经济性、社会适应性等评价最终都指向了中成药的价值评估。中成药的价值按其性质可分为内部价值和外部价值。内部价值是中成药的治疗价值，是其作为药物最本质、最核心的属性。内部价值体现在中成药的有效性和安全性，以及基于有效性和安全性的获益－风险评估上。外部价值是中成药的应用价值，是在内部价值的基础上，体现中成药独特性、适宜性、可获得性、可负担性等临床应用可行程度和易用程度方面的价值。中成药的药物经济学评价是内部价值和外部价值的交叉，其获益来自于对于有效性评价，属于内部价值，其成本则来自药品的价格水平、临床应用的场景等，也来自于不良反应的处理等。中成药的内部价值和外部价值综合起来形成其临床价值。

临床价值评估有其价值导向，如果某类中成药的目标人群对价格不敏感，那么有效性和安全性可能就是最重要的评价维度；如果某类中成药的目标人群地处偏远，那么可及性也是其重要的评价维度。对于基本药物而言，"防治必需、安全有效、价格合理、使用方便、中西药并重、基本保障、临床首选和基层配备"是其价值导向；对于医疗保险（简称医保）而言，"临床必需、安全有效、价格合理、使用方便、保证供应"是其价值导向。因此，对于中成药的评价，不同的应用场景其评价的内容是不同的。

中成药上市后研究大量应用了临床流行病学和循证医学的理念和方法，但是要作为一个新兴的领域，其也必须要有自己的学术内涵，而不仅仅是依附于临床流行病学和循证医学学科之下；中成药上市后研究不仅仅是产生证据和应用证据，其重要性体现在其有一个自身的逻辑体系，那就是：证据之间是有关联的，存在着相互依存、相互制约、互为根据的逻辑关系，而这些逻辑关系会因应用场景的不同而不同。零散的证据并不能解决临床用药决策、政策决策和产业发展决策的需要，决策应建立在这个由逻辑贯穿起来的证据体系之上。

那么这个体系是什么？这个体系有哪些组织部分？这个体系中各部分的逻辑关系是什么？这个体系如何随应用场景的不同而调整？解决了这些问题，才真正解决了中成药上市后研究的核心问题，才称得上是中成药上市后研究这一学术领域基本建立，才能为这一学术领域的长远发展奠定坚实的基础。

毫无疑问，这需要建立一个较完整的方法技术体系。中成药上市后研究已经走到了这个节点，技术酝酿已经成熟，实践支撑也较好，已经具备了形成方法技术体系的条件。构建符合中成药特点的上市后研究方法技术体系已势在必行。

第二节 体系构建的考虑要点

中成药上市后研究并非一个完全纯粹的科学研究，而是建立在对法规法律、市场销售、行业和企业发展、产品前景规划等一系列需求的理解和遵循之上的科学研究。因此，方法技术体系的构建要考虑方方面面的因素，这些因素之间存在着复杂的相互依存、相互影响的关系，很难全面理清。现仅从几个重要的维度加以粗略地讨论。

一、中成药的特点

中成药上市后研究方法技术体系毫无疑问要体现中成药的特点。只有在这个方法技术体系能够充分体现中成药的特点的情况下，才有可能通过这个体系，科学地评价中成药的有效性、安全性、经济性和社会适应性，才有可能充分挖掘中成药的优势和特点，明确其药品价值，从而将其应用于最佳的场景，使其发挥最大的健康促进作用。

那么，这个体系应该体现中成药的哪些特点呢？

中医药历史悠久，至少两千年前即已形成理、法、方、药健全的学科体系，并在中华民族千年历程中一直起着重要的医疗保健作用，到目前仍然是中国医疗体系中重要的组成部分。面对这样一门古老而又充满生机的医学体系，我们必然要心怀敬畏；面对中医药理论指导下的中成药，我们也要竭力理解其制剂特点、应用特点和起效特点。从中医药理论本身来理解中成药，中成药的治疗更多的是针对"病的人"。中医药强调证候，针对证候的治疗就是将着眼点聚焦在人体对疾病的反应性上来。中医药认为疾病发病是邪正交争的产物，邪气致病，正气奋起抗争，邪正交争，就出现了各种疾病的表现。评价这种疾病的表现，就能明确邪气、正气的相对关系。中医药治病，很多情况下都是通过调整人体的气血津液，调动人体的抗病潜能，使正胜邪退，从而疾病痊愈。因此，中成药治病往往并非针对病因的治疗，而是针对病机的治疗；中成药起效，最先是体现在人体功能的恢复，而后才是疾病的向愈。这就使得中成药的疗效表现出不同于西药的特点。一是中成药的疗效并不完全表现在对于一种疾病的治疗上。有些患者从西医学角度来看身患多病，一种西药往往只能治疗一种疾病；但在中医来看，这些疾病具有共同的病机，解决了这个病机，人体的自愈潜力就恢复了，多种疾病而非仅仅一种疾病可能都会有不同程度的好转。二是中成药的疗效也并不一定完全表现在对疾病的治疗上，而更可能体现在对健康的促进上。对于某些重大的、难治的疾病，比如恶性肿瘤，中医药不一定能治愈疾病，但可改善患者身体状况，缓解痛苦，提高生活质量；或者实现带瘤生存，延长患者生存期。三是中成药因其通过调动人体抗病能力治疗疾病的起效机制，有些疾病（如感染性疾病）可获速效，有时候疗效则不一定立竿见影，但会产生非常有价值的远期疗效。比如对脑卒中的治疗，因对身体的整体调节，可能会对脑卒中的复发起到强有力的遏制作用。因此，对于中成药的疗效研究，除一般的疾病指标之外，还应考虑其对合并疾病、并发症、健康状况的影响，也要考虑其远期疗效，甚至考虑其对于新发疾病的影响。

中成药是农业文明的产物，目前只有极少部分中成药提取物可通过化学方法合成，而绝大部分中成药仍表现为通过天然药物制剂而成。同时，由于单一的天然药物难以满足临床治疗的要求，中成药往往采取多种天然药物配伍形成复方的方式来治病。天然药物、复方制剂的特点导致中成药产业链极长，从土壤、种子、栽培养殖、采收、炮制、制剂到临床应用经历了众多环节，质量控制的要求非常高。同时，因原料药为农产品，会受到产地、气候等影响，因此中成药的质量稳定性对制药工程技术的要求更高。毫无疑问，这种复杂性对于中成药的社会适应性会产生巨大的影响。而另一方面，中药材的道地产区常常在偏远地区，中药材作为一种经济作物，对于增加贫困地区群众收入也具有积极意义，这些隐性的获益，在对中成药开展价值评估时也应纳入考虑。另外，中医药是硕果仅存的中国古代科学之一，承载着中国文化的精髓，是打开中华文明宝库的一把钥匙，因此作为中医药理论指导下的、中医药重要治疗手段的中成药，其现实意义不仅仅表现在医疗保健方面，还表现在文化传承上。

因此，中成药上市后研究方法技术体系首先要考虑中成药的特点，要能体现中医药的理论特点、实践特点，必要时还要超越医疗体系本身，体现其社会经济特点和文化特点。

二、需求和价值导向

从宏观规划的角度来看，任何研究都是为满足特定的需求而开展的。因此，首先明确上市后研究所要满足的需求十分重要。从研究具体实施的角度来看，中成药的安全性、有效性、经济性、社会适应性等，所有的研究都是从不同的维度来明确中成药的临床价值，而临床价值评估本身，则是对这些价值维度的综合评价。需求和价值，是中成药上市后研究的两个重要导向。中成药上市后研究方法技术体系必须全面贯彻需求导向和价值导向的原则。

（一）需求导向

中成药上市后研究要满足的需求取决于研究证据拟应用的场景，不同的应用场景对中成药上市后研究的要求是不同的，这些不同体现在科学性、伦理性、法规性等各个方面。在构建中成药上市后研究方法技术体系时，需要充分考虑这些要求，且将其纳入总体框架或是以分类研究的形式加以论述。

以需求为导向，中成药上市后研究大体可分为以下几类：

1. 满足监管需求

以满足监管要求为应用场景的中成药上市后研究本质上是注册研究的继续，旨在对提前上市药品非完全性批准的进一步补充和对完全批准的药品上市后监管要求的进一步说明。即，一是部分符合附条件批准的中成药，须按要求在上市后一定时间内完成Ⅲ期确证性临床试验，以证实产品的安全性和有效性。其次是新药上市后，需按法规要求在 3～5 年不等的监测期内完成Ⅳ期临床试验，以放大样本进一步证实药品的安全性和有效性。满足监管要求的上市后研究，最重要的是符合监管相关的各种法律法规，因此应将《中华人民共和国药品管理法》《中华人民共和国药品管理法实施条例》《药品注册管理办法》《药品再评价管理办法（草案）》等法规以及《中药新药临床研究一般原则》《药品上市后临床试验指导原则（草案）》和相关中药新药临床研究技术指导原则等的特殊要求纳入方法技术体系。

2. 满足注册需求

以满足注册需求为应用场景的中成药上市后研究本质是用于支持相关注册申请事项的临床研究，例如已上市中成药增加功能主治或适应证，已上市中成药变更用法用量、变更适用人群，以及国家药品标准处方中的药材替代和工艺变更等。这类研究主要是用于支持药品相关注册申请事项，而这些注册申请事项往往需要通过临床研究以证实其安全性和有效性，其临床研究如何开展有非常详细而具体的技术要求。因此应将《中华人民共和国药品管理法》《中华人民共和国药品管理法实施条例》《药品注册管理办法》等法规规定以及《中药新药临床研究一般原则》《已上市中药变更研究技术指导原则》和相关中药新药临床研究技术指导原则等的特殊要求体现在方法技术体系之中。

3. 满足准入需求

以满足准入需求为应用场景的中成药上市后研究，研究开展的核心是根据准入目标的要求，充分挖掘中成药的某方面优势。例如，目标是进入《国家基本药物目录》，就要充分理解基本药物"防治必需、安全有效、价格合理、使用方便、中西药并重、基本保障、临床首选和基层配备"的要求，那么在上市后研究中不仅仅要突出中成药的有效性、安全性、经济性，还要考虑其可及性和适宜性，对于有效性的研究来说，重点在于对其防治"必需"的体现，《药品临床综合评价管理指南》（2021 年版试行）将其概括为"临床创新性"。毫无疑问，以国家基本药物目录准入为应用场景的中成药上市后研究，一定要从有效性、安全性、经济性、可及性、适宜性、创新性等维度分别开展研究。同样，医保准入、中药保护品种目录的准入等都要满足各个目录的要求，体现在方法技术体系上，就需要将其共性的和个性的要求以适宜的方式体现出来。

4. 满足学术发展的需求

研究者或学术机构发起的临床研究一般不是以药品注册、监管或准入为目的的临床研究，而是基于单纯的学术兴趣，其研究经费通常也并非由商业渠道资助而是通过政府相关课题立项资助去开展研究。这类临床研究虽不用于支持药品注册申请，但对于规范临床治疗和合理用药以及发现药品新的临床价值等是很有意义的。此类研究多为自由探索性研究，灵活性较大，有助于指导临床合理用药和发现中药新的临床应用价值。单纯满足学术发展需求的中成药上市后研究，是方法技术体系需要考虑的基础性内容，要能充分体现方法技术体系的科学性；在科学性的基础上，再考虑监管需求、注册需求、准入需求等。

（二）价值导向

中成药无论是满足何种需求，其核心都是要明确其临床价值；而明确临床价值，需要从有效性、安全性、经济性、社会适应性等各个维度评价中成药。明确临床价值是中成药上市后评价的终极目的，因此开展任何研究都要以价值为导向。

中成药上市后有效性研究目的是进一步明确中成药上市后在广泛用药人群、复杂医疗环境中应用的效果。有效性研究肯定要设置合适的对照。上市后有效性研究，一般不再以安慰剂为对照，而应该以现实临床治疗中常用的标准治疗为对照，这种对照，或是权威指南的推荐用药，或是医保目录、国家基本药物目录中的阳性药。如果为突出本药疗效而采用一个非共识疗效的药物，或是选取共识药物的非共识适应证，这样的做法或可获得高级别循证证据，但无法体现中成药的临床价值。同样，在结局指标的选取上，以价值为导向，要求选择真实能反映疾病病情变化、具有临床意义的指标；在干预措施的设置上，要能体现目标药物的治疗作用，尽量避免联合用药，以免将中成药临床价值定位于辅助用药。

中成药上市后的安全性研究也要以价值为导向。所谓"是药三分毒"，不良反应是药物的固有属性，没有不存在用药风险的中成药。因此，开展研究逐步发现中成药的不良反应十分必要。然而，与有效性研究相反，一个中成药的安全性研究开展越多，其不良反应发现的也越多。但是，我们不能因为中成药发现的不良反应多就评价其风险大。中成药安全性研究的过程，其实是将未知风险转化为已知风险的过程。真正对临床用药产生威胁的是未知风险，因此研究开展得越多，风险发现得越多，临床用药越安全，中成药的临床价值越大。因此，中成药上市后安全性研究也要以临床价值为导向，那么评价药品的安全性时应结合其所开展的安全性研究。

中成药上市后的药物经济学研究也应以价值为导向。药物经济学研究强调分析的角度，是全社会角度、医疗卫生部门角度、医疗保险机构角度，还是患者角度？不同的角度，强调了中成药对于不同主体的价值。因此，与有效性研究相似，经济学研究除了要考虑研究的质量外，更应该考虑经济学研究设计所体现出来的价值，杜绝通过选取较少临床价值、较高价格水平的对照来凸显中成药药物经济性的做法。

中成药上市后的社会适应性评价也需贯彻价值导向的原则。中成药的临床价值首先表现在能满足未被其他药物满足的临床需求上，然后就是患者买得到、买得起、用得方便。可见社会适应性归根到底也是要全面贯彻价值导向的原则。

中成药有自身的特色，如天然药物、复方制剂、辨证论治等，这些特色也要基于价值导向的原则来评价。

第三节 法律法规要求

一、国外法律法规

20 世纪 60 年代初发生的"反应停事件",因涉及面广、受害人众多而震惊世界,各国政府开始高度重视药品安全问题。由于药品临床前研究的局限性、上市后临床用药情况的复杂性和多样性,药品上市后并不意味着对其评价的结束,而是表明已具备在全社会范围内对其进行更深入的研究条件。美国、日本等发达国家与世界卫生组织(World Health Organization, WHO)先后实施了以 ADR 监控为基础的药品上市后再评价制度。

(一)WHO 的药品上市后监测

WHO 认为,就许多药物而言,特别是那些复杂制品,安全性检测不能停留在生产阶段。

要做到药物安全,必须随之进行细致的患者监测并进一步收集科学数据,这方面的药品监测称作上市后监测。国家上市后监测的效果直接取决于卫生专业人员的积极参与程度。此类上市后监测是通过国际药品监测计划来实现的。该计划始于 1960 年,通过合作,会员国和 WHO 共同努力确定药品使用和副作用之间的可能关联。现在已有近 100 个国家建立起国家监测体系,将 ADR 向由 WHO 合作中心(乌普萨拉监测中心)管理的数据库进行报告,当出现药品安全问题的征兆时与所有会员国分享结果。

此外,WHO 还在会员国之间促进药物安全性和有效性的常规性信息交流(包括建立一个国家信息网络);将药物制品严重副作用的新情况及时告知国家卫生当局;制定指导原则,帮助各国建立国家药品监测中心;在各国努力加强药品管制当局和报告体系过程中提供协助;在复杂新药(如治疗艾滋病毒的抗逆转录病毒药物)的安全监测方面,对卫生专业人员开展培训;与管制当局、警察、海关官员和其他人员一起,在全球范围打击假药。我国在 1998 年加入了 WHO 的"国际药品监测计划",并从 1998 年起在北京、上海等地的 10 个医疗单位进行了 ADR 的监测试点工作。

WHO 倡导的药品上市后监测(post-marketing surveillance, PMS)主要是针对药物安全有效的监测,通过上市后监测掌握信息,采取措施控制并保证药品的安全性、有效性和质量。

(二)美国药品上市后评价

1. 上市后药品研究协议及研究承诺计划

根据《美国食品和药品法修正案》(Food and Drug Administration Amendments Act, FDAAA),药品生产者进行上市后的研究和临床试验分为上市后药品研究协议和上市后药品研究承诺两种情形。上市后药品研究协议强制规定申请者必须履行药品上市后研究和临床试验的义务;而上市后药品研究承诺是申请者自愿履行的药品上市后研究和临床试验,其属于申请者的主动行为。

《美国食品和药品法修正案》赋予 FDA 在批准药品上市时或上市之后要求生产者进行上市后安全研究和临床试验的权利；而在这个修正案发布之前，这些研究和试验是通过药品生产者自愿同 FDA 之间的承诺或协议完成的工作。当时，FDA 有权要求进行的药品上市后研究和试验包括：①证明药品临床有效性的上市后研究和临床试验，仅在《联邦规章典集》（Code of Federal Regulations, CFR）第 21 篇 314.510 和 601.41［21 CFR 314.510 和 601.41］规定的加速审批要求中执行；②延期的儿童用药研究［21 CFR 314.55（b）和 601.27（b）］，根据《儿童用药研究法案》（Pediatric Research Equity Act, PREA）的要求；③在证明药品对人类安全、有效的研究和临床试验之前，必须先通过对动物有效的研究［21 CFR 314.610（b）（1）and 601.91（b）（1）］。

修正案出台后，除了上述项目之外，法律要求上市后的药品研究和临床试验还包括：①评估药品使用相关的一系列已知风险；②评估药品使用中的风险信号；③当有关数据显示存在一系列潜在风险时，确定一系列非预期的风险。为此，FDA 于 2011 年 3 月发布了关于药品上市后研究和临床试验的最新指南。FDA 跟踪这些药品生产者提供的研究过程，并将这些结果按年度报告的形式向国会和联邦政府报告。

2. 风险评估战略

《美国食品和药品法修正案》还规定，药品生产者必须完成特殊风险管理项目，即风险评估与减低策略（risk evaluation and mitigation strategies, REMS）。如果 FDA 认为其药品使用的效益超过风险，就要求企业实施 REMS 计划，以保证患者及时得到满足其医疗需求的药品，同时进行监测并尽可能早地发现在药品使用中的各种隐患。

风险评估战略对药品生产者的要求很高而且复杂，其中包括：撰写与患者教育相关的《药物治疗指南》，对卫生保健服务提供者进行培训和认证，开展患者监测，制定限制某些特定疾病使用的说明，以及药品使用前对特殊患者的身体情况进行检查或登记等。通过风险评估战略，既满足了患者需求，同时又规范了医务人员的治疗行为。

3. 上市后药品监督和风险评估系列项目

美国通过一系列药品上市后监督和风险评估系列项目，来识别并确认在药品上市前研究阶段没有被发现的不良事件，并通过检测和评估来采取风险控制措施。

（1）药物监察项目：自 1993 年 6 月以来，药物监察项目为卫生保健专业人员和公众自愿报告药品和医疗器械的相关 SADR 提供了渠道，也保证了安全信息能够快速传达至医疗机构。所有通过药物监察项目收集的报告都将报送至药品不良事件报告系统数据库。药物监察项目有 4 个目标：①为医疗服务者报告严重的用药问题提供方便；②使医疗服务提供者更明确哪种 ADR/AE 是 FDA 要收集的项目；③在更广的范围内传播 FDA 关于来自不良反应和药品问题报告的信息；④使医疗服务提供者认识和理解由药品、医疗仪器导致的疾病。

（2）药品不良事件报告系统：药品不良事件报告系统（adverse event reporting system, AERS）涉及所有批准上市的药品和治疗用生物制品，通过药物监察项目提供最佳的信息储存和分析系统来维护公众健康。AERS 中的报告，包括药物监察项目中自愿提交以及强制要求药品生产者提供的 ADR 报告。这些报告可以成为潜在的严重药物相关事件的信号标志。报告类型包括：①自愿提交的报告，即直接通过药物监察项目提交的报告，一般是由卫生保健从业者将可疑的不良事件直接通过药物监察项目提交；②强制要求提交的报告，15 日报告，即在发现问题后的 15 日内，药品生产者将发现的 SADR 及非预期的 ADR 尽快上报；③阶段性报告，生产者需要报告所有的其他不良事件，例如非严重的不良反应和已经在产品标签中说明的 ADR，这些报告需要在药品上市之后的前 3 年内按季度提交，3 年以后则按年度提交。

（3）药品治疗错误预防：药品治疗错误预防是通过对特定的药品商品名、标签、包装的评估来避免处方、分发和药品管理中出现的治疗错误；避免因药品商品名与已上市的其他产品相似而产生的使用错误。美国药品评价与研究中心（Center for Drug Evaluation and Research, CDER）的药品治疗错误报告始于 1992 年 1 月，由药品治疗错误委员会承担相应的评价和处理工作。药品治疗错误的报告信息源最早来源于美国药典委员会，并允许医疗卫生服务者、医务从业人员直接通过药物监察项目以各种公开的途径向 FDA 报告药品治疗错误的相关信息。药品治疗错误产生的原因来自研制、生产、流通、使用的各个方面，例如药品上市前研究和临床试验的局限性导致药品说明书、标签等内容中的使用说明、ADR、禁忌证、适应证等有误或描述不清；药品生产环节存在质量缺陷；外观及产品名称类似的药品包装对医务工作者及公众的误导；公众对药品说明书的理解有限、对药品使用的安全意识不足、缺乏相应的药品专业知识和教育等。

（4）药品再评价质量管理规范：CDER 建立了药品再评价质量管理规范（Good Review Practices, GRP），以此作为评价的指导准则，提供了医学和统计学的评价方法。为了促进各部门协调，提高工作效率，CDER 还编制了相关制度和程序手册。药品再评价质量管理规范包括对药品审评的过程、程序、内容、管理方式等诸多方面的规定。例如：临床试验操作规范、文件提交格式、审评程序和人员等一系列药品审评中遇到的问题，而不仅局限于上市后药品再评价工作。

（三）欧盟药品上市后安全性研究

欧盟在 2010 年修订了新的药品法规，并于 2012 年正式实施，在新的法律体系下，重新修订了《药物警戒实践指南》（Guideline on Good Pharmacovigilance Practices, GVP），从而建立了科学有效的药物警戒制度框架。欧盟药物警戒制度覆盖了药品整个生命周期。上市后安全性研究（PASS）作为药物警戒流程的一个模块，同样有详细的要求和实施指南，以监测药品上市后的安全性风险，识别之前未发现的药品安全性问题，保障药品的长期安全使用。

1. 定义

欧洲 2001/83/EC 第 1（15）条款 PASS 定义为"为发现或定量分析已上市医疗产品有关的安全风险，或评估其风险管理措施的实施效果，依照上市许可条款开展的药物流行病学研究或临床试验"。上市后安全性研究包含临床试验或者非干预性研究，非干预性研究一般需要满足的指标为：①医疗产品的处方是在正常诊疗过程中开具的。②特定治疗策略所涉及患者不是根据研究草案提前决定，而是基于真实的用药环境，并且药品处方的开具与患者是否纳入研究是分开的。③对患者没有实施额外的诊断或监测程序，采用流行病学的方法来分析收集的数据。

2. 法律渊源

欧盟药品警戒法律体系主要由 2010 年修订的（EU)1027/2012 法规、2012/26/EU 指令、根据（EC）726/2004 法规和 2001/83/EC 指令中药物警戒部分内容制定的（EU）520/2012 条例三者为主干，其相关的实施条例和 GVP 指南为枝叶，是世界上最完备的药品上市后安全评价法律体系。

Regulation（EU）No1027/2012 和 Directive2012/26/EU 在法律层面上规定了欧盟药物警戒内容包括上市后安全性评价。

《药物警戒法规的实施条例》[Commission Implementing Regulation（EU）No 520/2012] 在操作细节上对欧洲药品管理局（European Medicines Agency, EMA）、欧盟成员国监管部门、MAH 执行新法规做出了详细的要求。实施条例规定了药物警戒工作中上市后安全性研究的最低要求、使用术语、格式和标准。

欧盟现行指南文件主要是《药物警戒实践指南》（GVP）。欧盟药品警戒分为 16 个模块，模块间相互链接，形成药品警戒的主要流程。每个模块都有相应的 GVP 指南，内容包括相关法律法规、技术指导、实施细节和标准等。药品上市后安全性研究是药物警戒系统第 8 个模块，GVP 第 8 模块指南是目前欧盟药品上市后安全性评价的工作准则，对PASS 进行过程提出详细指南，力求提高 PASS 质量，促进各部门按要求履行自身责任。

3. 研究主体

药品上市后安全研究主要涉及 MAH、欧盟药品管理局及其相关监管部门，下面分别对其职责进行分析。

MAH 对研究的实施负总责：发起、管理和提供经费支持研究，并且应该符合 PASS 相关的药物警戒法规要求。欧盟药物警戒授权人应该参与所有 PASS 方案的评估，如果MAH 没有直接开展研究，并且安全性研究的人员不是上市许可人的雇员，上市许可人应该确保研究者受到良好的教育、具备相当的经验，并且应该签署合同，该文件应符合药物警戒法规要求。

MAH 应该保证 PASS 不得以药品推销为目的，PASS 不能以推销药品使用为目的的开展计划。MAH 的销售和市场代表不能参与研究，如果这些人员开展对患者和医生的招募，将被视为是一种药品推销行为。

药品风险管理委员会（Pharmacovigilance Risk Assessment Committee, PRAC）指定一个报告人，负责对药品上市后安全性研究的监管，以此对草案进行评估。在开始对草案进行审评的 60 日内，PRAC 或相关部门对草案提出意见，MAH 根据意见对草案进行修改并提交，PRAC 或相关部门在修改草案提交之后的 30 日内对修改草案做出同意或反对的决定，最终会生成一个评估报告。并且药品风险管理委员会会对药品上市安全性研究报告进行评估，并根据报告的内容，做出相关决定。

EMA及各国机构向药品风险评价委员会提供科学秘书，在收到研究草案和最终研究报告的时候，科学秘书应该向PRAC报告人提交一个研究草案和最终研究报告的总结，科学秘书应该把草案等方面的内容告知MAH，并把安全性研究的相关报告公布在网上，当MAH进行咨询时，科学秘书充当安全MAH与药品风险管理委员会联络人。

4. 适用对象

PASS可能由MAH自愿开展、管理或资助，也可能是在相关部门的监督下依法履行义务。欧盟对需要开展PASS的药物有明确规定，一般来说，出现下述情况的，药品监管机构会要求MAH开展PASS：①具有全新化学构成或者治疗机制的药品。②动物实验出现毒性反应，需进行临床验证的。③安全性不明确，有待临床进一步确定的。④上市后发现安全性问题，需加以验证的。⑤需研究药品临床应用中有关问题的。⑥需评价其风险最小化措施有效性的。除被要求之外，MAH也可主动开展PASS。

5. 研究内容

EMA要求所有的上市后安全性研究在开展之前，都必须向EMA或成员国主管当局递交纸质版研究草案。研究草案应该符合PASS相关的药物警戒法规要求，此外欧盟药物警戒授权人应该参与所有PASS方案的评估。研究应该有指定的监督员或者监督组织进行监督，同时监督员的姓名应记录在研究文件中。如果MAH没有直接开展研究，应具备符合药物警戒法规要求的合同协议类文件。研究草案基本项目和内容包括：①标题。②上市许可人：姓名及地址。③责任主体：列举相关主体。④摘要：研究草案的独立总结。⑤修正和更新：开始数据收集工作以后，所有对于草案的修正和更新都应记录，包括修正/更新的理由、变更日期以及此处变更的参考资料等。⑥时间表：包括开始、结束收集数据的时间，提交研究进展报告、研究结果最终报告的时间。⑦基本原理和背景介绍：简单描述药品上市后安全性研究的原理及背景。⑧研究问题及研究目标：研究过程中解决的问题及目标。⑨研究方法：研究设计、基本设置、变量、数据来源、研究规模、数据管理、数据分析、质量控制、研发方法的限制。⑩受试者保护：说明情况。⑪ADR报告的管理：应设置明确的操作规程，保证在研究进行过程中，任何可能影响产品"效益/风险比"评估结果的ADR个案的信息都将被收集、管理和上报。⑫宣传、交流研究结果的计划：包括提交研究进展报告和最终报告的计划。⑬参考资料：列举研究草案中涉及的参考性资料。

MAH应该每年向主管当局提交研究进展报告，或者根据主管当局的要求更频繁地提交进展报告。报告提交的时间应按照MAH在研究开展之前与主管当局达成的协议以及在研究草案中规定的时间表来进行。报告内容应遵循合理的时间顺序并包括所有可以获得的与研究进展相关的数据。如已进入研究的患者数量、遇到的问题以及预期计划的变更等。主管当局对报告审评后，可能会提出补充数据的要求。

6. 研究方法

MAH在开展PASS时，可以采用的方法有主动监测、观察性研究、大型简单临床试验、药物利用研究等。一般多种方法共同使用，以获取全面、及时、可靠的安全性研究结果。

（1）主动监测（active surveillance）：MAH 可通过处方监测、集中监测等手段，利用电子医疗档案和生物医学电子数据库，运用现代信息化方法，对药物的不良事件和安全性风险进行系统分析，以期早期发现 ADR。

（2）比较观察性研究（comparative observational studies）：比较观察性研究指在实际用药中，比较不同用药情况下的效益风险差异。这种研究主要评估某一用药人群在不同用药情况下的疗效或 ADR 差别，研究可以是比较不同给药剂量，也可以是比较 2 种药物，以及药物效价比。MAH 通过比较观察性研究可确认不良事件等用药后临床结果。

（3）大型简单试验（large simple trial）：大型简单试验部分受控于环境，选取的研究人群比较特殊，监控时间长，搜集资料较少。MAH 在上市前已知有重大药品不良事件时，药品上市后应采用大型简单试验方法继续研究 ADR 的作用机制。

（4）药物利用研究（drug utilization study）：药物利用研究可用来研究患者使用某药物的临床医疗结果，也可以专门研究特殊人群，如老人、肝肾功能不全患者等的使用情况。MAH 可采取药物利用研究方法研究药品不良事件，以评估上市后药品安全性。药物利用研究还可被用于监测特殊人群使用此药物的临床医疗结果。

7. 研究流程

针对主管部门要求的 PASS，MAH 需将研究方案报 EMA 或成员国主管当局批准。为了对研究方案和期限表达成一致意见，必要时，主管部门会和 MAH 进行会议研究。当 MAH 认为研究方案需要进行修改时，应将有关情况报告主管当局，由其进行审批。

MAH 应该每年提交研究进展报告，或者根据主管当局的要求更频繁地提交进展报告。MAH 应该根据协定的时间表提交研究的最终报告。最终报告应分析进展报告所涉及资料与研究结果是否一致，并讨论可能的偏倚和目前研究的局限性等。

8. 监管

EMA 主要对 PASS 开展过程中涉及的报告进行审评，以评价 PASS 方案可行性、可靠性、真实性。需要审评的报告主要有研究草案、研究进展报告和最终报告等。

所有要求开展上市后安全性研究的药物在上市前，均应向 EMA 递交研究草案，监管机构在欧盟药物警戒授权人参与的情况下对研究草案进行审核，确保其符合 PASS 相关法律法规的要求。PASS 开展过程中，监管机构指定监督员进行监督，因此研究文件中应包含监督员姓名。

在 PASS 开展前，监管机构与 MAH 达成协议确定研究进展报告提交时间（此时间应根据研究草案确定）及频率，研究进展报告应至少每年提交一次。所有试验中可获得的数据应在报告中提交，且时间顺序合理。如研究案例数量、发现的问题和计划修订等。监管机构对报告审评，如有需要，可要求 MAH 补充研究数据。

最终报告由 MAH 在既定时间内完成 PASS 后及时提交。最终报告格式与研究草案相似，需标明标题、MAH、时间表等；研究者的相关信息也应包含在最终报告中，有对研究结果的说明和分析，反思研究过程中可能出现的疏漏和研究方法的局限性。研究的最终报告的基本项目及内容包括：①标题。②摘要：研究草案的独立总结。③上市许可人：姓名及地址。④实施者：名称、学历、地址等信息。⑤时间表：包括开始、结束收集数据的时间，提交研究进展报告、研究结果最终报告的时间。⑥基本原理和背景介绍：简单描述进行安全性评价的背景。⑦研究问题及研究目标：对研究的问题及目标简要描述。⑧修正和更新：开始数据收集工作以后，所有对于草案的修正和更新都记录，包括修正 / 更新的理由、变更日期以及此处变更的参考资料等。⑨研究方法：研究设计、基本设置、变量、主体、数据来源、研究规模、数据管理、数据分析、质量控制、研发方法的限制。⑩结果：参与者的人数，描述性数据分析，主要的结果，AE 和 ADR。⑪讨论：主要的结果、局限性等。⑫参考资料：标注资料参考情况。⑬其他信息：包括提交研究进展报告和最终报告的计划。

PASS 的研究结果应该是公开的，鼓励其发表在期刊上。当某 PASS 中途终止时，也应提交最终报告，同时说明原因。

如果各国药品监管机构检查发现 MAH 出现违规行为或未完成药物上市后安全性研究工作，此成员国药品监管机构会对 MAH 给予警告，并将相关情况通知所有成员国的药品监管机构、EMA 和欧洲议会和欧盟理事会（European Commission, EC），必要时对 MAH 进行劝诫性处罚，即对上市许可进行暂停、撤销或变更。另外，EC 还会对 MAH 进行罚款，罚金不超过其上一年在欧盟营业额的 5%。若 MAH 仍继续违规，EC 会继续按日追加罚款，每日罚金额不超过其上一年在欧盟平均每日营业额 2.5%，直至 MAH 停止违规行为。

EC 要求 MAH 解释其违规行为时，对于不服从 EC 要求的 MAH，EC 会对其处罚款，罚金不超过其上一年在欧盟营业额 0.5%。若 MAH 仍继续违规，EC 会继续按日追加罚款，每日罚金额不超过其上一年在欧盟平均每日营业额 0.5%，直至 MAH 解释违规行为。

（四）日本药品上市后再评价

日本自 1967 年开始建立全国药物监测系统（national drug monitoring system, NDMS），到 1979 年以法律形式确立了药品上市后监测（PMS）制度，是亚洲第一个以法规形式确定药品上市后监测制度的国家。药品上市后监测制度的主要目的是收集已上市药品的情报，进行分析和评价，定量掌握已知的有效性和副作用，发现新的疗效、适应证和副作用等，并将这些情报准确、迅速地提供给医务人员。药品上市后监测制度旨在进一步确认药品上市后的有效性和安全性，包括 3 个方面：药品不良反应报告制度、再审查制度和再评价制度。

1. 药物不良反应报告制度

药物不良反应报告制度（ADR reporting system）由 4 方面组成：①监测医院报告制度；②企业报告制度；③药房监测制度；④加入世界卫生组织的国际药物监察合作中心。

药品不良反应报告分别来自于医院、生产企业、药店的不良反应监测系统。该制度不仅要求报告新药的 ADR，同时还包括以全部药品为对象的用药效果调查、医务人员的药物不良反应自发报告以及发表在期刊上的 ADR 研究报告（文献）等。1997 年，医药食品安全局发布第 32 号通告，建立定期安全性报告系统（periodic safety update report, PSUR），取代了医院和药店不良反应监测系统。日本 ADR 报告分为非预期的、预期的 SADR 和非预期的其他 ADR，对预期的其他 ADR 没有具体要求。

2. 再审查制度

再审查制度（reexamination system）旨在通过执行《药品上市后研究质量管理规范》（Good Post-marketing Study Practice, GPSP）与《药品上市后安全监管质量管理规范》，开展进一步的研究以重新确认药物的临床用途，在批准上市后的指定时限内，通过收集相关信息来重新审查药品的安全性和有效性。

2009 年修订后的日本《药事法》，将药品上市后为采集数据和资料用于再审查和再评价而进行的测试和监测活动，纳入《药品上市后研究质量管理规范》的管理范围，以确保上市者申请再审查或再评价时提交的数据真实可靠。GPSP 共有 12 章，分别规定了上市后监测的标准操作流程、上市后监测调查、Ⅳ期临床试验、药物使用效果调查、监测者的教育和培训、上市后监测数据的保存、上市后再审查和再评价的标准等内容。

《药品上市后安全监管质量管理规范》对药品上市后的安全管理建立了一系列标准，涉及药品合理使用信息的收集、准备和研究以及安全保障措施的实施等。GVP 共 16 章，对市场监察员的职责、安全保障的组织和人员、安全管理主管人的职责、安全管理信息的收集、基于安全管理信息监测的结果起草安全保障措施、安全保障措施的实施、上市后的早期监测等内容做了详细规定。

再审查制度是 1979 年日本修订药政法时新增加的内容，其规定：研制、生产新药的企业在得到官方批准生产、销售许可后，还得继续进行该新药的使用效果（安全性和有效性）调查，并每年向日本厚生劳动省报告一次调查结果，到第 4～6 年，厚生劳动省根据该药在实际医疗条件下多种药物联合应用的实际情况，重新对该新药审批时承认的有效性和安全性进行裁定审查。再审查制度于 1993 年 10 月进行了新的调整，规定罕见病药品的复审期延长至最高 10 年。日本厚生劳动省在批准药品上市的同时指定需要进行再审查的药品品种，对药品某些方面明显不同于已批准药物的情况进行再审查，例如有效成分、配料数量、剂量和适应证等。

3. 再评价制度

再评价制度（reevaluation system）是以确保药物使用的有效性与安全性为目的，根据医药学的最新研究水平对已经批准上市的全部药品进行重新评价。任何一个药品只要还在生产、销售、使用，就必须不断进行再评价。1988 年，日本对上市后药品再评价工作进行了改进，将其分为"定期再评价"和"临时再评价"两种模式，其中定期再评价是通过国内外文献调研做出是否进行再评价的筛选，临时再评价是针对紧急情况采取的评价措施。药品和医疗器械综合管理局还依托咨询委员会、召开医药公司听证会等形式进一步修正评价结果，并对采取的安全措施征询意见。

日本的再评价制度和再审查制度在目的、判断标准和审查程序上都十分相似，区别在于两者的监测对象不同。再审查针对的是新药上市后的 4～6 年；而再评价制度则针对所有已经上市的产品。

2018 年 4 月，日本厚生劳动省（Ministry of Health Labor and Welfare, MHLW）、药品与医疗器械管理局（Pharmaceuticals and Medical Devices Agency, PMDA）与 10 个卫生保健组织的 23 家医院联合正式发布了 MID-NET 数据库，该数据库收集了高质量的数据，主要优点是包括了 260 个临床实验室的检验结果，该数据库有希望为日本药品的安全性评价研究提供主要的数据源。

（五）澳大利亚药品上市后再评价

澳大利亚以药品再评价制度为基础，通过事前、事中、事后风险控制模式，实现了对安全风险、疗效风险、质量风险和资金风险的识别与管理。这一制度最核心的部分是澳大利亚药物福利计划（pharmaceutical benefits scheme, PBS）。PBS 的总体目标为满足药物和相关服务需求、实现最佳健康结果和经济目标，是一项需求驱动型计划。已上市药品可以随时提出医保准入申请，其中预评估、医保准入决策过程中的质量再评估及医保准入后的药品再评价构成了以事前、事中、事后为主线的风险控制机制。具体流程包括以下部分：

在制造商申请 PBS 准入前，原则上应先征得治疗用品管理局（Therapeutic Goods Administration, TGA）的批准。TGA 是依法建立的药品监管机构，具有与美国食品药品监督管理局（FDA）和欧洲药品管理局（EMA）类似的功能。澳大利亚在改革后允许重大创新药品可以在 PBS、TGA 同步提出申请（即 parallel processing：并行处理），TGA 将评价药物的化学性质、制造过程及制造商或研究合作者（如大学）的临床试验结果以控制药品安全及疗效风险。

（1）材料提交

PBS 有 4 种申请形式：①重大申请；②一般申请；③委员会秘书处申请；④提交现有药品的新品牌。重大申请包括新药或疫苗、新适应证的准入申请。后三种申请文件通常不需要经济建模且澳大利亚的药物福利咨询委员会（the Pharmaceutical Benefits Advisory Committee, PBAC）可能不参与评估。重大申请材料需要详细说明该药的使用条件（如身体特定部位的肿瘤）和患者特征（如年龄和是否存在某种基因组成）。企业可选择性地同卫生与老龄化部召开会议，由 PBAC 确定是否需要进行预评估（事前风险控制）。若申请未被批准或驳回，制造商可以保留一次向澳大利亚内务部（Department of Home Affairs, DHA）提出间接申请（相当于两次机会）的权利。

（2）材料审查与评价

PBAC 将对材料完整性和逻辑性进行初审与评价（事前风险控制），内容包括背景、临床评估、经济评估、实践中使用药物和其他相关信息的审查，并对 TGA 的建议进行采纳和思考。无论 TGA 审查的临床试验研究类型如何，PBAC 在就临床有效性和安全性进行比较之前，都会考虑许多有关临床研究的其他因素，包括研究数量和设计、研究人数（样本量）以及研究人员如何衡量健康结果等。在考虑了所有类型的信息后，PBAC 开始评价结果——健康产出是否更优、至少相等（不劣于）或更差。决策过程需要 PBAC 进行大量的判断，这使得风险发生率大大减小。

（3）质量再评估

评估办公室对提出申请的药品进行全面的评价回顾（事中风险控制），尤其是审查药品的安全性、有效性、潜在效益和对现有医疗服务有补充作用的证据；此工作由药物补贴咨询委员会（PBAC）进行，其下属的药物经济学部门（ESC）和药物使用规范部门（DUSC）分别对药品的临床效果、数据质量、假设合理性、经济学评价和使用情况、经济成本做出评估。ESC 包括临床医生、临床流行病学专家、健康经济学家、生物统计学家和临床药理学家。其规定申请目录准入的药品。若是有成本的增加必须由临床的更显著有效性和降低毒性作为支撑。进行经济学评价时，其主要选择相似适应证药品作为参照，若无相似适应证药品则选取标准治疗方法做比较；成本使用货币单位，将所有应当计算在内的直接、间接或隐性费用进行单位转换；效果采用临床医学、生物学观测结果或指标；成本 - 效果比的计算为 C/E，经济学计算习惯采用边际分析，因此计算其增量比为

$$\frac{C_2 - C_1}{E_2 - E_1}\left(\Delta\frac{C}{E}\right)$$。整体而言，评价过程就是有经验的专家权衡不理想证据的可接受性过程

（风险权衡），ESC 和 DUSC 的总结会议（总结药品评价过程和评价结论）一般在终极会议（最终决定药品的准入与否）的 4 周前举行。

（4）制定后续评估计划和时间表

评估委员会当中包括 2 名有评估经验的专家，该机构中临床专家、全科医生、专职医疗卫生专家、卫生部门官员、消费者代表各 1 名，经济学专家 2 名，共同负责后续持续再评价工作的计划与安排，以实现对动态医保准入的风险控制。

（5）评估计划和时间表评价

PBAC 和申请者一同对制订的评估计划和时间表进行综合考察并对测算的合理性进行判断。

此外，PBAC 也会评估 PBS 预算和更广泛的医疗花费支出（资金风险控制）。因此，预算影响分析的评价也是计划的一部分。

（6）报呈 DHA 终审部门

DHA 将 PBAC 的评估结果及对政府的建议报呈 DHA 终审部门，评价结果良好的药品可直接进入目录，部分药品可能列入临时目录以进行风险管控。由于澳大利亚对医保药品适应证的审查要求严格，因此建议创新药品尽量采取阶段性治疗。

（7）列入临时目录（Time-Limited Listing）

通过以上评价后，前药物报销价格管理局（Pharmaceutical Benefits Pricing Authority, PBPA）（2014 年 4 月 1 日取消，相关工作移至卫生部）、药物补贴咨询委员会（Pharmaceutical Benefits Advisory Committee, PBAC）与制造商就初步价格达成一致后，部分无法直接进入医保的药品可以进入临时目录，暂时享受国家报销，但是未来 3 ~ 4 年要继续对临时目录中药品做全面再评估，并与部分药品签订管理准入协议即风险共担协议

（RSA）——制造商和付款人/提供商之间、一项能够覆盖或补偿的符合特定条件的医药技术协议，通过实际临床情况是否与预期相符做出最终判断，以方便药品的风险控制。如果政府根据特定疾病人数、使用率、治疗依从性和治疗持续时间的计算与评价发现超出预计费用，制造商承担全部资金风险责任（即向政府支付费用）。

第（3）项质量再评估和第（7）项列入临时目录中的评价内容包括临床影响、药品质量、安全性、有效性、对 PBS 和全民医保医疗指导收费标准清单（medicare benefits schedule, MBS）整体的影响、与可替代产品的对比优势等。其中如成本–效果（cost-effectiveness）、医疗服务的安全性（病死率、不良反应）、有效性、与现有治疗此类疾病药品的对比这几项指标的评估非常严苛。除成本效果外，药品的临床需求度、增量成本效果比估算的不确定程度（基于合理点估计但置信区间很宽）都需反复评价。不确定程度的产生来自于临床试验数据的弱点，即难以衡量估计效果的差异和模拟经济评估的不确定性，因此还要进一步做敏感性分析。

药品申请进入目录时，二次价格谈判也会随之启动（资金风险控制）。准入价格的制定同样也是建立在药品评价基础上的，PBS 为药品设定价格上限。通过对药物经济学评价等内容的探讨，借鉴国外参比价意见、综合考虑预算影响、成本支出和利润等指标，制定准入价格。在价格制定的基础上，经进一步审批发现年预算成本小于 500 万澳元的，由卫生和老龄部（Management of Health and Aging, MHA）做出审批指示；若大于 500 万澳元则须请示财政部门后做出审批；大于 1000 万澳元的，应当上报联邦政府内阁做出决定。对于部分需要进行谈判定价的产品，经过再评价后其谈判结果会有两种形式：其一，对于普通药品，经过谈判后形成协议，制订出双方满意价；其二，对于创新药品或高值药品，制定风险分担协议，并设置阈值，若是价格盈利超过阈值或再评价发现药品疗效没有达到预期则进行返利，若经评估后发现其进一步的潜在应用效益，政府则会实施税收减免等优惠。

目录准入后，药品的使用和支出将得到监控，以反映真实世界中实际观察到的情况（事后风险控制）。24 个月后，药物使用小组委员会将持续报告准入药物的使用情况。根据调查结果，PBAC 可能会建议部长修改上市和准入情形。上市后审查是监测 PBS 中列出药物风险的系统与正式方法。上市后审查旨在从以下方面控制风险：①监控不良事件与安全风险；②监测药物滥用情况，确保资金风险可控；③管理药物的临床使用情况，确保疗效风险可控；④持续评估成本效果，管理经济的不确定性；⑤为患者和处方者提供药学教育。

PBS 由 PBAC 定期检查项目列表（事后风险控制），若随后的评价结果中发现药品的安全性、有效性不如预期，则会令其退出目录或将所得利润返还政府。此外，绝大多数药品尤其是补充项目仅需做一般的再评价，少数需要进行复杂、大量的评估，这需要政府部门与当事人商议后灵活把握，以能够对风险进行识别和控制为原则。再评价周期为 17 周，每年 3、7、11 月共评价 3 次，评估过程是循证的。原 PBPA 也会在每年对 PBS 药品进行价格审查，以确保纳税人和消费者以最合理的成本获得 PBS 提供的最可靠的药物。PBAC

每年举行 6 次大型会议，每个会议的持续时长为 17 周，其中有 3 次为期 3 日的会议专门针对有争议药品的纳入进行讨论。新药申请进入目录、目录内药品做实质性改变等都属于重大议项，以确保风险可控。

此外，澳大利亚药品不良反应咨询委员会和药品补贴咨询委员会也不断对目录内药品进行再评估，若发现药品不良反应严重且频繁发生或经济性状况糟糕则会命令其调出目录；根据进入目录后药品的临床疗效和市场需求，卫生部（原 PBPA 负责）也会进行价格调整，以使价格科学合理地反映药品本身实际价值。

（六）英国药物临床试验审评审批机制

1. 法规体系和监管机构

英国药物临床试验法规体系主要由《1968 年药品法》和《人用药品临床试验法规》（Reg. 2004 No.1031）组成。其中，《1968 年药品法》第 Ⅱ 部分为临床试验相关的内容。《人用药品临床试验法规》根据欧盟指令 Dir. 2001/20/EC 制定，于 2004 年 5 月通过，成为规范英国药物临床试验的专门法规。

英国卫生部是英国药物临床试验的监管机构。英国卫生部由 28 个机构和公共团体组成，负责管理英国的全部卫生服务活动。英国医疗服务体系又称全民医疗保健系统，创建于 1948 年 7 月，是英国卫生部的非部委政府部门，负责为人们提供全面的免费医疗服务。在临床试验方面，英国卫生部负责对伦理委员会进行管理以及建立相关的医疗保险机制。英国药监局是英国卫生部的执法机构，负责临床试验许可申请的审查工作。

2. 法定程序

在英国开展一项临床试验必须获得伦理委员会和英国药监局对于临床试验许可申请的许可。《药品法》规定了临床试验的开展须依法批准等原则性条款，临床试验许可申请和审批程序见《人用药品临床试验法规》Reg. 2004 No.1031。《药品法》第 31（1）条规定"临床试验是指由特定种类的一个或多个药品所组成的一项或多项研究：由一个或多个医师或牙医指导下进行的一个或多个患者参与的试验，以确定该类药品对患者的疾病是否有效以及该类药品对患者的影响程度"。英国采取伦理审查与技术审评并行的制度设计，减少了临床试验的延迟。

《人用药品临床试验法规》Reg. 2004 No.1031 第 12 条规定，一项临床试验须经指定的伦理委员会或上诉小组审查并给予相对有利的临床试验意见，且得到英国伦理委员会监管局和英国药监局的许可才能开展。

伦理委员会的审查程序根据《人用药品临床试验法规》Reg. 2004 No. 1031 第 15 条规定，一般情况下，伦理委员会须在收到有效临床试验许可申请的 60 日内给出审批意见。临床试验涉及基因疗法、体细胞治疗或含有转基因修饰生物药物，如果需要针对专家小组或伦理委员会征求意见，则伦理委员会的时限为 180 日；如果不需要这样的磋商，则为 90 日。若申请资料不足以提供审批意见时，伦理委员会可以在规定时间内书面通知申请人要求完善资料。完善资料期间暂停审批，直至资料补充完全后继续审批。伦理委员会根据 Reg. 2004 No.1031 提出的意见，并公布意见概要。如果临床试验涉及基因细胞治疗药物，伦理委员会可在收到有效的临床试验许可申请的任何时间内给出审查意见或发布通知。

伦理委员会的审查须考虑以下要素：临床试验目的和用药人群的相关性、是否满足风险－效益的预估、试验方案、研究者和其他工作人员是否合适、研究者手册、临床试验机构和设施的质量、受试者知情同意的完整的资料和程序、临床试验导致损害或死亡的赔偿措施、研究者和申办者的保险和赔偿、对研究者和受试者的回报和赔偿数额、申办者和临床试验机构拥有者之间的协议、受试者招募的协议。

如果受试者是未成年人，且伦理委员会没有儿科专家，伦理委员会在给出意见之前须得到儿科医疗领域关于临床、伦理和心理方面的建议。如果受试者涉及无行为能力的成年人的知情同意；伦理委员会缺乏药物临床适应证的专家，伦理委员会在给出意见之前，应得到该疾病领域和临床试验相关的临床、伦理、心理问题的建议。

伦理委员会意见的审查和上诉可根据 Reg. 2004 No.1031 第 16 条规定。若主要研究者收到伦理委员会的审查意见通知，则须在收到通知的 90 日内可向英国伦理委员会主管机构提交一份通知，通知内容就伦理委员会的意见提起上诉并列明其对该意见的具体陈述。如果该审查意见是由基因治疗咨询委员会提出的，则主要研究者要在收到通知的 14 日内向英国伦理委员会监管局提交上诉通知。

临床试验申办者向英国药监局提出的临床试验许可申请分为 3 种：普通药物的临床试验许可申请、基因治疗药物的临床试验许可申请、特殊药物的临床试验许可申请。

普通药物临床试验许可申请的行政审查程序：英国药监局在收到有效的临床试验许可申请之日 30 日内，书面通知申办者对于临床试验的结论，如"不接受申请，列明理由；接受请求；或附条件接受申请，在通知中应着重列出所附条件"。如果有书面通知接受请求，或无书面通知，即默认英国药监局接受临床试验许可申请。如果给出的通知是不接受申请，或附条件接受申请，在通知中应着重列出所附条件，申办者可以在收到通知的 14 日或特殊规定的更长时间内，修正申请并重新提交给英国药监局以供其进一步考虑。英国药监局可在收到有效的修正请求时，自原申请的 60 日内给予申办者一份书面通知：不接受修正申请，并列明理由；接受申请；或附条件接受，在通知中应着重列出所附条件。如果有书面通知"接受请求，或无书面通知"，即默认英国药监局接受申请。如果英国药监局的通知是"不接受申请且申办者没有提交修正请求"或申办者提交了修正请求，英国药监局再次拒绝申请，则该请求被视为拒绝，且英国药监局不再受理修正请求。

基因治疗药物临床试验许可申请的行政审查程序：如果试验用药品为"基因治疗和体细胞治疗的药物，包括异基因细胞治疗，或转基因生物药物"，英国药监局在收到有效的临床试验许可请求之日起 30 日内给申办者发一份书面许可，或给予申办者一份书面声明，列明拒绝请求的原因。如果临床试验涉及可能改变受试者种系遗传特征的基因治疗药物，则英国药监局不得颁发许可。如果英国药监局认为合理，可以在决定临床试验许可之前咨询相关委员会的意见。在英国药监局咨询相关委员会的情况下，30 日期限应延长至 90 日。申办者在收到拒绝通知之日起 30 日内或英国药监局允许的更长的时间内，可发送给英国药监局一份修正请求，以供药监局进一步考虑。英国药监局在收到有效修正请求之日起 90 日内给申办者发布一份书面许可，或给申办者一份书面通知，列明拒绝理由（如果修正请求进入英国药监局咨询相关委员会程序，则期限为 180 日）。如果一项临床试验涉及异基因细胞治疗药物，上述所述时间限制不再适用，且英国药监局可在接收到请求之后的任意时间内发布许可或通知。相关的委员会是指药品安全委员会，或英国药监局认为合适的、与临床试验请求考虑相关的其他团体或委员会。

特殊药物的临床试验许可申请的行政审查程序： 若临床试验用药品的活性物质是人类或动物体的生物制品、人类或动物体的生物成分；或英国药监局在收到有效的临床试验许可申请的 7 日内，给申办者发布通知明确凭借特殊性质的药物的临床试验，须要书面的许可。英国药监局在收到有效的临床试验许可申请之日起 30 日内须给申办者发布一份书面许可，或给予申办者一份书面声明，列明拒绝请求的原因。如果给出的通知是拒绝，申办者可在收到通知的 14 日或特殊规定的更长时间内，修正申请并重新提交给英国药监局以供其进一步考虑。英国药监局可在收到有效的修正请求时，自原申请的 60 日内给予申办者一份书面通知：给申办者发布一份书面许可；或给申办者一份书面通知，列明拒绝理由。

结束和提前终止： 临床试验的终止有两种情况，一种为临床试验结论的得出，即在临床试验方案中指定的临床试验得出结论之日前，在得出临床试验结论的 90 日内，申办者应书面通知英国药监局和相关的伦理委员会临床试验结束；另一种是非正常情况的提前终止，即在临床试验方案中指定的导致临床试验结束的事情发生之前，在提前终止之日起 15 日内，申办者须书面通知英国药监局和相关的伦理委员会临床试验的终止。

效期和延展： 一般而言，每项临床试验许可证书或动物试验许可证书自颁发之日起或最后一次更新之日起 2 年后失效，但可事先延期或撤销，也可视具体情况在 2 年内失效。如果该许可证书没有被撤销，证书持有人可以向许可机关申请更新比 2 年届满期限更长或更短的期限。申请该证书延展时，英国药监局可更新该证书，修订前述更长的期限，或向申请人出具新的、含有英国药监局认为合适的规定，或拒绝更新证书或颁发新证书。

中止、撤销或证书的变化：《药品法》第 39 条规定，遇到下述情况，英国药监局可以对试验做出中止决定：①在其所颁发证书的申请中存在虚假或不完整的信息；②证明中的某些要求在某种程度上已经违反了相应的规定；③证明中关于临床试验或动物试验目的相关的药品描述如销售、供应、出口、进口、制造或组装与所颁发证书描述的资料不一致；④该证书的持有人没有遵从本法案第 44（2）条的要求向英国药监局提供证明所描述的物品，且无合理解释；⑤证明所描述的物品不再被视为可安全用于临床试验和动物药物试验目的；⑥试验用产品的制造不符合规范和标准。在撤销中止决定期间，可根据临床试验证书或动物试验证书的变化，采取相应的撤销、变更决定。在不损害上述规定行使权利的情况下，英国药监局可根据申办者的申请，更改临床试验证书或动物试验证书的相应规定，前提是这些变化不会对该证明相关的药品安全、质量和疗效产生不利的影响。

英国药监局自 2015 年 2 月 12 日开始在"临床试验和临床研究及患者安全"网站上陆续公布了 6 版有关英国历年《药品临床试验许可的绩效审评报告》，对英国药监局审评的临床试验许可申请进行统计，分为临床试验的阶段、商业临床试验许可和非商业临床试验许可，还包括实质性修正的临床试验许可申请分期。每月的数据统计时间是由形式审查结束之日算起，并非临床试验许可资料的接收之日。

据相关数据进行统计，2016 年 4 月英国药监局共审批 82 份临床试验许可，其中商业临床试验许可 70 份，非商业临床试验许可 12 份。Ⅰ期商业临床试验许可 10 份，平均审批时间为 13.6 日，Ⅰ期无非商业临床试验许可；Ⅱ～Ⅳ期商业临床试验许可 60 份，平均审批时间为 22.9 日，Ⅱ～Ⅳ期非商业临床试验许可 12 份，平均审批时间为 27 日；Ⅰ期实质性修正临床试验许可 36 份，平均审批时间为 11.1 日，Ⅱ～Ⅳ期实质性修正临床试验许可 300 份，平均审批时间为 27.8 日。

2016 年 5 月英国药监局共审批了 69 份临床试验许可，其中商业临床试验许可 56 份，非商业临床试验许可 13 份。Ⅰ期商业临床试验许可 9 份，平均审批时间为 12.2 日，Ⅰ期非商业临床试验许可 1 份，平均审批时间为 11 日；Ⅱ～Ⅳ期商业临床试验许可 47 份，平均审批时间 22 日，Ⅱ～Ⅳ期非商业临床试验许可 12 份，平均审批时间为 26.2 日；Ⅰ期实质性修正临床试验许可 21 份，平均审批时间为 10.5 日，Ⅱ～Ⅳ期实质性修正临床试验许可 290 份，平均审批时间为 27.2 日。

二、国内法律法规

（一）药品不良反应报告和监测制度

我国药品上市后安全性再评价起步较晚，《中华人民共和国药品管理法》（以下简称《药品管理法》）于 1984 年 9 月 20 日第六届全国人民代表大会常务委员会第七次会议通过。该《药品管理法》已列入了上市后药品的再评价和 ADR 监测条例，但由于缺少配套实施的法规，ADR 监测工作一直处于无章可循的状况。1989 年北京、上海、天津、河北、湖北、辽宁、浙江、福建、甘肃等 10 个省市成立了不良反应监测中心，但 ADR 监测工作在全国的大部分地区还是空白。1999 年 11 月，国家药品监督管理局（State Drug Administration, SDA）颁布了《药品不良反应监测管理办法（试行）》，对 ADR 监测工作进行了详细的规定，我国 ADR 监测工作才开始进入快速发展时期。

《药品管理法》后于 2001 年 2 月 28 日第九届全国人民代表大会常务委员会第二十次会议进行第一次修订，2001 年 2 月 28 日中华人民共和国主席令第四十五号公布，自 2001 年 12 月 1 日起施行。该《药品管理法》提出在国家层面实行药品不良反应报告制度，规定对已经批准生产的药品进行再评价。药品生产企业、药品经营企业和医疗机构必须经常考察本单位所生产、经营、使用的药品质量、疗效和反应。发现可能与用药有关的 SADR，必须及时向当地省、自治区、直辖市人民政府药品监督管理部门和卫生行政部门报告。随后，为完善药品安全问题的监督，我国卫生部、国家食品药品监督管理局于

2004 年 3 月 4 日联合发布了《药品不良反应报告和监测管理办法》（国家食品药品监督管理局令第 7 号，以下简称《管理办法》），原国家药品监督管理局和卫生部于 1999 年 11 月 26 日联合发布的《药品不良反应监测管理办法（试行）》同时废止。本《管理办法》是我国首部 ADR 报告和监测管理的行政法规，自实施以来，我国 ADR 报告和监测工作得到迅速发展，监测体系进一步完善，报告数量和质量不断提高。

但随着药品监管形势的变化和 ADR 监测工作的深入，该办法也暴露出一些不足，如：地方药品不良反应监测机构和职责的设置已不能适应当前药品安全监管的需要；药品生产企业第一责任人体现不够充分；迟报、漏报现象依然存在；对严重药品不良事件的调查和处理以及要求企业对已上市药品进行安全性研究等缺乏明确规定。针对这些问题，卫生部和国家食品药品监督管理局对其进行了补充、完善和修改，使其更加符合当前以及今后一段时间内的监管要求，于 2011 年 5 月 4 日颁布了《药品不良反应报告和监测管理办法》（卫生部令第 81 号）。此次修订是药监部门贯彻落实科学发展观和医疗卫生体制改革要求，进一步关注民生、全力保障公众用药安全的又一重大举措，其实施将进一步推动 ADR 监测各项工作的开展，为保障公众用药安全筑起一道有效的屏障。食品药品安全是关系到民生的重要问题，ADR 报告和监测是药品上市后监管的重要内容，是药品生产企业对其生产的药品进行全生命周期管理的主要内容和重要责任，是药品安全评价的重要依据。为推进药品生产企业开展 ADR 报告和监测工作，指导食品药品监督管理部门开展对企业 ADR 报告和监测工作的检查，国家食品药品监督管理总局（China Food and Drug Administration, CFDA）于 2015 年制定了《药品不良反应报告和监测检查指南》，指导食品药品监督管理部门开展对药品生产企业 ADR 报告和监测工作的检查。

2018 年 9 月 30 日，根据《中华人民共和国药品管理法》《中共中央办公厅、国务院办公厅关于深化审评审批制度改革鼓励药品医疗器械创新的意见》（厅字〔2017〕42 号），为进一步完善 ADR 监测制度，落实 MAH（包括持有药品批准文号的药品生产企业）ADR 报告主体责任，国家药品监督管理局发布了《关于药品上市许可持有人直接报告不良反应事宜的公告》（2018 年第 66 号）。公告中指出了 MAH 应当建立健全 ADR 监测体系，及时报告获知的所有 ADR，加强 ADR 监测数据的分析评价，主动采取有效的风险控制措施。同时也会加强对持有人 ADR 监测工作的技术审核，要求省级药品监督管理部门承担属地监管责任，严厉查处持有人不履行直接报告责任的行为。

2018 年 11 月 1 日，为贯彻落实《国务院办公厅关于加快推进重要产品追溯体系建设的意见》（国办发〔2015〕95 号），进一步提高药品质量安全保障水平，根据《食品药品监管总局关于推动食品药品生产经营者完善追溯体系的意见》（食药监科〔2016〕122 号）和商务部等部门《关于推进重要产品信息化追溯体系建设的指导意见》（商秩发〔2017〕53 号）等有关规定，国家药品监督管理局（简称国家药监局）发布了《国家药监局关于药品信息化追溯体系建设的指导意见（国药监药管〔2018〕35 号）》。意见中指出，MAH、生产企业、经营企业、使用单位应通过信息化手段建立药品追溯系统，及时准确记录、保存药品追溯数据，形成互联互通药品追溯数据链，实现药品生产、流通和使用全过程来源可查、去向可追；有效防范非法药品进入合法渠道；确保发生质量安全风险的药品可召回、责任可追究。同时，在药品生产、流通和使用等环节共同建成覆盖全过程的药品追溯系统，达到明显提升 MAH、生产企业、经营企业、使用单位质量管理水平，逐步提高药品监督管理部门的监管信息化水平和监管效率，行业协会积极发挥药品信息化追溯体系建设的桥梁纽带和引领示范作用的目标，实现药品信息化追溯数据社会公众可自主查验，提升全社会对药品信息化追溯的认知度。

此后，中华人民共和国第十三届全国人民代表大会常务委员会第十二次会议于 2019 年 8 月 26 日通过了《中华人民共和国药品管理法》的第二次修订，自 2019 年 12 月 1 日起施行，该药品管理法规定全面实施药品上市许可持有人制度。国家药监局现就该规定作出公告，自 2019 年 12 月 1 日起，凡持有药品注册证书（药品批准文号、进口药品注册证、医药产品注册证）的企业或者药品研制机构为 MAH，应当严格履行 MAH 义务，依法对药品研制、生产、经营、使用全过程中药品的安全性、有效性和质量可控性负责。各级药品监管部门要坚决贯彻药品安全"四个最严"要求，加强新修订的药品管理法的宣传贯彻工作，进一步加大监督检查力度，督促企业生产经营行为持续合规，依法严厉查处各类违法违规行为，切实维护广大人民群众用药安全。

为贯彻落实《中华人民共和国药品管理法》，国家药品监督管理局组织起草《药品经营监督管理办法》，曾于 2019 年 9 月向社会公开征求意见。经修改完善形成《药品经营和使用质量监督管理办法》，2021 年 11 月 12 日再次向社会公开征求意见，发布了《药品经营和使用质量监督管理办法（征求意见稿）》。该征求意见稿对药品的经营、使用、追溯、事权划分、检查细则做出了明确的要求，目的是对我国境内的药品经营、使用质量管理等活动及监督进行管理。

至此，我国 ADR 报告制度日趋完善，监管日趋严格，责任划分日趋明确，为上市后药品的质量与安全提供了有力的法律政策保障，为维护广大人民群众的生命安全筑起了坚实的壁垒。

作为药品生产企业，应认真履行 MAH 的药物警戒主体责任，主动防范药品安全风险，及时修订说明书中的安全性信息。药品生产企业应成立 ADR 报告和监测工作的专门机构——药物警戒中心，配备专职人员，建立《药品不良反应报告管理规程》《药品定期安全性更新报告撰写管理规程》《药品说明书安全性信息变更管理规程》《药品重点监测管理规程》《国家直报系统（DAERS）反馈信息处理标准操作规程》等管理文件，建立药物警戒管理体系，建立药品安全性数据库，履行对上市后 ADR/AE 的监测、识别、评估和控制的职责。对收集的疑似 ADR 信息，按法规时限要求，认真填写《上市许可持有人药品 ADR/AE 报告表》，通过"药品上市许可持有人药品不良反应直接报告系统"提交给所在地的 ADR 监测中心。MAH、药品经营企业和医疗机构等应当按照国家药品监督管理局制定的统一药品追溯标准和规范，建立并实施药品追溯制度，按照规定提供追溯信息，保证药品可追溯。

药品经营企业需要重视管理药品质量风险，从而确保药品质量。应该加强风险意识、完善构建管理质量风险机构、培训员工、完善基础设施和有效控制采购及销售环节，有效落实管理药品质量风险的工作。药品零售企业、医疗机构在药品销售使用环节应遵循相关的政策法规完成药品信息化管理并及时向有关部门提交 ADR 信息。医疗机构应当建立药品质量管理体系，负责本单位药品购进、储存、使用全过程的质量管理。使用放射性药品等有特殊管理要求药品的，应当按规定取得相关的使用许可。医疗机构以外的其他药品使用单位，应当遵守《药品经营和使用质量监督管理办法（征求意见稿）》关于医疗机构药品购进、储存、使用全过程的质量管理要求。研究机构当配合各方开展 ADR 监管研究，探索使用多种研究方式挖掘 ADR 监管方法，提高 ADR 监管的效率与精确度。

（二）药品再注册制度

自国务院印发《关于改革药品医疗器械审评审批制度的意见》（国发〔2015〕44 号）以来，原国家食品药品监督管理总局启动了系列改革工作，其中"简化药品审批程序，完善药品再注册制度"为《关于改革药品医疗器械审评审批制度的意见》中 12 项主要任务之一。在《药品注册管理办法》修订过程中，拟将药品再注册概念修改为延续申请。其实，在药品注册监督管理工作中，无论是药品再注册还是延续申请，其目的均在于对药品的安全有效和质量可控性进行系统评价，淘汰不具备生产条件、质量不能保证、安全风险较大的品种，实现上市后药品的安全风险控制，从而确保人民群众的用药安全。

2002 年发布的《药品注册管理办法》（试行），首次提出药品再注册的概念：指对药品批准证明文件有效期满后继续生产、进口的药品实施的审批过程。为加强药品注册管理，保障公众用药安全，根据《国务院办公厅关于印发全国整顿和规范药品市场秩序专项行动方案的通知》（国办发〔2006〕51 号）精神，国家食品药品监督管理局（State Food and Drug Administration, SFDA）制定了《药品再注册工作方案》，启动了药品再注册受理工作，并要求结合药品批准文号清查工作开展药品再注册。贯彻落实科学发展观，大力践行科学监管理念，依照《药品管理法》等有关法律法规，紧密结合药品批准文号清查、药品生产工艺和处方核查结果，开展药品再注册工作。通过药品再注册，淘汰不具备生产条件、质量不能保证、安全风险高的品种。2007 年该项工作正式启动，并于 2010 年全面开展了第一轮药品再注册工作。在这两轮大规模的药品再注册工作中，各省市对辖区内的品种进行了梳理、规范、核实，修正了批件中的关键字段，解决了一些历史遗留问题。

为规范药品注册行为，保证药品的安全、有效和质量可控，根据《中华人民共和国药品管理法》《中华人民共和国中医药法》《中华人民共和国疫苗管理法》《中华人民共和国行政许可法》《中华人民共和国药品管理法实施条例》等法律、行政法规，制定了《药品注册管理办法》，于 2020 年 7 月 1 日起施行。该药品注册管理办法中指出药品注册证书有效期为 5 年，药品注册证书有效期内持有人应当持续保证上市药品的安全性、有效性和质量可控性，并在有效期届满前 6 个月申请药品再注册。对于获准上市的药品增加适应证（或者功能主治）需要开展药物临床试验的，应当提出新的药物临床试验申请。此外要求持有人应当主动开展药品上市后研究，对药品的安全性、有效性和质量可控性进行进一步确证，加强对已上市药品的持续管理。药品注册证书及附件要求持有人在药品上市后开展相关研究工作的，持有人应当在规定时限内完成并按照要求提出补充申请、备案或者报告。药品批准上市后，持有人应当持续开展药品安全性和有效性研究，根据有关数据及时备案或者提出修订说明书的补充申请，不断更新完善说明书和标签。药品监督管理部门依职责可以根据 ADR 监测和药品上市后评价结果等，要求持有人对说明书和标签进行修订。

我国对药品说明书管理的法律体系主要由法律、法规、规章、规范、条例条令等形式组成。新修订的《中华人民共和国药品管理法》（2019 年 12 月 1 日施行）第 49 条对药品标签和说明书有明确的规定，与此对应，国务院颁布的《中华人民共和国药品管理法实施条例》第 46 条颁布了配套实施政策，对药品标签和说明书进行了明确规定。此后，为贯彻落实国家法律法规对药品说明书的管理，国家药监局相继颁布了《药品说明书和标签管理规定》（局第 24 号令）及一系列关于各类药品的规范细则和相关指导原则，例如《化学药品处方药说明书规范细则》《中成药非处方药说明书规范细则》《抗菌药物说明书撰写技术指导原则》等，有助于药品研发和生产企业参照规范执行。

（三）国家基本药物制度

我国政府在 1979 年就开始着手国家基本药物政策的制定工作，并于 1992 年成立了由卫生部负责牵头的"国家基本药物领导小组"，主要负责国家基本药物政策与目录的制定与协调工作。我国第一版《国家基本药物目录》于 1982 年发布，然而该目录仅包括西药部分。直到 1996 年，我国才颁布了包含西药与中成药的国家基本药物目录。2004 年，我国颁布了第四版《国家基本药物目录》，包括 773 种西药与 1260 种中成药。该阶段国家基本药物制度的特点表现为雏形已初步形成，但仍主要停留在目录的制定与调整层面上。

2009 年 8 月 18 日，为贯彻落实《中共中央国务院关于深化医药卫生体制改革的意见》，根据《国务院关于印发医药卫生体制改革近期重点实施方案（2009—2011 年）的通知》，卫生部、国家发展改革委、工业和信息化部、监察部、财政部、人力资源和社会保障部、商务部、食品药品监管局、中医药局制定了《国家基本药物目录管理办法（暂行）》。该办法中明确了国家基本药物目录制定程序，指出咨询专家组应当"根据循证医学、药物经济学对纳入遴选范围的药品进行技术评价，提出遴选意见，形成备选目录"。另外基本药物目录中需要"调整的品种和数量"应当遵循"药品不良反应监测评价，国家基本药物应用情况监测和评估，已上市药品循证医学、药物经济学评价"等因素进行调整。

此办法的实施，对已上市药品计划选入基本药物目录提供了一定的指导意见。指出已上市药品除重点关注 ADR 监测提供的证据，还应有相关的药物循证医学、药物经济学评价证据。

2016 年中共中央、国务院印发的《"健康中国 2030"规划纲要》指出巩固完善国家基本药物制度，推进特殊人群基本药物保障。建立以基本药物为重点的临床综合评价体系。为全面深化医药卫生体制改革，推进健康中国建设，根据《中华人民共和国国民经济和社会发展第十三个五年规划纲要》《中共中央国务院关于深化医药卫生体制改革的意见》和《"健康中国 2030"规划纲要》，国务院于 2017 年 1 月印发了《"十三五"深化医药卫生体制改革规划》。规划中指出，要巩固完善基本药物制度，以诊疗规范、临床诊疗指南和专家共识为依据，中西药并重，遴选适当数量的基本药物品种，满足常见病、慢性病、应急抢救等主要临床需求，兼顾儿童等特殊人群和公共卫生防治用药需求。强化循证决策，突出药品临床价值；规范剂型规格，能口服不肌内注射，能肌内注射不静脉滴注或静脉注射。同时完善目录调整管理机制。优化基本药物目录遴选调整程序，综合药品临床应用实践、药品标准变化、药品新上市情况等因素，对基本药物目录定期评估、动态调整，调整周期原则上不超过 3 年。对新审批上市、疗效较已上市药品有显著改善且价格合理的药品，可适时启动调入程序。坚持调入和调出并重，优先调入有效性和安全性证据明确、成本效益比显著的药品品种；重点调出已退市的，发生 SADR 较多、经评估不宜再作为基本药物的，以及有风险效益比或成本效益比更优的品种替代的药品。原则上各地不增补药品，少数民族地区可增补少量民族药。在此基础上，仍不忘紧抓药品质量与安全，强化质量安全监管。对基本药物实施全品种覆盖抽检，向社会及时公布抽检结果。鼓励企业开展药品上市后再评价。加强基本药物不良反应监测，强化药品安全预警和应急处置机制。加强对基本药物生产环节的监督检查，督促企业依法合规生产，保证质量。

至此，国家基本药物制度不断完善，形成了基本药物目录制定→基本药物遴选→基本药物评估、调整→基本药物监测等较为完善的基本药物制度框架。对基本药物提出了上市后药物再评价，加强 ADR 监测，切实保障药物质量与安全的要求。

2019 年 1 月 17 日，国家卫生健康委员会（简称卫健委）药物政策与基本药物制度司发布《关于进一步加强公立医疗机构基本药物配备使用管理的通知》。通知充分肯定了药品临床综合评价对于基本药物遴选、药品采购、临床合理使用、国家药物政策完善等的重要意义。将药品综合评价作为开展基本药物监测评价的重要事项，要求各地依托现有设施资源，以基本药物为重点，优先考虑儿童用药、心血管病用药和抗肿瘤用药等重大疾病用药，编制工作方案，建立评价基地，开展临床综合评价，推动形成综合评价结果产出的关联应用机制。优先考虑鼓励公立医疗机构结合基础积累、技术特长和自身需求，重点对基本药物临床使用的安全性、有效性、经济性等开展综合评价，并将评价结果应用于药品采购目录制定、药品临床合理使用、提供药学服务、控制不合理药品费用支出等方面。

2019 年 4 月 9 日国家卫健委药政函〔2019〕80 号发布了开展药品使用监测和临床综合评价工作的通知，在此背景下，2019 年 5 月 23 国家药品监督管理局发布《上市药品临床安全性文献评价指导原则（试行）》，本指导原则借鉴了循证医学证据分类、分级、严格评价和不断更新的理念与方法，参考了卫生技术评估综合评价卫生技术的指标与形式，引进了 Cochrane 系统评价规范化操作流程和全程质量控制的方法，为 MAH 开展上市药品（包括中药、化学药和生物制品）的临床安全性文献评价和撰写文献评价报告提供指导。此举为药品临床综合评价提供了技术规范支持，为进一步推进药品临床综合评价工作的开展，国家卫生健康委药政司委托委卫生发展研究中心（国家药物和卫生技术综合评估中心）、药具管理中心组织制订了《药品临床综合评价管理指南（试行）》，并于 2020 年 11 月 4 日公开征求意见，最终 2021 年 7 月 28 日国家卫生健康委办公厅关于规范开展药品临床综合评价工作的通知中正式发布了《药品临床综合评价管理指南（2021 年版试行）》。

为了高效率地进行药品临床综合评价，统筹考虑资源配置的价值维度和标准，实现以价值为基础的循证决策，为人民群众提供高性价比的医药健康服务，国家制定了一系列药品临床综合评价的指导意见，对已上市药物进行全面的综合的多维度评价，加快完善国家药物政策，提升药品供应保障能力，促进科学、合理、安全用药。同时解决医保资金压力增加、临床用药合理性有待提高等问题，促进药品回归临床价值，让患者真正用上临床疗效显著、可及且可负担的药品。

药品临床综合评价是基本药物遴选和动态调整、药品采购、临床合理用药等工作的基础支撑，对健全药品供应保障制度的决策部署、及时准确掌握药品使用情况、不断提高药品规范科学使用管理水平、更高质量地保障人民健康具有重要意义。近年来随着医药费用上涨、医保资金压力增加、临床用药合理性有待提高等问题日益凸显，结合我国基本国情开展药品综合评价，并以此为抓手，促进药品回归临床价值，能让患者真正用上临床疗效显著、可及且可负担的药品十分必要。《"健康中国 2030"规划纲要》《"十三五"卫生与健康规划》《"十三五"深化医药卫生体制改革规划》等文件对药品使用监测和临床综合评价提出了明确要求，新一轮党和国家机构改革将开展药品使用监测和临床综合评价确定为卫生健康部门的法定职责。各级卫生健康行政部门要坚持以人民健康为中心，坚持新发展理念，以药品临床价值为导向，不断增强药政管理领域补短板、强弱项的紧迫感和责任感，加快建立健全药品使用监测与临床综合评价标准规范和工作机制，不断完善国家药物政策，提升药品供应保障能力，促进科学、合理、安全用药。

（四）药品上市后研究的指导原则

1. 临床试验指导原则

国家对上市后药品的研究并未提出专门的指导政策，但药品上市后临床试验研究可参照《药物临床试验的一般考虑指导原则》《药物临床试验质量管理规范》（2020 年第 57 号）、《国际多中心药物临床试验指南（试行）》相关规定进行开展。中成药改变剂型研究可以依据《中药、天然药物改变剂型研究技术指导原则》（2014 年）进行，变更研究技术可以依据《已上市中药变更研究技术指导原则（一）》（2011 年）进行。

2. 药品上市后变更相关管理制度

根据《药品注册管理办法》和《药品上市后变更管理办法（试行）》规定，药品上市后的变更，按照其对药品安全性、有效性和质量可控性的风险和产生影响的程度，实行分类管理，分为审批类变更、备案类变更和报告类变更。为此，国家药品监督管理局陆续发布了《已上市化学药品变更事项及申报资料要求》《化学药品变更受理审查指南（试行）》《已上市化学药品药学变更研究技术指导原则》《已上市化学药品和生物制品临床变更技术指导原则》等相关配套文件。对于药品跨境分段生产、变更等新出现的问题，国家药监局将深入研究，研判监管风险和监管能力，在进一步加强监管能力的基础上，统筹考虑完善药品上市后变更管理制度。

3. 证候类中成药研究指导原则

为继承和发扬中医药诊疗特色和优势，完善符合中成药特点的技术评价体系，落实《药品注册管理办法》《中药注册管理补充规定》的相关规定，国家药品监督管理局组织制定了《证候类中药新药临床研究技术指导原则》，为以药品注册为目的的证候类中药新药临床试验的开展和有效性、安全性评价提供相关指导。原则中强调了证候类中药新药进入临床研究阶段所必需的前提条件，例如处方应具有充分的人用基础，并在前期临床实践中通过较为规范的临床观察提示该证候类中药新药的初步疗效和安全性。鉴于目前中医证候动物模型的开发和药效学研究仍有一定局限性，故证候类中药新药的前期人用数据在证据等级上要优先于单纯的动物实验。

《证候类中药新药临床研究技术指导原则》丰富了证候疗效评价的指标，将其分为五大类：一是以目标症状或体征消失率 / 复常率，或临床控制率为疗效评价指标；二是患者报告结局指标，将患者自评与医生他评相结合；三是采用能够反映证候疗效的客观应答指标进行疗效评价；四是采用公认具有普适性或特异性的生存质量或生活能力、适应能力等量表，或采用基于科学原则所开发的中医证候疗效评价工具进行疗效评价；五是采用反映疾病的结局指标或替代指标进行疗效评价。无论采用哪一类疗效评价指标，均应当考虑所选评价指标是否与研究目的相一致，评价标准是否公认、科学合理，并应重视证候疗效的临床价值评估。

4. 真实世界证据用于药品上市后研究

真实世界证据用于促进药品上市后监管逐渐被重视，并相继提出了一系列指导政策。2018 年 1 月 30 日，国家食品药品监督管理总局联合科技部在《关于加强和促进食品药品科技创新工作的指导意见》中提出应促进真实世界证据与其他理论结合促进监管科学发展，全面提升监管技术研发水平。2018 年 12 月 27 日国家药品监督管理局在《中药品种保护常见问题解答》中指出企业可采取多种研究方式（包括真实世界研究）来开展上市药品的临床疗效研究。2019 年 9 月 20 日，国家药品监督管理局《对十三届全国人大二次会议第 3071 号建议的答复》中提出支持部分中药注射剂开展上市后安全性再评价的真实世界研究等，对人群特征、疾病特征、ADR/AE 例数及发生率等统计，对 ADR 可能的危险因素进行分析。2020 年 7 月 30 日，为全面贯彻落实中央有关加强新时代药品安全工作的要求，国家药品监督管理局就进一步加强 ADR 监测评价体系和能力建设发布了《国家药监局关于进一步加强 ADR 监测评价体系和能力建设的意见》，进一步强调要探索利用真实世界数据，研究上市后安全监测评价新方法。《国务院办公厅关于全面加强药品监管能力建设的实施意见》中也提出探索开展药品真实世界证据研究来优化中药审评机制。

在以上背景支持下，国家药品监督管理局于 2020 年 1 月 7 日发布了《真实世界证据支持药物研发与审评的指导原则（试行）》，指导和规范真实世界证据用于支持药物研发和审评的有关工作，保障药物研发工作质量和效率。这是国家层面首次出台真实世界证据指导临床决策的文件。此后，国家药品监督管理局相继发布了《真实世界数据用于医疗器械临床评价技术指导原则（试行）》《真实世界研究支持儿童药物研发与审评的技术指导原则（试行）》等文件。为指导和规范申办者利用真实世界数据生成真实世界证据支持药物研发，国家药品监督管理局药品审评中心（Center for Drug Evaluation, CDE）于 2021 年 4 月 15 日发布了《用于产生真实世界证据的真实世界数据指导原则（试行）》。真实世界证据指导临床决策的研究方法仍处于不断探索阶段，目前现阶段上市后药品可基于已出台的真实世界指导原则进行相关研究。

（五）药品上市后研究方法的持续探索

为全面贯彻落实习近平总书记有关药品安全"四个最严"要求，围绕"创新、质量、效率、体系、能力"主题，推动监管理念、制度、机制创新，加快推进我国从制药大国向制药强国迈进，国家药品监督管理局 2019 年 4 月 30 日发布通知，决定开展药品、医疗器械、化妆品监管科学研究，启动实施中国药品监管科学行动计划，并确定首批九个重点研究项目，分别是：细胞和基因治疗产品技术评价与监管体系研究、纳米类药物安全性评价及质量控制研究、以中医临床为导向的中药安全评价研究、上市后药品的安全性监测和评价方法研究、药械组合产品技术评价研究、人工智能医疗器械安全有效性评价研究、医疗器械新材料监管科学研究、真实世界数据用于医疗器械临床评价的方法学研究、化妆品安全性评价方法研究。明确了 3 项重点任务：建设 3~5 家药品监管科学研究基地；启动一批监管科学重点项目；推出一批药品审评与监管新制度、新工具、新标准、新方法。

国家药监局在全面总结中国药品监管科学行动计划首批重点项目实施情况的基础上，于 2021 年 6 月 28 日确定并发布了第二批 10 个重点项目，分别为：中药有效性安全性评价及全过程质量控制研究，干细胞和基因治疗产品评价体系及方法研究，真实世界数据支持中药、罕见病治疗药物、创新和临床急需医疗器械评价方法研究，新发突发传染病诊断及治疗产品评价研究，纳米类创新药物、医疗器械安全性有效性和质量控制评价研究，基于远程传输、柔性电子技术及医用机器人的创新医疗器械评价研究，新型生物材料安全性有效性评价研究，化妆品新原料技术指南研究和化妆品安全监测与分析预警方法研究，恶性肿瘤等常见病、多发病诊疗产品评价新工具、新标准和新方法研究，药品、医疗器械警戒技术和方法研究。

我国对已上市后药品的研究已有了相对健全的法规政策体系，从药品上市后 ADR 报告与监测制度的完善，到药品注册及再注册的管理要求，再到基本药物目录管理的不断改进，以及不断探索更新的上市后研究的相关指导原则，使药品上市后研究有法可循、有法可依。督促药品生产企业、医疗机构及研究机构切实履行国家政策法规，对已上市药品开展进一步的研究，提交更多的证据完善药品说明书，挖掘药品的最大价值，实现精准医疗。我国对药品质量与安全的监管始终放在药品上市后研究的第一位置，药品质量与安全关乎广大人民群众的生命安全，切实保障人民生命质量是国家的首要任务。在此基础上，要重视药品上市后研究对全面深化医药卫生体制改革，推进健康中国建设的重要性。要坚持以人民健康为中心，坚持新发展理念，以药品临床价值为导向，不断完善国家药物政策，提升药品供应保障能力，从而促进科学、合理、安全用药。

三、法律法规对体系构建的要求

中成药上市后研究的目的大体上可以分为三大类：一是朝向国家基本药物和国家医疗保险目录的遴选、准入，朝向国家集采、定价等政策需求；二是附条件批准上市或设置了新药监测期的中成药按照监管要求开展上市后研究；三是单纯为品种学术发展而发起的上市后研究。朝向准入和定价，必然要符合相关的政策和法规要求，朝向监管，更要符合监管的制度、政策和法规要求，这些都不需赘述。需要说明的是，哪怕是单纯以学术为目的的研究，也得非常注意遵守制度、政策及法律法规。医药领域是一个特殊的领域，中成药作为一种特殊的商品，被纳入严密的监管之中，中成药在资源、生产、流通、仓储、应用的各个环节都要遵守相关的法律法。医药领域的特殊性还表现在第三方支付的特性上。作为人民社会福利最重要组成部分的医保，已经占据了中成药销售的绝大部分，医保有制度、有政策，也有相关的法律法规，那么遵守相关要求，则中成药即使单纯开展学术研究，也必然要在制度、政策和法律法规所设定的范围内进行。因此明确制度、政策和法律法规对中成药上市后研究方法技术体系的要求至关重要。

（一）对中成药临床价值的挖掘要贯穿始终

毫无疑问，从制度、政策和法律法规角度来看待中成药上市后研究，明确中成药的临床价值是最值得关注的要点。临床价值是医疗保险目录、国家基本药物目录准入的依据，也是中成药定价、采购的依据。因此，中成药上市后研究方法技术体系中必须要包括临床价值评估的相关内容；事实上，结合其他方面的要求，中成药上市后研究方法技术体系应将临床价值评估的思想贯穿在整个体系中，任何方面的研究，都要朝向对中成药临床价值的探索和发现。例如，有效性评价中，不仅要考虑有效性证据的质量，考虑其证据级别，还要考虑其临床价值。研究中对照组的选择应重点考虑其是否能代表当前治疗的主流水平或最高水平，是否为国际国内公认的阳性药，是否被收入国家基本药物目录或国家医保目录，是否为指南、共识、临床路径推荐的临床一线用药等；研究中对于结局指标的选择也应重点考虑其是否能反映疾病进展或缓解的情况，是否是评价该疾病疗效的公认指标，是否能反映中成药个体化治疗的特点，是否能反映中成药对人体健康的促进作用等。

制度、政策和法律法规也会对中成药的上市后研究做具体的要求。2021年11月，国家卫生健康委药政司发布了《国家基本药物目录管理办法（修订草案）》，明确将药品临床综合评价的结果作为国家基本药物目录调整的依据之一；药品是否调入目录，是否调出目录，都要参考药品临床综合评价的结果。2021年7月，国家卫生健康委发布了《药品临床综合评价管理指南》，明确了药品临床综合评价要从安全性、有效性、经济性、创新性、适宜性、可及性6个维度开展。这就为中成药上市后研究提供了直接的要求，中成药上市后研究方法技术体系必须要能体现国家基本药物目录管理的要求。

（二）贯彻全生命周期研究的理念

全生命周期研究是药物创新体系的重要标志。《药品管理法》明确规定药品要开展全生命周期研究。全生命周期研究即一种新产品从开始进入市场到被市场淘汰的整个过程，经历一个开发、引进、成长、成熟、衰退的阶段。医药产品也不例外，药品的生命周期从广义上讲是指从药品的研发开始，到注册评价、上市使用，再评价，直至由于市场等原因退市的整个过程，而狭义上讲就是该药品在第一个剂型和适应证的开发、上市销售之后，为了维持和增长该药品的销售额和利润，以及防御该药品的销售额和利润免受竞争药品的冲击所采取的所有措施。

中成药上市后研究是中成药全生命周期研究一个必不可少的环节。同时，开展中成药上市后研究也要本着全生命周期研究的理念，要与上市前研究充分结合起来，研究结果的应用要突破上市后研究和上市后研究的界线，站在全生命周期的角度来考虑其临床价值。同时，剂型改革、适应证的变更等也是上市后研究结果应用的重要出口，通过上市后研究开展中成药的二次开发是中成药产业发展的一个重要途径。因此，上市后研究与上市前研究虽然在逻辑上有区分，但在实践中也并非截然不同。总之，上市后研究要在全生命周期研究理念的指导下进行。

（三）研究应基于合适的临床定位

无论是医保目录、国家基本药物目录的遴选，还是中成药的定价和采购，都要求中成药有明确的适应证。中成药的有效性、经济性证据，也一定是基于特定适应证开展研究而形成的。临床用药中，中成药可能被中医、西医、中西医结合的医生来开具处方，那么明确的适应证是临床用药的前提。药品说明书上所载的适应证是临床用药的最重要依据，因此从制度、政策和法律法规的角度来看，中成药上市后研究中临床定位应该具有非常重要的地位。只有通过上市后研究不断地探索和确证临床定位，不断地聚集具有更高疗效和安全性的适宜症，中成药才能在真实的临床应用中表现出更好的临床价值。

（四）考虑制药对生态的影响

中医药是一种重要的生态资源。中成药的原料一般都是天然植物、动物或矿物。中成药大规模的生产必然带来对生态和可持续发展的影响。

相当一部分中药材的道地产区都在相对较偏远的山区，中药材种植代替粮食作物，对于偏远山区的自然生态的维护具有现实意义，对于当地群众的脱贫致富也起到了关键性作用。脱贫是保护生态的根本性措施，贫困人口的生活方式转化为现代化生活，不再过度从自然生态中索取能源等，对于保护脆弱的生态，促进可持续发展有益。中国共产党第十八届中央委员会第四次全体会议也重新强调了"生态良好"作为我国和平发展的战略目标之一，中成药可为此贡献一份力量。

但是也要看到，中成药的一部分原料可能涉及濒危的野生动植物，如果大量使用濒危野生动植物作为原药材，中成药在扩大产品销售的过程中可能引发濒危野生动植物的灭绝。另外，一些中成药材生长在生态环境脆弱的地区，适量利用尚可支撑，大量采挖则会造成当地生态环境的恶化甚至崩溃。

这就要求中成药的上市后评价也要充分考虑中成药对生态和环境可持续发展的影响。要能从对环境影响的角度来评价中成药，通过上市后评价，鼓励环境和生态友好的中成药，限制环境和生态不友好的中成药，促成中成药产业与生态环境的同步发展。

第四节　医学伦理要求

一、一般原则

中成药上市后研究离不开伦理学的一般原则，包括有利、不伤害、尊重、公正等，可以用来评价和约束医学领域的研究行为，同时规定了操作者和施受对象的权利义务。

（一）有利原则

有利原则作为伦理原则的基础，可简单概括为"做该做的事"和"不做不该做的事"。有利原则的真正意义，往往要结合时间因素考量，同时与有效性评价指标密切相关，这是中成药上市后临床研究的两大难点和挑战。很多情况下动机有利，治疗结局（包括长期综合效果）不见得有益，受试者时常还需付出极高的身心代价及巨额成本。中成药在与众多西药和手术疗法等相比，有其独特优势，以平为期，讲究阴阳调和，在长期综合效果方面和生活质量保障方面效果良好。虽然跟踪随访时间越长难度越大，但是应该充分利用现代智能手段动态检测，充分挖掘伦理价值，深入研究和探索。既重视科技之力，更敬畏自然之势，顺势而为。

（二）不伤害原则

为清晰界定伦理的指导性和约束性，现代生命伦理学在有利原则基础上，细分出"有利"及"无害"等，以便临床掌控。然而，即便如此，临床依旧难以具体评定其伦理价值。因为，有利和不伤害原则，在现实情况中多是矛盾的。

在肿瘤等恶性疾病治疗过程中，"不伤害"伦理原则引导下，可导出全然不同的治疗对策措施。如对已确诊为晚期卵巢癌的患者，积极放化疗和手术干预，中位生存期只有 2.5~3.5 年。临床研究只评估主动干预的效果，难以评估不干预或者姑息治疗的疗效。因此，从不伤害原则出发的中成药疗效评价，可能是其伦理价值的切入点。

（三）尊重原则

尊重受试者的个人意志和价值观，是尊重原则的核心理念。在伦理层面具体体现在知情同意环节。通过知情同意的方式，了解受试者可能的价值观取向和个人意志，并有权利据此做出决定。尊重的前提是，每个人价值观有可能是不同的，要尊重这种差异性。

北京大学某学者认为存在两种基本的自然观：一种是现代主流的"科学合理"——深入还原研究后，揭秘自然，发现结论，然后按图索骥，去掌控、改造自然，"改变事物的本来面貌"。另一种，称"自然合理"，其宗旨是"按照这个事物本来面貌因势利导，要适合、符合这个事物本来发展的途径、趋势"。中医学可以说是讲"自然合理"之典型，是整体联系性思维主导。因为本然世界原本就混成一体，相互不可分割。基于此，中成药上市后研究，也要符合传统文化独有的价值观，从辨证论治角度，系统调节，重视本然的自然观。

（四）公正原则

公正是处理人际关系时的公平与正义的伦理原则，也是生命伦理学必须遵从的一个原则。医学上公正是指社会上的每一个人都具有平等享受卫生资源和基本医疗服务方面的权利。公正原则分为形式原则和内容原则。在医疗实践中，形式上的公正原则是指将有关的类似个体以相同的准则加以处理，而不同的个体以不同的准则加以处理。公正的形式原则仅仅是公正理论的出发点，或仅是一个形式上的框架。

以基因工程为例，由于基因技术研究的高投入，必定带来昂贵的临床应用费用。有钱人可能享受基因工程带来的最先进的技术和产品，而没钱的人却做不到。仅仅通过形式原则很难解决这种不公正，为了防止这种社会不公平的扩大化需要一个有说服力的公正的原则：依据"相关因素"或者"相关性质"对医疗资源进行公正的分配，即下一段阐述的公正实质的原则。

马克思主义原理强调需要原则，即当根据需要分配就是公正的。这是公正的重要内容。内容原则和形式公正原则结合起来，才是公正的全部内容。就是说，有同等需要的人，在满足需要方面应该同等对待，对有不同需要的人应不同对待。例如，在发生流行性疾病的地区，社会就应调动有关药品和设备提供给需要救助的人，甚至对于还未感染的人，应提供一些预防的药品，这正是按照需要原则分配医疗资源，优先救治最需要被治疗的患者。

二、获益－风险的权衡

（一）基本内容

药品获益－风险评价旨在评价药品有利的治疗效果和可能的 ADR 之间的平衡，贯穿于药品的全周期并用于指导决策。由药品批准前的多期临床试验到上市后的大规模人群用药，药品的安全性和有效性证据不断累积，通过对药品使用的长期监测与分析，可以尽早发现可能的 ADR 信号并及时对药品整体获益－风险重新评价。

获益风险评价的方法分为定性和定量两大类。定性评价的可实施性较强，在数据匮乏的情况下或许是唯一选择，但由于其评价过程受主观因素影响过大、透明性较差，往往导致评价结果可重复性欠佳、客观性和可靠性遭受质疑。随着药品风险管理理念的不断强化，指标明确、过程透明、结果稳健的定量评价的重要性日渐凸显。

药品领域既往常用的获益风险定量评价方法多源自流行病学研究，如需治疗人数（number needed to treat, NNT）、发现伤害所需人数（number needed to harm, NNH）及衍生的相对调整需治疗人数（relative-value-adjusted number needed to treat）、相对调整发现伤害所需人数（relative-value-adjusted number needed to harm）等，可称为流行病学评价。流行病学评价理论坚实、方法成熟，在医药卫生领域接受度高，但由于获益只考虑临床疗效、风险只考虑不良事件，严格来说是狭义的获益风险评价。且流行病学评价通常情况下没有考虑到监管机构的价值取向，且评价结果难以在不同药品间进行直接比较，因此在上市后长期监管中的应用价值较为有限。对上市后药品进行获益风险评价不仅需要考虑临床疗效和不良事件，还需要考虑真实世界中的药物相互作用、超说明书使用、因各种因素导致的停药、不同利益相关方（stakeholder）的价值取向以及各种不确定性因素等问题，是典型的多因素决策分析过程，流行病学评价及后续建立的临床医学评价如最小临床效力（minimum clinical efficacy）、卫生经济学评价如无症状和毒性质量调整时间（quality adjusted time without symptoms and toxicity）等均不能很好地满足上市后监管的需求。

（二）主要评估方法

1. 多准则决策分析模型

多准则决策分析（MCDA）模型凭借高度结构化的特点，具有同时评价多种获益和风险指标的能力。分析步骤一般为：①确定利益相关者的评价角度；②确定获益-风险各自的评价指标；③构建价值树并对指标评分；④为指标赋予权重并得出总分；⑤灵敏度分析。应用 MCDA 需要详细了解利益相关者的偏好，且假设指标之间相互独立。以川乌、草乌中药单独应用以及联用西药的获益-风险评价为例，获益指标为关节压痛和肿痛个数的减少、晨僵时间的缩短、平均双手的握力增加等，前 2 个指标代表性最强，权重设为100，后续指标与之对比获得各自权重；同理可得各风险指标权重。根据各指标临床数据最优值和最劣值将各指标值线性转化为 0~100 区间上的同量纲可比数值，即获益指标值越靠近最优值获益分数越高，风险指标则相反。获得各指标的权重与得分后可计算综合获益，并适当改变各指标权重进行灵敏度分析。MCDA 可以较为全面地评价各个获益-风险指标，易于理解，便于应用，在上市后的疫苗安全性监测、不同药品的选择、不同药品的剂量使用上都得到很好的体现。存在的主要问题是，按照设置好的权重和指标评分，最终得出的是点估计的结果，未解决数据来源于抽样的不确定性和直接对获益-风险线性相加等问题，评价结果的不确定性较大。

2. 随机多准则接受程度分析

随机多准则接受程度分析（stochastic multi-criteria acceptability analysis, SMAA）作为 MCDA 的延伸，通过概率分布描述属性值和权重不确定性，不为评价框架提供单一固定的分数和权重值，而是为探索权重空间内所有可能的权重组合，主要应用于权重或属性值完全缺失、部分缺失的决策问题。有学者提出将 SMAA-2 应用于药品获益-风险评估，与 SMAA 相比其评价结果更为全面。采用加法形式的效应函数，对某药品所有指标的权重和指标值求和。假设患者偏好信息完全未知，不确定的各指标权重作为随机变量形成总体权重空间，且假定呈均匀分布。某指标结果发生率作为属性值，假定其服从 Beta 分布的先验分布，根据临床数据资料调整 Beta 方程的参数，获得 Beta 后验概率分布，即获得各指标属性值的概率分布，最后运用 JSMAA 软件进行蒙特卡罗模拟和计算，主要获得以下数据指标：①a 药品排名为 n 的可接受度：可表示为使某药品排名为 n 的权重空间体积与总体权重空间体积的比值。②中心权向量：在使 a 药品成为获益 – 风险评价结果最优的权重空间内最可能的某一权重，相当于该满足条件的权重空间的重心。③置信度：属性值的获取存在抽样误差，置信度即在该中心权向量下获得某药品最优解的概率。在实际评价过程中往往有一定的偏好信息，将已知的偏好信息通过限制总体权重区间纳入模型会使预测结果更为准确。SMAA 因具有更贴近决策实际情景、易与其他方法整合、综合考虑权重与指标值不确定性和权重信息缺失等优势而越来越受到关注。目前，我国学者对 SMAA 方法应用较少，有学者通过 SMAA 模型对精确权重未知和已知情况下口服抗凝药在房颤患者预防脑卒中的获益 – 风险进行了评估，得出达比加群酯为优选药物概率最大的结论。

3. 贝叶斯框架

贝叶斯框架尽可能考虑各种不确定性，并以连贯性的定量概率呈现结果，常与定量评价框架组合。有学者于 2005 年就提出采用随机的贝叶斯马尔科夫链蒙特卡洛（MCMC）模拟方法对净临床效益（net clinical benefit, NCB）进行建模，可以用来确定治疗的潜在效益大于可能的副作用的患者。这种方法将模型中的每个参数都视为一个未知的随机量，通过概率分布进行估计，而非固定的单一已知值。使用随机方法的优点包括能够在模型中包括参数估计的所有不确定性，允许对模型参数做出直接的概率判断。而这种不确定性会自动传播到 NCB 建模的方程中，因此构建 NCB 的置信区间相对容易。基于假定的先验分布，利用累积数据修正模型参数，提供决策模型的后验概率分布，不断更新认知过程并优化决策。有学者针对获益和风险的度量结果往往具有不同类型的抽样分布，例如连续性的获益观测值和二分类的风险观测值，建立整合药品获益和安全性数据的贝叶斯联合建模和联合评估框架，引入基于多元数据联合建模的广义线性混合模型和 copula 边际回归模型，解释个体水平上获益和风险数据之间的复杂关系，提高结局事件获益 – 风险的解释水平。随着药品的不断应用，其获益和风险指标可能发生变化，ICH 的定期获益 – 风险评估报告指导文件［E2C（R2）］2012 版提出应综合临床试验及其他来源的可用信息进行定期获益 – 风险评价。对此，有学者提出将所有可能的数据源有效整合并进行基于贝叶斯 meta 分析的全面获益 – 风险评价框架，以实现动态有效地比较不同药品的可接受度。有学者在加权的净临床效益（weighted net clinical benefit, wNCB）建模方法基础上，对那他珠单抗治疗复发缓解型多发性硬化症的病例进行研究，对比发现 wNCB 与 MCDA 得出的评价结果类似，且前者更易于解释和理解。

三、隐私保护

（一）需求和背景

由制药企业或研究者发起的中成药上市后临床研究数量持续增加，因其研究样本量大、贴近真实诊疗环境，在解决中成药上市后实际临床问题、提高疗效和安全性方面具有重要社会意义和经济价值。但也正因为样本量大、影响力强，受试者的隐私保护问题更加不容忽视。医疗数据是临床研究的重要基础，是受试者个人信息的重要载体，因此临床研究数据及其二次利用涉及的隐私保护是社会各界关注重点。

尤其是中成药上市后真实世界研究，涉及更多环节和复杂因素。应符合"最少必要"原则，即不采集与研究无关的个人数据和 / 或敏感数据以减少不必要的风险，是真实世界数据采集面临的核心伦理措施。从理念上，研究人员必须改变"数据越多越好"的错误观念，将伦理价值观纳入真实世界研究的设计和实施全过程，并制定数据安全管理计划，确保相关数据的收集、存储和使用符合伦理原则和相关法规规定。

我国对临床研究隐私保护虽未明确单独立法，但相关保护规定体现在不同的法律、法规和管理办法中，如《中华人民共和国网络安全法》《国家健康医疗大数据标准、安全和服务管理办法（试行）》等指导意见。根据相关法律及指导意见，及时发现隐私侵犯风险，对医院临床研究的数据利用行为进行管理是数据管理部门和研究者的重要任务。

（二）存在的问题

临床研究数据的应用环境、采集、存取、审查、保护和销毁等多个维度，都存在隐私保护意识不足、安全审查与保护措施较少、伦理审查不充分等问题。

1. 数据处理和分析手段的进步加大了隐私泄露风险

临床研究中的数据来源包括一般临床数据、生物数据、健康设备数据和管理数据。这些数据散布于各个系统，来源较为复杂，只有利用大数据和人工智能技术才可以处理高度聚集的包含个人敏感信息的数据。这为临床研究的多场景应用提供了更加便利的条件，但其存在信息泄露的高度风险。可能是无意识泄露，或通过贩卖牟利，或因遭受外部攻击而被盗取。

2. 研究者对隐私保护的认识不足，缺乏数据利用及共享过程的保护措施

在实际开展的临床研究中，有研究者出于方便直接套用其他研究的数据采集表，或为获得更多信息而设定宽泛的采集范围，体现了研究者对研究数据"非必须不采集"的认识不足。有些甚至直接收集受试者的姓名、手机号码、身份证号、家庭住址、财产状况等高度敏感信息。电子文档或表格类数据相对简单，方便研究者自行管理，但存在未独立保存或未采取严格的保密措施现象。第三方开发的数据库或网络数据系统在数据管理功能上比前者有所提升，但大量的数据库未经过安全认证，或数据全托管于服务商而非研究者独自占有。因缺乏实质性的安全审查与权限监管机制，此类数据处于信息泄露的高风险地带。

3. 研究数据的销毁尚没有明确规定

根据相关法律法规要求，临床研究的数据应当保存以备核查，一般不存在数据销毁问题。但在真实的数据管理过程中，由于数据存储依赖介质磁性，长期用于存储数据的设备定期需要维修或更换。而简单的删除或格式化操作并没有完成对数据的实际销毁，可通过技术手段进行数据的高度复原。目前，临床试验的相关法律法规、技术指导文件等均未对此问题予以明确规定或指导。数据销毁的要求虽不常见，但在数据保护以及受试者隐私保护方面的风险应当予以重视。

（三）对策和措施

建立或完善临床研究数据管理体系，加强对受试者隐私保护的伦理审查能力，提高研究人员对隐私保护的认识，开展临床研究数据隐私保护的相关研究等，以期在充分保障受试者个人隐私权益的基础上推动规范开展临床研究，促进医学研究事业的健康发展。

首先，需要建立或完善临床研究数据管理体系。数据安全管理是企业和研究机构的重要任务，应有相应的管理部门、体系以及制度进行规范，以专业化方式管理临床研究数据势在必行。由于具体操作人员或者核心管理层更替造成的数据丢失和损毁屡见不鲜，严重影响项目开展和受试者隐私安全。

其次，作为直接收集、使用患者相关数据的主体，提高研究人员对隐私保护的认识非常重要。有必要对研究者广泛开展受试者隐私数据保护教育，主要包括：①充分告知受试者，对于数据采集的对象，应当尽可能地将数据采集、存储和利用方式充分告知受试者；②最小化原则，仅采集必要的医疗数据。委托他人进行数据分析，应当提供脱敏或非详细数据；③确保数据安全，涉及患者的个人隐私数据应当与研究数据隔离并妥善保存，并按照研究目的和研究职责，严格控制数据的访问权限。

开展临床研究数据隐私保护的相关研究。如采用何种技术可安全高效地管理研究数据的采集、存储与备份；除物理方式破坏外，探索对待销毁数据更有价值的处理方式；优化研究数据共享传输过程中的加密技术和脱敏算法等。在医学研究和隐私保护之间寻找平衡。

四、知情同意

（一）内涵和形式

临床研究中的知情同意原则维护了受试者人格尊严和生命健康的自主，是历史的重大进步。知情同意包括受试者的知情权、选择权、同意权和拒绝权，知情不同意是知情同意的补充。知情同意的具体体现形式为知情同意书，是指受试者在被告知一项试验的各方面情况后，自愿确认同意参加该项临床试验的过程，须以签名和注明日期的知情同意书作为文件证明。

《药物临床试验伦理审查工作指导原则》规定了研究者或其指定的代表必须向受试者

说明有关临床试验的详细情况，并列出了知情同意书中告知信息应涵盖的内容。总结具体要求包括：①信息真实可靠：信息来源有依据、渠道正规合法，无虚假、不确切及无定论的信息；②内容完整全面：信息叙述完整，告知的信息要能涵盖相关规定要求的内容；③科学严谨：信息由循证医学、科学研究、医疗常规及技术指南等获得的数据组成；④语言简明易懂：信息分类清楚，语句表述通俗简练，内容明确和易于理解；⑤尊重意愿：信息表达尊重人格，体现受试者意愿和保护受试者权利。

（二）信息完整性

形式上，知情同意书需要包含特定的要素，以满足信息全面公开和充分告知的需要。基本要素应包括以下 23 条内容：

（1）项目名称、申办方、研究者；

（2）版本号和版本日期；

（3）项目研究背景；

（4）项目研究目的；

（5）试验流程；

（6）试验期限；

（7）随访的次数和过程；

（8）试验分组情况说明；

（9）入选／排除标准；

（10）试验可能的受益；

（11）试验可能的风险；

（12）说明是一项试验研究，而非临床医疗工作；

（13）试验药物及检查是否免费；

（14）参与的检查是否是临床必需的；

（15）替代治疗方法；

（16）试验保密及保护受试者隐私；

（17）试验的保险及赔偿；

（18）受试者的权利告知（自愿、自由参加及退出）；

（19）受试者签名、日期及联系方式；

（20）研究者签名、日期及联系方式；

（21）法定代理人签名、日期及联系方式；

（22）伦理委员会的联系人及联系方式；

（23）受试者有充分的时间考虑是否参加研究。

内容上，侧重于告知的内容是否科学、公正、合理。例如，受试者的风险情况，试验的保险和赔偿，入选／排除标准的设定，试验时间和用药时间的合理性等问题，直接关系到试验设计的科学性和受试者的受益和风险，所以不能仅仅在知情同意书中提及了相关信息就简单地认可其已经尽到了告知的义务，更重要的是注意这些内容是否具有可行性，是否和研究内容一致，以及是否真正地做到尊重受试者的知情权，从而科学、合理地保护受试者的权益。

（三）用语规范性

知情同意书语句表述特别要注意规范性，具体包括：①告知清楚、用语规范、简明易懂；②不推卸应承担的责任；③不诱导受试者参与试验；④不放弃受试者应有的权益。

目前知情同意实施中常会碰到一些问题，如某知情同意书中额外说明"此研究为你提供了良好的医疗服务"，本意是好的，但却容易让人误解研究之外不能得到良好的服务；又如，为了说明研究的针对性条件，使用了"用药到病情恶化""要进入此试验必须得癌症"等非常不适的词语。有的使用了"诊断检查的此项优惠可为你节省 10 000 元的治疗费用"等具有利益诱导性的表述。甚至还有"本产品的使用风险都已得到了控制""此研究方案为顶级专家设计""本研究产品安全性更高""不会导致不良反应，或其他并发症"等不恰当表述。另外，"由于参加此研究发生与试验相关的非医疗疏漏造成的损伤时，将由申办方负责提供救治费用和相应赔偿""您可选择参加本试验，也可选择其他的临床常规治疗措施如……"等涉及受试者权益的词句在有些知情同意书中缺失。

（四）过程的规范性

知情同意过程要求必须在流程上规范，体现自愿、尊重原则。按照《药物临床试验伦理审查工作指导原则》的相关规定，知情同意书须由受试者或其法定代理人在知情同意书上签字并注明日期，执行知情同意过程的研究者也需在知情同意书上签署姓名、注明日期。具体知情同意书签署过程需根据特定人群分类执行。

很多研究整个知情同意过程的具体操作流程还不够完善。例如，研究者如何获得受试者的信任、能否和受试者进行良好的沟通，以及在什么样的环境下对受试者进行知情同意告知，研究者对于安慰剂组和空白对照组在风险和获益方面如何充分解释说明等问题。

目前知情同意书受试者 / 法定代理人的签署不符合规范的常见问题有：①知情同意书是由研究者或其他人代替受试者签署，在医学研究项目质量控制检查中询问受试者时，有的受试者对知情同意书内容完全不知晓；②研究者代替受试者在知情同意书上签署日期；③对无行为能力受试者没有按要求由法定代理人签署知情同意书；④签署知情同意书的父母（早婚）没有达到法定年龄。

在知情同意实施过程中存在的问题主要有：①再次获得知情同意的过程不规范，当发现对受试者有风险增加的重要信息时，并没有及时告知受试者，而是拖延数月之久才再次签署新版知情同意书；②由于需要对知情同意书进行了修改，但部分受试者没有签署新的修正后的知情同意书，仍签署的是旧版知情同意书；③知情同意过程中没有征得能做同意决定的大龄儿童受试者的同意。因此在伦理跟踪审查中需密切关注以上问题并加以纠正，同时增强培训。

（五）研究者告知过程隐瞒信息的注意事项

为了保证研究的有效性，有时候研究者在中成药上市后研究知情同意过程中，需隐瞒某些信息。但是任何隐瞒的信息，必须告知伦理委员会并取得明确的批准。一般在知情同意书中，需要告知受试者直到研究完成以前不被告知某些程序或内容的目的，以及在研究结束后他们将获知没有提及的信息。

五、突发新发公共卫生事件的医学伦理要求

（一）特殊伦理问题

在新发突发公共卫生事件暴发期间，针对特定病原体或感染源，通常没有证实有效的干预措施。因此，这种具有高病死率的公共卫生事件极易引发一系列特殊伦理问题。

总的来说，新发突发公共卫生事件暴发期间的医学研究伦理问题主要有以下五大特征：①医学研究窗口期短、时间紧迫，需要启动快速伦理响应策略，前提是不影响救治、不耗尽救治相关资源。②充分掌握历史与现状，研究立题充分，目的明确，避免低效或无价值的重复研究。③虽然时间紧迫，但是仍然要求医患双方共同参与临床研究的决策，充分保障受试者的安全和人权。④恐惧和绝望的气氛可能驱使伦理委员和潜在的受试者难以对研究的风险和获益进行客观评估，忽略患者个人获益，谋取未来群体利益。⑤新发突发公共卫生事件防控条件下获取知情同意的障碍更多、难度更大。

（二）中成药临床研究在新发突发公共卫生事件中的伦理要点

中成药作为基础明确、人用经验丰富的上市后药物，在新发突发公共卫生事件暴发期间，是中医药重要的治疗手段之一。针对中成药用于新发突发公共卫生事件的伦理问题，应注重以下伦理要点：

1. 注重方案的科学性

虽然特殊时期时间紧迫，需要争分夺秒确定有效药物，但是方案科学性是保证伦理性的前提。中医药研究本身有其发展特点和规律，不能简单照搬西医西药的方法。根据中成药的特点，在新发突发公共卫生事件中的伦理审查中，需要充分评估中成药是否对证、前期基础是否支持研究假设、主要研究指标是否清楚地定义、研究设计是否能符合研究假设、诊断和疗效评估手段是否得到验证、受试者群体是否合理、统计学方法是否合适、对研究者的资质要求等方面。疫情期间的盲法问题，要符合客观实际情况，如果无法实现对受试者的盲态，应考虑科学的非盲态核查和模拟剂的应用。通过上述要点的梳理，才能确认该中心是否具备条件开展、该申办方是否有能力保障项目实施。

2. 用药安全性也不容忽视

中成药用于新发、突发疫情的临床研究，应充分挖掘和评估中成药在以往使用过程中相关的不良反应等安全性数据，提供安全性证据链。例如，中成药对抗疫情可能产生的副作用和风险应进行预测和评估，这是中成药安全用药考察的重要内容。哪些合并症会影响

到其安全用药，临床与抗生素的合并用药是否会干扰对其疗效和安全性的评价，都需要查询文献和具体分析。另外，收集的临床一线疗效数据可作为预实验结果，有助于提供对新发疫情治疗获益的证据。中成药对不同年龄段人群的用药风险应分别评估，尤其是对儿童、老人、孕妇、产妇等弱势群体，更需要谨慎。明确中成药特征人群、用药条件和适应证，是发挥中成药临床作用的保障。

3. 重视资源分配的公平性和可及性

疫情暴发后，医生分配稀缺资源时的伦理准则受到极大挑战。例如，在最初对抗新型冠状病毒肺炎的工作中，口罩、手套供不应求，医院里病床和呼吸机短缺。这就迫使医生和研究者做出艰难抉择，即哪些患者能够得到救护，哪些不能。目前国际公布的原则有：第一，挽救最多生命原则；第二，挽救最多生命年原则，并且考虑患者在治愈出院了之后，剩下的生命长度；第三，考虑生命周期，就是患者个体已经经历了多少生命阶段，以及未来还有可能会发生什么。但是无论怎样这样的抉择，都会面临有限的医疗资源如何分配的问题。中成药的价格、剂型、用量能否真正符合临床救治的便捷性和经济性，是资源分配公平和可及性的重要考察内容。

4. 重视知情同意及其获取流程的规范性

新发突发公共卫生事件防控条件下获取知情同意的障碍多、难度大。例如，疫情期间一线医务人员在穿戴全套防护装备的情况下，能否完成知情同意过程？新媒体使用情况，如利用手机等电子产品如何确保充分告知？如果患者的状况尚好，是否要由一线医务人员口头知情告知，并确认患者同意参加临床研究的意愿？如果患者处于无意识状态，认知障碍和病重，如何知情同意？签字后的知情同意书通过什么流程消毒处理和保管？

因此，在中成药临床研究过程中，应注意以下知情同意告知要点：①应让患者意识到干预措施在何种情况下可能会产生不利，甚至有伤害的风险；②获取知情同意的过程，应以文化和语言敏感的方式进行，并强调所告知信息的可理解性，以及患者决定的自主性；③需要特别关注弱势群体，弱势群体因其身体或者信息量等各方面的原因，不懂得维护自身利益，需要更充分的知情。

在中成药临床研究过程中，应注意以下知情同意获取过程：①如果患者处于可以做出选择的状态，必须经过本人的知情同意；②患者处于无意识状态、认知障碍、病重和无法理解信息等无行为能力状态，伦理委员会原则上不应批准其参加临床试验；③在紧急情况下，如缺乏已被证实有效的治疗方法，而试验药物有望挽救生命、恢复健康，或减轻病痛，可考虑作为受试者，但应经其法定监护人同意并签署知情同意；④在任何情况下，不允许口头知情同意；⑤签字后知情同意书的消毒处理和保管环节需要明确具体流程；⑥在疫情期间等特殊情况下，知情同意书可以采用电子签名，但是要在试验方案中清楚说明具体操作方法。比如，为确保患者真实意愿，可以在电子签名的同时使用录音、录像、视频或截屏等方法。

只有充分的知情同意和完善的知情同意流程，才能真正做到保护受试者。

5. 保护弱势群体、重视个人信息保密

弱势群体因其身体或者信息量等各方面的原因，很可能不懂得维护自身利益。因此，在新发突发公共卫生事件中，弱势群体因生活困难、能力不足而缺少参与临床试验的机会，而得不到应有权益时，应特别关注对这部分人群的保护。

在传染病暴发期间收集的个人资料包括姓名、地址、诊断、家族史等未经授权而外泄，会使个人面临重大风险。因此，对这些风险提供充分的保护，体现在临床研究方案中是否有完备的保密措施。通过临床监测活动所产生的信息在披露时，如果与最初收集此类信息的目的不一致，则不允许披露。以研究为目的，使用和共享监测数据，必须获得项目获批的伦理委员会的批准。

六、医学伦理对体系构建的要求

医学科学研究都应遵循医学伦理学要求，中成药上市后研究也不例外，应遵循《赫尔辛基宣言》及相关伦理学要求，将研究对象的权益和安全作为考虑的首要因素。申办方是研究的最终责任方。申办方、研究者/机构、伦理委员会各方均应确保自身具备足够能力以承担研究对象保护责任，并采取有效措施落实相关工作。对于中成药上市后研究而言，应在方法技术体系中对超适应证用药、大数据的隐私保护、生物样本的利用和观察性研究的知情同意四个方面予以重点关注。

（一）超适应证用药的限制

中成药上市后临床有效性研究应以法定药品说明书为依据，干预性研究的设计应符合药品说明书所载功能主治或适应证、适应人群、用法用量等；临床试验可以在药品说明书的框架下进一步聚焦或细化，但在一般情况下不宜开展超说明书用药的试验干预性研究。

观察性研究可以选择说明书规定之外的用药人群为研究对象，收集真实世界数据，从而进一步分析其新的临床定位；若需进一步开展干预性研究，则必须按照《药品注册管理办法》等相关法规获得药品管理部门批准后实施，并应有适当的设计依据。

明确相关疾病尚无有效或更好治疗方法等的情况下，且确有必要开展超说明书用药的干预性研究，则必须遵循《中华人民共和国医师法》的要求，可在相关循证医学证据的支持下，按照干预性研究的要求，由已经建立相关管理制度的医疗机构开展研究，同时必须通过伦理审查且取得研究对象的知情同意。

（二）大数据的隐私保护

中成药上市后研究往往关注药品在更加广泛的人群中，在真实世界中的使用效果。随着信息化水平的持续提升，医疗事务型数据、穿戴式设备积累的数据、临床研究数据、组学数据等各种类型的大数据越来越多，日渐成为中成药上市后研究最重要的数据源。近些年，针对大数据的研究方兴未艾，数据共享已成为各方共识。大数据与数据共享理念下，研究对象的隐私保护成为非常重要的课题，这就对中成药上市后研究方法技术体系提出要求。

对于大数据的隐私保护，中成药上市后研究方法技术体系应能体现出相应的要求。首先要突出对个人数据收集的最小化原则。从医学伦理角度来看，即使数据收集的成本较低，也不能无限制地收集超出研究需求之外的数据，这一方面体现在强调对样本量的估算，一方面也体现在适当的研究设计，明确需要研究对象哪方面的数据。其次，要对个人信息中的部分信息脱敏。比如研究对象的姓名、住址、联系方式等，都要避免明文可见。研究对象的信息传输等也要加密，保证相关数据只被用于被允许的科学研究中。再次，数据采集必须通过伦理委员会批准，也应获取研究对象的知情同意。

（三）生物样本的利用

中成药上市后研究常会利用人体生物样本开展基因组学、蛋白组学、代谢组学、免疫组学等各个方面的研究。2016年10月，国家卫生和计划生育委员会发布了《涉及人的生物医学研究伦理审查办法》，对生物样本利用的伦理学做了明确的要求。

遵循知情同意原则，尊重和保障受试者是否参加研究的自主决定权，严格履行知情同意程序，防止使用欺骗、利诱、胁迫等手段使受试者同意参加研究，允许受试者在任何阶段无条件退出研究；控制风险原则，将受试者人身安全、健康权益放在优先地位，要求研究风险与受益比例应当合理，力求使受试者尽可能避免伤害；免费和补偿原则，应当公平、合理地选择受试者，对受试者参加研究不得收取任何费用，对于受试者在受试过程中支出的合理费用还应当给予适当补偿；保护隐私原则，切实保护受试者的隐私，如实将受试者个人信息的储存、使用及保密措施情况告知受试者，未经授权不得将受试者个人信息向第三方透露；依法赔偿原则，受试者参加研究受到损害时，应当得到及时、免费治疗，并依据法律法规及双方约定得到赔偿；特殊保护原则，对儿童、孕妇、智力低下者、精神障碍患者等特殊人群的受试者，应当予以特别保护。

（四）观察性研究的知情同意

观察性研究是中成药上市后临床研究的最主要类型。观察性研究也应获取研究对象的知情同意。如果使用可识别身份的人体材料或数据开展研究，研究者无法获得或者难以获得研究对象的知情同意，或者获取知情同意会影响研究的有效性时，经过伦理委员会的审查和批准后可豁免知情同意。特殊情况下需要免除知情同意也须通过伦理委员会的审批。

第五节 监管科学和循证医学要求

一、监管科学的要求

监管科学是一门用于评估所监管产品的安全性、有效性、质量及性能的新工具、新标准或新方法的科学，是被世界卫生组织和美欧日等制药强国高度重视和发展的一门前沿交叉学科，可有力提升药品创新能力和监管效能。监管科学利用科学工具、信息收集和分析系统，研究数据、人群、健康系统和社会等领域的科学问题，并贯穿医药产品研发的全过程。监管科学研究中所开发的新工具、新方法和开发过程中所产生的知识，均会推动健康科学相关研究方向的发展。

医药产品是一类特殊商品，它直接影响到民众的健康。为确保民众用药权益，药品在上市前需经过一系列严格的试验，并经过审批后方可上市销售。在这一过程中，药品从研发到上市的转化，再到上市后管理，以确保其质量和安全有效，都需要监管科学的技术支撑。近年来，美国 FDA、欧洲 EMA 和日本 PMDA 等发达国家的药品监管部门高度重视监管科学在生物医药产品转化中的作用。

（一）国际药品监管科学发展

"监管"一词早在 1952 年就出现，而第一个认识到监管科学性质的研究者是 Alvin Weinberg，他于 1970 年在科学与传播科学方面描述了用于评估电离辐射影响的科学过程。20 世纪 70 年代后期，当新成立的美国国家环境保护局（United States Environmental Protection Agency, USEPA）面临这一科学问题时，Alan Moghissi 博士提出"监管科学"一词。1985 年，弗吉尼亚州联邦监管科学研究所成立，开展监管体系的科学研究，并发表了题为"管理科学创新：新科学进化"的论文，梳理了监管科学的发展历程，也介绍了对管理科学的各种看法。这篇论文推动美国 FDA 开始接受监管科学，进而更多的部门也开始重视监管科学的作用，比如美国 FDA、USEPA 和职业安全健康管理局（The Occupational Safety and Health Administration, OSHA）采用监管科学的原则开展了包括食品和医疗产品监管，监管科学也逐渐成为美国医药产业创新的重要推动力量。"监管科学"也是制定监管事务和监管法律的科学基础，是监管机构涉及行政或法律规定的基础，监管科学为监管的行政或法律规定注入了科学内涵，使法规的颁布、实施、遵守或执行具有科学性。日本的 Mitsuru Uchiyama 博士也对监管科学的发展做出了重要贡献，早在 1987 年，他就用日文提出了"监管科学"的相关内容，并认为这是日本国立卫生研究所的一个新的学科分支。

美国 FDA 于 1991 年提出用监管科学解决医药等"科学产品"的传播问题，并将其确定为 FDA 在 21 世纪重点推动的学科。2004 年以来，美国 FDA 连续发布了多个白皮书系统地回顾、分析并改进已实行近半个世纪的药品监管策略，极大地推进了监管科学的实施。2011 年，美国 FDA 发起组织全球监管科学峰会，讨论世界各国在医药产品开发过程中监管的科学问题。时任美国 FDA 局长的 Hamburg 博士于 2011 年为 *Science* 杂志撰写社论，系统阐述了监管科学的重要性。2013 年，美国 FDA 发布了"推进医药产品监管科学的战略和实施计划"（Strategy and Implementation Plan for Advancing Regulatory Science for Medicinal Products）白皮书，表示将与合作方共同开发针对创新产品的新型评价工具和方法。如今，监管科学已越来越被公众所接受，成为全球医药监管机构科学决策的重要支撑。

欧洲药品管理局（EMA）建立了一个称之为"监管科学战略 2025"的计划。随着科学和技术的不断进步，潜在的新的治疗和诊断工具如细胞疗法、基于基因组学的诊断、药械组合产品、新型临床试验设计、预测毒理学、真实世界证据、大数据及人工智能等不断涌现，监管科学的发展只有紧随技术进步才能正确、严格、有效地对这些产品加以评估。因此，EMA 致力于推动监管科学发展，以确保科学技术的进步快速转化为新的、安全、有效的治疗措施。为此，EMA 提出了五个战略目标：①促进科学与技术在药物研发中的融合，包括了支持精准医学、生物标记物和组学的研究，先进疗法医药产品（advanced therapy medicinal products, ATMPs）转化为患者治疗方案，推进和投资优先药品（PRIME）计划，促进新型制造技术的应用，建立评价医疗器械、体外诊断试剂和边缘产品的综合评估路径，提高对纳米技术和医药新材料的认知和监管对策，促进药物研发各环节监管建议的多样化和一体化；②推动协同证据的生成，提升评估的科学质量，包括使用非临床模型和遵循 3Rs 原则，即减少（reduction）、替代（replacement）、优化（refinement）原则，促进临床试验创新，开发针对新兴临床数据生成的监管框架，扩大获益-风险评估和交流，投资特殊人群行动计划，优化建模、仿真与外推能力，利用数字技术和人工智能进行决策；③与医疗保健系统合作，促进以患者为中心的药物可及，包括助力卫生技术评估机构对创新药物的准备和下游决策，通过与支付方协作实现从评估到可及的桥接，强化证据生成中的患者相关性，推进高质量真实世界数据在决策中的应用，发展监管网络能力并与专家合作，以处理大数据，以电子格式呈现强化的产品信息，促进医疗系统中生物仿制药的应用及接受度，进一步促进外部参与和沟通，以提升对欧盟监管体系的信任和信心；④应对新出现的健康威胁和治疗可及性方面的挑战，包括了执行 EMA 的健康威胁计划，圈定资源并改进准备方法，继续支持新的抗生素及其替代物的开发，促进全球合作，预测和解决供应问题，支持疫苗研发、审批和上市后监测的创新方法，支持老药新用框架的制定和实施；⑤支持和利用监管科学中的研究和创新，包括了与学术/研究中心发展监管网络主导的伙伴关系，开展监管科学战略领域的研究，利用学术机构及监管网络科学家之间的合作，解决快速出现的监管科学研究问题，识别和获取整个欧洲和国际社会的最优专业知识，在整个网络及其利益相关者中推广和交流专业知识、技能和创新点。

日本 PMDA 资深执行主任兼国际项目负责人 UZU Shinobu 认为，监管审批是一个好的工具，可以提供更多的治疗机会给患者，做更适合的治疗方式，而灵活的监管科学可以用来提升临床急需产品的可及性，使其快速上市。

（二）我国监管科学的发展

监管科学是科学监管的基础。医药产品竞争的关键是产品质量竞争，而监管科学发挥的作用毋庸置疑。成功开发一个药物进入市场是一个漫长的过程。通过国际交流和技术引进，可以推进我国医药新产品研究发展，促进药物研究健康、快速发展。

1. 我国药品产业管理和药品监管的发展历史

新中国成立时，制药工业基础十分薄弱，厂房设备简陋，以进口原料药简单加工成制剂为主，品种少，产量少，总体上处于缺医少药的状态。1980 年以前，我国医药工业主要以自力更生为主，外援为辅。我国第一个五年计划纲要指出，制药工业以发展原料药为重点。这一时期的第一个十年，主要生产抗生素、磺胺、解热药、维生素、抗结核药、地方病药等，规模上从无到有，由小到大，虽然十分弱小，但解决了当时严重危害人民健康的传染病、地方病等的防治问题。第二、第三个十年，制药工业在原料药生产工艺、制剂生产等方面持续发力，保障了我国基本医疗药物的低价供应，在研制口服避孕药、心血管病药、老年慢性支气管病药、抗肿瘤药、抗寄生虫病和传染病药物方面也取得了新进展。这一时期我国建立了大量制药企业，除沿海地区制药企业扩建、改建和新建外，通过"三线"建设和"小三线"建设，边远省区也有了药厂，医药研究机构、制药机械厂、药用玻璃厂等也有了一定发展，药品品种增加，产量扩大，制药工业有了一定的发展基础。

1980 年以后，随着改革开放基本国策的确立和深入贯彻实施，一批拥有世界先进生产技术和管理水平的外资企业开始在我国合资建厂。通过实行药品专利保护，吸引了大批外企进入，带动了我国制药工业对国外先进技术、设备和管理经验的引进、消化、吸收和创新工作，《药品生产质量管理规范》(Good Manufacturing Practice of Medical Products, GMP) 的推广，保证了药品质量稳步提高。新产品、新剂型、新技术、新设备被广泛采用，先进的经营理念、管理方法迅速普及。制药企业长足发展，有些制药企业不再仅仅是生产实体，而是成为集科研、生产、内外贸易为一体的组织，企业的积极性和活力大大提高。200 多家医药企业上市，利用金融资本促进实体产业发展。积极拓展海外市场，除原料药大量出口外，制剂生产企业也开始在国际市场上有所作为。这一时期，通过科技攻关，也孕育了一批本土的创新药物。

医药产业的不同发展阶段对于产业管理的要求也不同，尤其是 1980 年前的计划经济和 1980 年后的市场经济表现出截然不同的形态，因此，我国医药产业管理在不同时期也有显著差异，经历了多次重大调整。

2. 我国药品监管发展的 3 个阶段

医药产业发展的不同阶段对于药品监管的要求也不同。适应我国医药行业发展状况，我国药品监管大体上可以分为 3 个阶段。

（1）药品管理初级阶段：这一阶段大体上是从中华人民共和国成立到 1980 年。自 20 世纪 50 年代开始，我国建立了以仿制药品为主体的医药工业体系。20 世纪 60 年代是药品监管快速发展的时期，我国开始关注这一领域，借鉴其经验。1962 年，由卫生部和化学工业部制定了《有关药品新产品管理的暂行办法》，第一次对新药审批进行法规管理。但由于 20 世纪 60—70 年代特殊的历史原因，我国新药研发基本处于停止状态，除少数药物，如 523 药物、血吸虫病药物、计划生育药物和中草药产品外，基本上处于省区市的地方管理状态。1978 年国务院批转了卫生部颁发的《药政管理条例（试行）》，明确药品研发生产单位必须向省市、自治区一级的卫生厅（局）部门申报新药的研制依据、制备方法、质量标准、检验数据、药理毒理资料和临床研究资料；同时规定创新新药产品由卫生部直接审评，其他药品（仿制药）向各省市、自治区一级的卫生厅（局）部门申报。1979 年，在总结上述药政管理条例的基础上，参考国外新药的审批管理办法，卫生部与国家医药管理局联合颁发《药政管理条例（试行）》，该条例对新药有了初步定义，对新药分类、新药审评程序等均做了明确规定。

（2）药品管理制度初步形成阶段：这一阶段大体上是从1980年到2000年。1979年国务院颁布《中华人民共和国食品卫生管理条例》，1981年，国务院下发了《关于加强医药管理的决定》，1982年国务院颁布《中华人民共和国食品卫生法》（试行），1984年颁布了《中华人民共和国药品管理法》。1984版的《药品管理法》第一次将药品的生产、经营活动和国家对药品的监督管理纳入了法制化的轨道，《药品管理法》的出台，标志着药品监管法律法规体系初步建立。1998年国务院批准在国家医药管理局与卫生部药政局的基础上成立国家药品监督管理局（State Drug Administration, SDA），标志着我国药品监管体系初步形成。国家药品监督管理局成立之后，针对药品研制、生产、流通和使用制定了一系列规章制度，同时引进国际先进经验，完善药品研制、生产、流通环节的质量管理规范，全程加强药品质量安全控制，药品监管逐步向法制化、规范化和专业化方向发展。

（3）药品管理制度日渐完善阶段：这一阶段大体上从2000年开始，目前仍在进行中。2000年，药品监管系统开始实行省以下垂直管理；1999年，河北省药品监督管理局挂牌，成为首个地方药监局；2000年药监系统机构改革，省级以下药监系统从隶属各个地方行政机构变为垂直管理；2003年成立国家食品药品监督管理局（State Food and Drug Administration, SFDA）；2013年成立国家食品药品监督管理总局（China Food and Drug Administration, CFDA）；2018年CFDA更名为国家药品监督管理局（National Medical Products Administration, NMPA）。目前，我国已经建立了国家级、省级、地（市）级和县级四级药品行政监督机构。

2021年2月，中共中央全面深化改革委员会第十八次会议通过了《关于全面加强药品监管能力建设的实施意见》，体现出党中央、国务院对加快建立科学、高效、权威的药品监管体系的紧迫要求和更高希望。

3. 我国监管科学的学术交流

学术交流是学术水平提高的重要途径。2013年9月，为推动药品监管科学起步，提高监管科学水平，原CFDA科技与标准司在北京召开了药品监管科学研究理想会议，与会科学家和管理人员以监管科学研究的重点方向、提高产品质量有关的关键科学技术问题，特别在化学药品安全监管科学研究立项问题展开了讨论。

2016年，"首届中国药品监管科学大会"在北京举行，大会以"药品监管改革与创新"为主题，打造具有"牵动力、影响力、生命力"的监管科学高水平学术交流与合作平台。中国药品监管科学大会每年一次，2017年召开第二届，主题为"质量安全与创新发展"，2018年召开第三届，主题为"新时代、新目标、新征程——药品科学监管助推健康发展"，2019年召开第四届，主题为"新体制、新要求、新挑战——药品科学监管服务公众健康"，2021年召开第五届，主题为"新发展阶段、新发展理念、新发展格局——监管科学助推药械妆产业高质量发展"。

2022年，第一届国家中药科学监管大会召开，大会以"保安全守底线、促发展追高线，深化审评审批改革，推动中药高质量发展"为主题，重点介绍了中药审评审批制度改革新进展、中药质量安全监管新举措、中药监管科学新成果、中药"走出去"新策略，并就业界关注的中药监管热点、焦点问题进行研讨。

4. 中国药品监管科学行动计划

2019 年 5 月，国家药监局启动中国药品监管科学行动计划，细胞和基因治疗产品、药械组合产品、人工智能医疗器械、中药安全评价研究等首批立项。立足我国药品监管工作实际，围绕药品审评审批制度改革创新，密切跟踪国际监管发展前沿，拟通过监管工具、标准、方法等系列创新，经过 3～5 年的努力，制定一批监管政策、审评技术规范指南、检查检验评价技术、技术标准等，有效解决影响和制约药品创新、质量、效率的突出性问题，加快实现药品治理体系和治理能力现代化。

监管科学行动计划明确了 3 项重点任务：建设 3～5 家药品监管科学研究基地；启动一批监管科学重点项目；推出一批药品审评与监管新制度、新工具、新标准、新方法。

监管科学重点项目将分批分期推出，实现关键领域突破。项目将聚焦细胞和基因治疗、再生医学、药械组合等前沿性、交叉性产品，由相关业务司局牵头，会同有关直属单位和部分省局，联合高校、科研机构、行业协会等开展创新性研究。

5. 国内监管科学研究机构的设立

（1）中国药品监督管理研究会：中国药品监督管理研究会于 2013 成立，是我国在药品监管政策理论研究与交流领域的第一个学术组织。该研究会致力于协助政府监管部门系统研究药品监管政策，规划药品监管事业发展方向；开展理论研究，为我国药品质量安全监管提供理论和智力支持，在开展政策研究、学术探讨、培训交流和产业发展等方面将发挥政府的助手和桥梁作用，努力成为我国药品监管政策决策层的第三方智库；为加强与行业协会与科研院校和专家、学者的联系，整合现有专家资源，开展药品监管的理论、技术、方法的研究和交流，搭建国内外合作交流平台，对推动我国药品监管科学、监管事业、新药创新发展、质量体系建设和行业科学发展发挥了重要作用。

（2）天津滨海食品药品监管科学研究中心：天津滨海食品药品监管科学研究中心于 2013 年成立，由天津滨海新区食品药品监管局与天津药物研究院合作建立，是国内第一个监管科学研究中心。天津滨海食品药品监管科学研究中心是综合利用现代科学、技术、方法、标准，针对评估食品药品的安全性、有效性、质量可控性研究和第三方服务的机构。

（3）中药监管科学中心（研究院）：中药监管科学研究是我国药品监管科学研究的重要组成部分，是推动中药审评审批制度改革、鼓励中医药创新发展的重要抓手。2019 年 6 月，国家药监局与中国中医科学院、北京中医药大学签署中药监管科学研究合作协议，成立中药监管科学中心（研究院），拉开了我国中药监管科学研究的大幕。作为一项解决新时代中药监管问题的基础性、战略性工作，中药监管科学研究既要积极借鉴国际先进经验，又要遵循中医药发展规律，聚焦中药行业风险和痛点，找准监管短板和难点，开展深入调研和专题研究，促进研究成果转化为指导监管实践、规范监管工作、提升监管效能的指南规范。只有探寻出一条具有中医药特色的研究路线和实施路径，将一项项基础研究做实，让一个个研究成果落地，中药监管科学研究才能实现其真正价值——服务监管，服务产业。

（三）监管科学对中成药上市后研究的要求

各个国家和地区对药品监管科学的定义虽然不完全相同，但都强调了对新产品的评价。在我国，对新产品评价的定义更加丰富，不仅包括对新的产品的评价，还有对传统中药"新的"评价研究。符合中医理论的中成药评价体系也是中医药传承精华守正创新的重要保障基础。

随着《中华人民共和国中医药法》等行业重大利好政策的出台，中医药行业备受鼓舞。在新型冠状病毒肺炎疫情防控中，中药也发挥了重要作用。尽管促进中医药传承创新发展已经上升为国家战略，但近年来中药在临床治疗中的地位尚未得到显著提升。适应传统中医药理论的中成药评价体系的欠缺是造成上述困局的重要原因之一，其中包括对中成药安全性和有效性的临床用药评价，以及对其质量可控性的评价。目前中成药临床安全性和有效性的证据仍显不足的一个重要原因是缺少适应中医理论的临床评价方法、评价模型和评价工具。目前临床上亟需疗效确切、安全性好且特色突出的中成药，特别是在一些重大疾病、疑难疾病、罕见疾病和新突发疾病等治疗方面，亟待有临床价值的中药新药问世。但是出于安全性等因素考虑，由于没有科学评价数据的支撑，当今中药新药研发对有些药物或用法用量"敬而远之"，影响了中医药的传承创新。此外，一些中成药质量和安全性事件会引发社会关注和质疑。外来有害物质污染、人为掺杂使伪、种植加工不规范等现象，也影响了中成药的临床疗效和信誉。安全性是药品的第一属性，中成药具有一定的人用经验，人们在临床应用及实践中积累了对其毒性的认识，但中成药安全性相关问题舆情燃点低、发酵迅速、社会影响大。特别是由于中医药各界缺少必要的基础研究作为数据支撑，较难形成具有说服力和公信力的权威解释。事实上，中成药出现安全性问题涉及多种复杂因素：既有成分复杂、毒性机制不明确，不合理用药、超剂量、超疗程、辨证失误等使用因素，也涉及药材种植的污染残留、炮制不当等导致的质量缺陷。因此，如何早期发现、科学评价、及时防控涉及中成药的 SADR 风险，成为中成药风险评价与风险管理的关键内容，一直以来也是监管的热点和难点。

2020 年 12 月，国家药监局发布《国家药监局关于促进中药传承创新发展的实施意见》，从促进中药守正创新、健全符合中药特点的审评审批体系、强化中药质量安全监管、注重多方协调联动、推进中药监管体系和监管能力现代化五方面提出了 20 项改革措施，其中第 18 项要求加强中药监管科学研究，鼓励运用现代科学技术和传统中医药研究方法，深入开展中药监管科学研究，积极推动中药监管理念、制度、机制创新，强化成果转化应用，推出一批中药监管新工具、新方法和新标准。建立符合中成药特点的评价体系，应通过监管科学基于中成药自身特点开展研究，从质量控制评价、安全性评价、临床评价和风险评价等方面着手。质量控制评价研究质量控制评价研究是中药产业发展的重心。中成药在中医药理论指导下使用，具有多成分、多靶点等特点。当以理化检测方法等质量控制手段难以充分反映中药质量时，药品监管科学应探索生物效应检测方法以弥补现行质量控制方法的不足。

目前，中药质控研究最大的痛点是质控标准与安全性、有效性和一致性关联不密切，亟须从理念、策略、方法和标准方面对中药标准化进行反思和创新，以推动中药产业高质量发展。相较于化学药和生物制品，中药的质控难度更大。中药质量控制体系的建立应立足于中医药的特点，保证中药的安全、有效和质量稳定可控。中药质控应重点关注以下三方面：一是加强药材/饮片的源头控制，建立从种植、产地加工、流通到使用的质量可追溯体系，实现质量全过程控制。二是关注中药生产工艺全过程控制，中药工艺路线的设计应以临床为导向，尊重传统工艺与临床实际应用工艺。三是中药质量标准应突出中医药理论的指导作用，建立能够有效反映中药特征的质量标准，通过整体控制、多成分控制、特征专属性控制等，充分体现中药全过程控制的特点。近年来，对于中药毒性的研究多围绕阐明中药毒性机制而展开，主要包括中药毒性的物质基础、致毒机制及应用等方面。中药毒性的物质基础研究以发现毒性单体成分为主；中药的致毒机制研究建立在物质基础研究上，主要以阐明毒性单体成分对机体作用的靶器官、细胞、分子和生化机制；中药毒性应用研究包括有毒中药的加工、炮制、配伍、制剂等，主要目的多为减毒。也有学者从基因的角度，结合中医体质学说分析中药肝毒性的可能机制，提示个体化治疗用药的重要性。

由此可见，中药安全性评价应基于多配伍复方用药等特点，开展科学研究，开发符合中药特点的安全评价体系，其中包括至少以下三个方面：第一，通过中药量效毒关系等基础研究，积累安全性评价的关键数据，制定中药毒性成分质控标准。第二，将基础研究与实际应用相结合，开发恰当的评价模型，评价中药毒性成分的安全性风险及防控措施。第三，以临床应用为导向开展安全性研究，强调安全性评价对临床使用的指导性作用（如精准指导高风险人群的安全用药）。临床评价研究临床有效性是药品生存和发展的基石，对符合中医特点的中药临床评价不能照搬西药评价模式。

近年来，利用真实世界证据（real world evidence, RWE）评价药物的有效性和安全性受到全球相关监管机构、医药界和学术界的共同关注。对于名老中医经验方、医疗机构中药制剂等已有人用经验药物的临床评价，RWE 具有独特优势。在处方固定、生产工艺路线基本成型的基础上，可尝试将真实世界研究与随机临床试验相结合，探索临床研发的新路径。真实世界研究不同于传统临床研究，不对患者的生活习惯、用药习惯等进行干预，而是通过不经主观筛选或二次加工的方式收集日常临床诊疗实践中的数据，是基于真实世界的大数据。真实世界研究强调临床试验要遵从临床医疗实际，根据患者的实际病情和意愿非随机选择治疗措施，通过长期的、大样本的临床观察，评价诊疗措施的临床价值，发现医学规律，获得新的认知，与传统中医药强调的"在临床中体悟，从医案中学习"的理念不谋而合。中成药真实世界研究解决了传统中成药临床治疗中的大数据缺失问题，同时开创了中成药上市后再评价项目管理的新模式，为深度挖掘经典名方的临床价值提供了循证医学证据，为推进中医药现代化、推动中医药走向世界开辟了新思路。风险评价研究完善的风险评价体系是风险防控措施建立的基础，是中药临床应用的安全性保障。中药组方成分复杂，临床需辨证使用。与其他药品相比，中药涉及的风险因素更为复杂，风险防控存在较大难度。

2019年发布的《中共中央国务院关于促进中医药传承创新发展的意见》中首次提出了构建中医药理论、人用经验和临床试验相结合的中药"三结合"体系。在安全性研究和分析方面亦应落实"三结合"的证据体系，保障公众用药安全。事实上，药品监管部门从药学、非临床安全性研究和临床研究的角度，结合工艺情况、处方是否符合中医药理论、是否具有人用经验等不同情形，提出了不同的安全性研究和风险防控要求。以何首乌为例，有学者建立了针对中药特点的信号检测方法，以持续监测并及时处置风险的长效方式进行研究，最终在何首乌的肝损伤风险防控方面取得了良好效果。以上关于中药评价体系的探索和改革都在鼓励我们运用现代科学技术和传统中药研究方法，开展中药科学技术研究和药物开发，建立和完善符合中药特点的技术评价体系，促进中药传承创新。目前我国已发布了一系列中药评价相关技术指导原则，逐步探索建立了一套符合中医药特点的、科学公认的反映中药有效性和安全性的评价方法和标准。

二、循证医学的要求

（一）循证医学概述

循证医学即遵循证据的医学实践过程，是指在医疗卫生服务过程中，有意识地、明确地、审慎地利用当前能够获得的最佳的研究证据，进行科学决策的医学实践过程。

循证医学是将最好的研究证据与临床医生的技能、经验和患者的期望、价值观三者完美地结合，并在特定条件下付诸实施的实用性科学。

强调证据的重要性是循证医学特点，医疗决策应尽量以客观证据为依据是循证医学的核心思想，"证据"及其质量是实践循证医学的决策依据。

专业技能和经验也是循证医学实践中不可忽视的因素。若忽视经验，即使得到再好的证据也可能用错，因为最好的证据在用于每一个具体个体时，必须因人而异，根据其临床、病理特点、人种、人口特点、社会经济特点和试验措施应用的可行性灵活运用，切忌生搬硬套。医学是以人为本的学科，循证医学也不例外。循证医学提倡医生在重视疾病诊断、治疗的同时，力求从患者角度出发去了解患者患病的过程及感受。在卫生决策领域中，也需要充分考虑利益相关者的偏好。充分考虑患者的期望或选择是实践循证医学的独特优势。

1. 循证医学的原则

循证医学是用来解决临床实际问题的实用性学科，因此循证医学实践贯穿于临床实际问题的提出、解决、评价的全过程，遵循以下四个原则：

（1）基于问题的研究：从实际问题出发，将问题具体化为可以回答的科学问题，以防治性研究为例可将问题拆分为以下方面：

P（population/patients/participants）：研究对象的类型、特征、所患疾病类型等；

I（intervention）：干预措施；

C（comparison）：对照措施；

O（outcomes）：结局指标；

S（study design）：研究设计方案。

（2）遵循证据的决策：针对所提问题所做的决策一定是基于此前所有、当前可得的最佳证据，并且要充分关注到最佳证据的科学性、适用性和可转化性。科学证据是科学决策的重要依据和手段，但证据本身并不等于决策。决策是一个复杂的、综合考虑的过程，受证据本身、决策环境、资源、决策者和用户偏好等多种因素影响。

（3）关注实践的结果：关注用当前最佳证据指导实践的结果，将解决的问题上升为证据，对未解决的问题继续探索。

（4）关注对实践结果的再评价：对于实践的结果应进行后效评价，去伪存真，去粗取精，追求成本效果最佳。

2. 循证医学的目的

循证医学的产生和发展，在医疗、药物研究和临床应用、医学教育、科研和卫生管理等方面有着重要意义，目的也是为了促进医药卫生相关领域的规范化与科学化。

（1）促进临床决策的科学化、规范就医行为：就临床医学而论，循证医学的目的是解决临床医疗实践中的各种医学问题，从而促进临床医学的发展。循证医学最主要的是帮助临床医生为患者选择最可靠、具有临床价值且实用的治疗药物和治疗措施，改善患者的预后，提高生存质量。应用最佳循证研究证据可促进医疗卫生管理决策科学化，循证医学强调在临床医师专业知识和患者参与医疗决策的基础上，结合现有最佳证据为患者做出最佳决策和用药，从而提高临床医务工作者的素质，规范临床实践行为模式。

（2）为临床医学科研和管理提供正确的指导：循证医学实践一方面要求不断地根据临床具体问题查寻资料，使我们能全面、系统了解当前某一领域的研究现状，从中发现一些未解决的临床问题，作为今后研究的立题依据，为临床科研提供指导；另一方面由于不断对获得的研究证据进行严格评价，能发现前人在研究某一临床问题时在设计、实施、资料分析和论文撰写中存在的缺陷。为避免今后在研究中出现同样的问题，就要应用更科学的研究方法，这将促进临床科研方法学规范化、提高研究质量。在卫生管理方面，循证医学的理念同样可促进卫生决策、新药开发、医疗保险的科学化，合理利用卫生资源。

3. 循证中医药学

循证医学与我国医疗卫生特点相结合，产生了具有中国特色的理论和实践创新，促进了"循证中医药学"的形成和发展。1998年，国家中医药管理局举办中医药科研院所学术带头人高级培训班，讨论了中医药系统学习和引进循证医学的想法和计划，为中医药学临床实践和科学研究应用循证医学奠定了基础。此后，中医药领域专家学者纷纷发表观点，支持积极引入循证医学推动中医药发展，形成了"一要学、二要用、三要知道局限性、四要创新中医药循证评价方法"的指导思想。2006年，有学者评价了中医药 RCT 质量，发现一系列问题，促进了中医药循证评价实践和研究质量的提升。2010 年，张伯礼院士组织完成了我国第一个在 WHO 临床试验注册平台注册，以终点时间为评价指标的中医药大规模随机对照试验——芪参益气滴丸对心肌梗死二级预防的临床试验。该项目获得国家科学技术进步奖二等奖，这成为中医药循证评价实践的标志性成果，为中医药大规模临床研究的开展开拓了道路，为建立中医药循证评价技术体系和质量控制方法，起到了示范作用。

2016 年，天津中医药大学、中国循证医学中心、意大利国立卫生研究院、中国 Cochrane 中心和中华中医药学会联合主办的"第一届循证中医药学国际论坛"在天津召开，由此提出了"循证中医药学"的概念，阐述了内涵和外延，明确了发展任务。

（二）循证医学提高研究质量的要求

提高研究质量在研究前需要制订合理的试验设计，研究过程中应注重控制偏倚，研究结束后研究报告的撰写应遵循相关研究的报告规范并且研究结果应公开发表。

1. 临床试验注册

指临床试验注册中心对即将进行的临床试验注册，通过注册可获得全球统一的注册号，向注册中心提供研究设计方案和研究结果，目的是一方面实现临床医学信息透明化，尊重受试对象知情权，避免不必要重复研究，合理应用有限的卫生资源；另一方面，增强临床试验设计和实施方法的透明度，多方征求意见，完善试验方法，提供一种鉴别和预防漏报和过度报告试验结果的机制，提高临床试验质量。国际医学期刊编辑委员会（International Committee of Medical Journal Editors, ICMJE）宣布，从 2005 年 9 月 13 日起，ICMJE 成员杂志只发表在临床试验注册机构注册的临床试验。中国循证医学中心于 2007 年 6 月通过 WHO ICTRP 认证，成为全球第 4 个 WHO ICTRP 一级注册机构。

2. 控制偏倚

任何临床试验都不可避免地受到相关偏倚的影响，并且这些影响会在研究的不同阶段和环节中发生，从而影响到研究结果的真实性。因此，为了获得真实性高的研究结果，保证研究的高质量和高水平，从研究设计、实施和总结分析的整个过程中，制订防止偏倚的措施尤为重要。临床研究结果与真实值之间出现某种偏离的现象，称为偏倚。偏倚具有一定的方向性，可使研究结果高于或低于真实值。

引起偏倚的原因是多样的，偏倚可出现在临床研究的各个阶段。按照偏倚在临床研究过程中出现的阶段，可归纳为三种主要的类型，分别为选择偏倚、测量偏倚、混杂偏倚。选择偏倚主要发生在研究病例招募的初始阶段，是指由于研究者的偏见或特别的兴趣，有意识地去选择符合自己要求的研究对象，不正确地组成了观察组和对照组，使两组患者在观察开始时就已经存在除诊疗措施以外的差异。测量偏倚主要发生在研究观察过程中，对观察组及对照组的观察力度存在差异造成观察结果的人为差异。混杂偏倚发生在对观察结果的分析阶段，由于同时存在两种以上影响研究结果的因素混杂在一起，可能错误地判定最终结果是由某一单一因素引起，并因此导致研究结果与真实值之间出现偏离。实际中可以通过选择合适的研究方案、严格限制纳入和排除标准、对研究结果进行盲法测量、配对、应用标准化法和分层抽样及分层分析等方法预防和控制偏倚。

3. 遵循报告规范

要正确理解和判断随机对照试验结果的真实性，读者必须了解其设计方案、实施过程、分析方法和结果解释。为达此目的，要求作者完整、清晰地表述这些内容，否则会造成 RCT 结果难以甚至无法解释。因此，20 世纪 90 年代中期，由临床试验专家、统计学家、流行病学家和生物医学杂志编辑组成的两个独立工作小组共同组成国际小组，制定了报告临床试验的统一标准（Consolidated Standards of Reporting Trials, CONSORT）声明，用以提高平行随机对照试验的报告质量。该声明第 1 版于 1996 年发表在《美国医学会杂志》（*The Journal of the American Medical Association*, 简称 JAMA）上，2001 年发表了修订版，现仍在不断更新和发展。CONSORT 一经发表，即获得国际医学期刊编辑委员会（ICMJE）、科学编辑委员会（Council of Science Editors, CSE）和世界医学编辑学会（World Association of Medical Editors, WAME）等的支持，立即被世界 500 余家一流医学期刊（包括 167 家高影响因子期刊）采用，有效地指导了研究者、医务人员、同行评审专家和杂志编辑及卫生决策者提高对临床试验的报告质量、鉴别能力和评价水平，大大提高了文章和期刊的质量。

4. 研究透明化

《赫尔辛基宣言》提出临床试验透明化的要求，认为临床试验必须做到所有研究设计都应公开并可获得；作者和出版者在发表研究结果时，研究者有责任保证结果的准确性，阳性结果和阴性结果都应发表或以其他方式公之于众。出版物中应说明资金来源、研究附属机构和任何可能的利益冲突。临床试验注册、共享临床试验原始数据和遵行报告规范完整报告研究结果是透明化的措施。如果临床试验不透明，将产生带有主观偏见甚至是错误的研究结果。会导致结果产生偏倚，这些偏倚的来源包括了选择性报告和数据篡改以及研究结果的过度分析等。只有控制这些因素，才能提高研究的真实性，保障研究结果的可靠性和可重复性。

（三）证据分级

循证医学问世 20 年来，其证据质量先后经历了"老五级"（表 1-1、表 1-2）"新五级""新九级"和"GRADE"四个阶段。前三者关注设计质量，对过程质量监控和转化的需求重视不够；而 GRADE 关注转化质量，从证据分级出发，整合了分类、分级和转化标准，它代表了当前对研究证据进行分类分级的国际最高水平，意义和影响重大。目前，包括 WHO 和 Cochrane 协作网等在内的 28 个国际组织、协会已采纳 GRADE 标准，GRADE 同样适用于制作系统评价、卫生技术评估及指南。

表1-1 循证医学老五级证据分级表

级别	内容
Ⅰ级	收集所有质量可靠的 RCT 后做出的系统评价或 Meta 分析结果；大样本多中心随机对照试验
Ⅱ级	单个大样本的 RCT 结果
Ⅲ级	设有对照但未用随机方法分组的研究，病例对照研究和队列研究
Ⅳ级	无对照的系列病例观察
Ⅴ级	专家意见、描述性研究、病例报告

表1-2 循证医学证据可靠性排序

级别	研究内容	可靠性
Ⅰ级	随机对照试验（RCT）的系统评价或 Meta-分析	最可靠
Ⅱ级	单个样本量足够的 RCT	可靠性较高，建议使用
Ⅲ级	设有对照组但未用随机方法分组（非 RCT）	有一定的可靠性，可以采用
Ⅳ级	无对照的病例观察	可靠性较差，可供参考
Ⅴ级	个人经验和观点	可靠性最差，仅供参考

"新九级"——证据金字塔

2001 年美国纽约州立大学医学中心（Medical Center of State university of New York）提出证据金字塔（the evidence pyramid），首次将动物研究和体外研究纳入证据分级系统，拓展了证据范畴，方式简介、直观，得到广泛传播（图 1-1）。

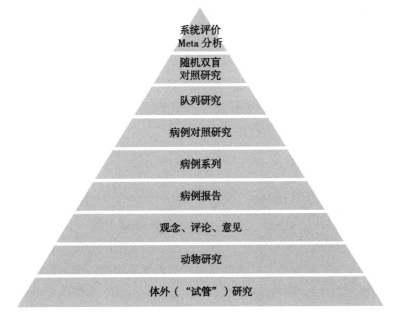

图 1-1 循证医学证据金字塔

2004年，针对目前证据分级与推荐意见存在的不足，包括临床专家、循证医学专家、医学编辑、卫生政策专家在内的GRADE工作组正式推出了GRADE系统。首次从指导终端用户使用角度分级；首次从模糊证据分类概念凝练出统一的证据分级标准；将证据质量分级与临床使用的推荐强度联合；并开发了相应的分级软件。GRADE系统的建立成为证据分级与推荐发展史上的里程碑事件。其主要有如下特点：①由一个具有广泛代表性的国际指南制定小组制定，②明确定义了证据质量和推荐强度，③清楚评价了不同治疗方案的重要结局，④对不同级别证据的升级与降级有明确、综合的标准，⑤从证据到推荐全过程透明，⑥明确考虑患者价值观和意愿，⑦就推荐意见的强弱，分别从临床医生、患者、政策制定者角度做了明确实用的诠释，⑧适用于制作系统评价、卫生技术评估及指南。

（四）循证科学对方法技术体系构建的要求

1. 以证据为基础

证据是循证医学的核心。循证医学强调临床决策有三个要素：证据、医生经验和患者意愿。但实际上，循证医学的理论和实践大厦都是主要建立在证据的基础之上的。循证医学对于证据的产生、评价、使用都有非常详尽的理论、方法体系，有各种各样方便快捷的工具，但对于如何结合医生经验和患者意愿则鲜有研究。证据作为临床中最客观的决策依据，保证了临床决策最基本的科学性。

中成药上市后研究方法技术体系的科学性也必然要由证据来提供保证，以证据为基础应贯穿在方法技术体系的各个方面。对于上市后药物的评价要以证据为基础，开展新的科学研究也要以既往的证据为依据，科学研究的结果要进一步评价使其形成证据。

另外，还要看到证据是成体系的。单独的一个证据所能支持的决策非常有限。比如有效性证据，单独的关于效力的证据在临床中应用时存在各种局限，它只有与效果和/或效益的证据结合起来才能更好地说明有效性的问题。同样，来自文献的安全性证据、来自被动监测的安全性证据、来自主动监测的安全性证据、来自真实世界人用经验的安全性证据等也都有各自的局限性，但将其结合起来形成证据体或证据链，则中成药的安全性就能被更好地阐明。对于一个中成药而言，有效性、安全性、经济性、社会适应性等各方面的证据也得结合起来，形成更宏大的证据体系，这对于在一个确定的价值导向下综合评价中成药的临床价值至关重要。

2. 证据要分级

证据分级是循证医学的原始创新，具有重要的实践意义。循证医学有众多的证据分级体系，各种体系有不同的适用场景，但其分级的依据基本上是一致的。20世纪60年代，美国两位社会科学家Campbell和Stanley首次提出了研究证据分级的思想，并提出证据分级的依据，即产生证据的原始研究的内部真实性和外部真实性。但之后成熟的证据分级体系基本上都是以内部真实性为证据分级的主要依据。中成药上市后研究直接面向应用，面向临床决策、政策决策和产业决策，那么仅仅依据内部真实性来分级显然是不够的。

RCT因其最高的内部真实性一直被作为最高级别证据产生的来源，但实践中发现其与临床真实应用场景有一定的差异，会导致证据在应用中无法达到预期。因此近年来，人们开始强调真实世界证据，即证据来源基于真实临床、社区、家庭的医疗保健行为而不是严格设置的科研环境。对于真实世界证据的强调，其实是对外部真实性，即证据在人群中的可推广性的强调。中成药上市后研究所需的证据，一定是朝向应用的，因此必须回归到 Campbell 和 Stanley 的最初主张，即证据分级既要考虑内部真实性也要考虑外部真实性。

另外，作为应用性学术领域的中成药上市后研究，在高级别的证据之外，还有对证据额外的要求。目前的循证医学分级体系中，证据的级别高，主要说明其内部真实性高，强调了真实世界证据，则一定程度上弥补了对外部真实性的评价。但面向应用，还要考虑证据的价值。有些原始研究产生出高级别的有效性证据，但效应值很低，基本上不具有临床意义；或效应值不低，但同类产品众多，所满足的临床需求远非必须；或对照药不具有代表性，临床意义不清晰；或结局指标不当，不能反映出临床价值。这些问题都是证据分级所不能解决的，因此分级之外，还要开展对证据重要性、适用性的评价，从而筛选出真正有临床意义的证据用以支持临床决策。

第六节　方法技术体系的基本框架

一、架构及逻辑关系

构建中成药上市后研究方法技术体系，目的是通过能够体现中成药优势和特点的方法和技术，深入挖掘中成药的临床价值，为中成药在政策决策、临床决策以及产品发展规划的制订提供科学的证据，从而促进中成药在医疗保健体系中发挥更重要的作用，促进中成药产业健康、可持续发展。可见，临床价值评估是方法技术体系的目标。深入挖掘中成药的临床价值，就不可避免地要考察其有效性、安全性、经济性；要考察其所针对的临床问题的现实意义以及中成药满足人民群体用药的能力，即创新性、可及性和适宜性。前者是对中成药防治疾病自身的能力的评价，体现了其内部属性；后者则是对支撑其防治能力的条件的评价，体现了其外部属性。挖掘和彰显中成药的临床价值，临床定位是前提和基础。没有合适的临床定位，有效性、安全性都无法体现；有效性、安全性的优势不能凸显出来，那么经济性、创新性以及社会适应性的方方面面也就无从谈起。因此，中成药上市后研究方法技术体系是一个有机的整体，各项研究之间相互依存，彼此补充，存在着十分严密的逻辑关系（图 1-2）。

（一）临床定位

中成药的临床定位（clinical orientation）是指中成药能够发挥主要临床价值的疾病、人群、证候、症状、病理环节及用法，以及通过一系列研究聚焦中成药的目标人群，明确其所能发挥主要作用的疾病、证候、症状或病理环节，并确定最佳用法的过程。临床定位既是一个名词也是一个动词。作为名词，它是指中成药能够发挥临床价值的那个疗效的

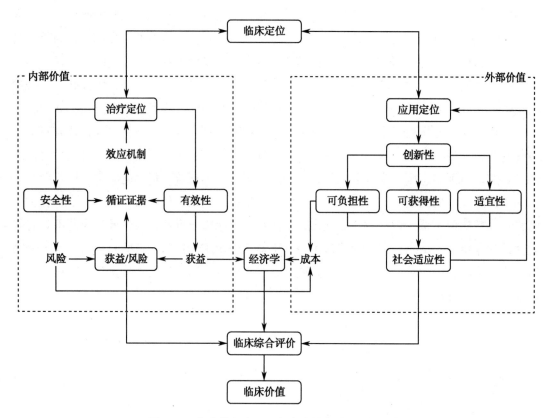

图 1-2　中成药上市后研究方法技术体系逻辑构架

点；作为动词，它是指探索和确证这个点的过程。

在方法技术体系中，临床定位是一切的起始，也是许多研究回馈的环节。这是因为我们谈中成药的临床价值，必须先明确其临床定位，只有在一个明确的临床定位（名词）上谈临床价值才有意义。反之，如果临床定位不清，那么有效性、安全性都无法得到保证，一个针对某个临床环节疗效突出的特效药，可能会因临床定位不清而被用于低效或无效环节，从而拉低了其总体效果，变成一个可有可无的平庸药，临床价值无法得以彰显；如果临床定位错误，那么一个很有潜力的中成药因被用于错误的疾病或疾病的环节而被评价为疗效不佳，甚至会被认为缺少临床价值。只有找到合适的临床定位，有效性、安全性都得以保障，中成药的临床价值才会彰显出来。

但是，明确中成药的临床定位并不容易。如果一个中成药的临床定位已经很明确了，那么其上市后研究所涉及的有效性、安全性、经济性、创新性、适宜性和可及性评价都没有任何的挑战，其上市后的评价甚至都不需要称为"研究"。正是因为中成药的临床定位不清，尤其是临床定位宽泛的总是普遍存在，中成药才需要开展上市后研究，而非仅仅是评价。临床定位的动词含义本质上就是确定临床定位的过程，这一过程从现实来看其实是中成药上市后研究的核心。实际研究中，学者往往是在不断地探索临床定位的过程中逐渐提高对中成药的认识，通过不断优化临床定位以挖掘中成药的临床价值。

（二）安全性研究

安全性研究是上市后研究的核心任务。一般而言，对于规范注册的新药，上市前的一系列动物试验和临床研究已经明确了其有效性，上市后只需对其在广泛用药人群、复杂用药环境中的效果进行评价。药品的安全性问题必然是偶然发生的问题，上市前的用药环境和用药人数都不足以明确其 ADR，必须通过上市后的安全性研究来明确。

药品的安全性取决于药品的未知风险，安全性研究则是通过一系列的临床观察发现 ADR，将未知风险转化为已知风险，并通过各种风险控制的方法控制已知风险，从而提高药品的用药安全性，保障百姓的用药安全。临床常有一个误区，认为一个药品的 ADR 越多则药品安全性越差。其实 ADR 与安全性的概念并不完全相关，与药品安全性相对的概念是未知风险。安全性研究开展越充分，则发现的 ADR 越多，那么未知风险转化为风险就越多。在充分有效的风险防控措施的保护下，真正危害临床用药安全的是未知风险，因此安全性的研究开展越多，药品的安全性越好。

安全性一定是相对于有效性的，无效是最大的不安全。因此对安全性的评价一定要相对于有效性。对于一些具有重大危害的难治性疾病而言，因为缺少可用于该病防治的中成药，那么如果存在某种中成药，其临床疗效较好而安全性不佳也是可以接受的；对于一些疾病而言，治疗措施较多，除非有突出的有效性，否则其安全性会受到重点关注；对于一些疾病而言，虽然没有较好的治疗措施，但疾病本身对人体危害较轻，甚至可以自愈，那么即使有效性较好的中成药，也要关注其安全性，综合考量患者的获益－风险以决定临床用药。

（三）有效性研究

中成药临床价值的发挥一定是以有效性为基础的，如果一个中成药临床无效，那么无论多么好的安全性和社会适应性都没有意义。反之，如果一个中成药临床特效，那么在对其疗效认识的基础上，有时候可以对其安全性、经济性、社会适应性做出一定程度的妥协。

创新性的评价基于有效性和安全性，但主要是基于有效性。创新性主要是评价临床创新性，而临床创新性就是指中成药满足临床上未被满足的临床需求，主要表现为在某一细分领域填补临床空白，防治其他药品或干预措施无法防治的疾病，其次才表现为在某一领域中有比其他干预措施更好的安全性。

有效性是中成药临床价值的基础，但其前提则是临床定位。只有临床定位准确才能取得突出的临床疗效。

（四）获益－风险评估

顾名思义，获益－风险评估取决于患者用药后的受益和用药时面临的风险之权衡。受益主要体现在有效性方面，表现为疾病的痊愈或好转；风险则主要体现在安全性方面，表现为患者可能因 ADR 而冒受的风险。因此，获益－风险评估是对中成药有效性和安全性的概括和权衡，是临床用药决策的重要参考指标。

与有效性、安全性研究一样，获益－风险评估也必须基于合适的临床定位才有意义。获益－风险评估的结果也是中成药上市后进一步研究的基础，尤其是开展药物经济学评价的基础。经济学评价权衡了健康产出与成本的关系。一般认为其健康产出主要表现在临床疗效上。其实健康产出应考虑有效性和安全性两个方面，应以获益－风险评估为基础。

获益－风险评估为中成药上市后研究中针对中成药内部属性的综合性权衡指标。在中成药上市后研究方法技术体系中，其进一步的研究就开始更多地考虑中成药的外部属性。因此，获益－风险评估对于中成药的评价是完全基于中成药本身固有的特点开展的，是其内部属性的综合权衡（图 1-3）。

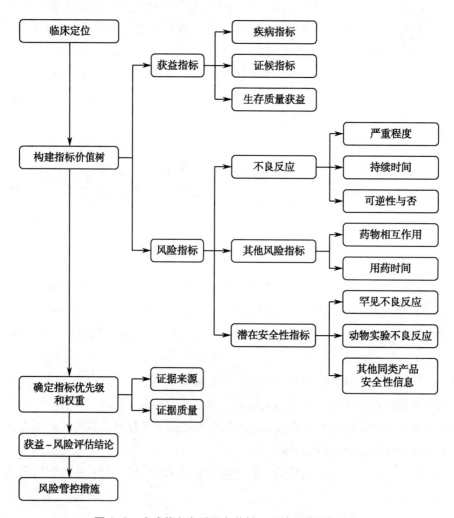

图 1-3 中成药上市后研究获益－风险评价逻辑构架

（五）经济学研究

经济学研究是获益－风险评估与成本的综合。从特定的角度出发，在对中成药获益－风险评估的基础上，进一步考虑不同干预方案的成本，计算并对比不同中成药单位成本的健康产出就是中成药的经济学研究。

中成药的药物经济学研究一定是建立在对中成药有效性和安全性的充分评价的基础上的。而在临床定位确定的前提下，有效性和安全性是药品固有的属性，其带给患者的受益和风险是确定的，也就是在概率论的层面上，患者通过使用该中成药所能获得的好或坏的影响是确定的。但是，这个确定性的影响到底值不值得，还要结合其成本来考虑，即患者/支付方/全社会等需要为此影响付出多么大的成本。

药物经济学评价因考虑了产出和成本两个方面，是医疗保险、国家基本药物等目录遴选的重要依据，但对于许多卫生政策的制订或目录遴选而言，这两个方面仍显不足，还要考虑更多的因素（图1-4）。

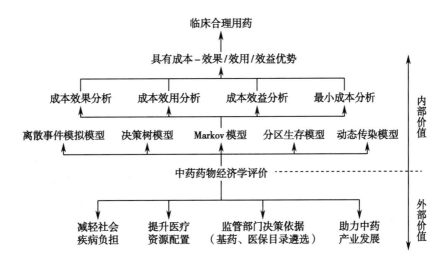

图1-4 中成药上市后药物经济学评价逻辑构架

（六）创新性评价

创新性主要表现为临床创新性，即中成药在一个特定的治疗领域中的不可替代性。如前所述，创新性必然是有效性为基础，很多情况下也要考虑安全性。创新性对有效性的要求较高，要么是解决了其他防治措施无法防治的临床问题，要么是解决了其他防治措施的安全性问题，要么是解决了经济性的问题。临床创新性是距离临床价值最近的一个概念；毫无疑问，临床创新性好的中成药起码具备的很好的有效性，也就具备了临床价值的基础。

从全社会角度来看，创新性还包括在产业上的创新，即中成药的资源管理、加工炮制、生产工艺、质量控制、销售售后等都有可为全产业以启发的措施。从国家医疗资源的配置角度来看，创新性还包括在服务体系上的创新，即服务方面的创新可以更好地满足医患用药的需求，提高药品的可及性和适宜性（图1-5）。

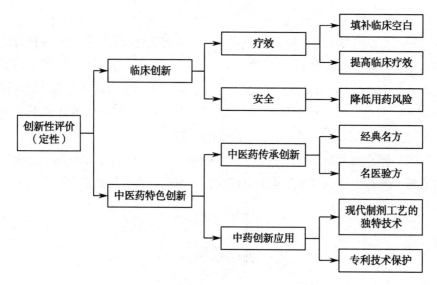

图 1-5　中成药上市后创新性评价逻辑构架

（七）可及性评价

中成药的可及性是指中成药可以被患者使用，包括两个环节，一是可获得，二是可负担。可及性是中成药的外部属性，可获得取决于药品的原料是否受限、产能是否充足、分销体系是否健全，也取决于风俗、文化以及价值观。可负担性则主要取决于产品的价格。可及性与药品本身是否有效、安全关系并不十分密切，但对于药品能否实现其临床价值非常重要。一个内部属性全优的药品，因为原料、产能、价格等因素只能服务一小部分人，那么其临床价值也是受限的。

（八）适宜性评价

适宜性主要体现中成药用药的便捷程序。这种便捷来源于两个方面，一是药品的技术特性，如剂型、存储要求等，一是使用特点，如处方限制、用药监测等。一般从中成药配制及给药难易、ADR 救治难易、个体化给药、技术与管理要求、政策与宣传促销、药品特性与用法是否方便使用、安全性和经济性是否影响用药、药品信息的影响、供应与贮运是否方便用药等方面评价。适宜性也是中成药的外部属性，是中成药有效性和安全性发挥的重要保障（图 1-6 ）。

（九）临床价值评估

临床价值是中成药上市后研究方法技术体系的最终目的和归宿，也是医疗卫生资源配置、临床用药、产品发展等决策的最根本依据。单纯看有效性、安全性、经济性、创新性、可及性、适宜性，都有各自的局限，但是它们综合起来，就为中成药做了一个全面而深刻的剖析。临床价值评估的结果可以以各个维度评价结果的形式来体现，也可以通过特定的模型将各个维度综合起来，以一个统一的指数或是结论来反映。

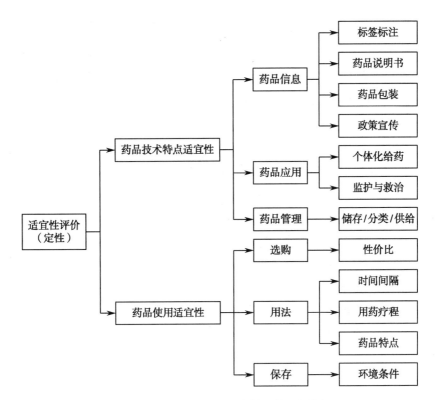

图 1-6　中成药上市后适宜性评价逻辑构架

　　总之，中成药上市后研究的方法技术体系主要由临床定位研究、有效性研究、安全性研究、获益 - 风险评估、经济学研究、创新性评价、可及性评价和适宜性评价、临床价值评估九部分组成。其中临床定位是前提，临床价值是归宿，有效性是基础，安全性是保障，各部分之间存在着严密的逻辑关系。中成药上市后研究的方法技术体系也不是单向的，而是围绕临床定位形成闭环，通过各项研究不断地优化临床定位，基于临床定位不断地提高有效性和安全性，甚至基于上市后研究开展中成药的二次开发，拓展新的适应证，不断提高其临床价值。

二、分类研究的理念

　　中成药上市后研究有其朝向的应用场景，主要包括基于监管目的研究、基于注册目的的研究、研究者或学术机构发起的研究。不同用途的研究需遵循不同的要求。

　　基于监管目的的研究是注册研究的继续，是对提前上市药品非完全性批准的进一步补充和对完全批准药品上市后监管要求的进一步说明。部分符合附条件批准的中成药，按要求需在上市后一定时间内完成Ⅲ期确证性临床试验；完全批准的中药新药，上市后需在3～5年不等的监测期内完成Ⅳ期临床试验。建议参考《中药新药临床研究一般原则》《药品上市后临床试验指导原则（草案）》。基于注册目的的临床研究用于支持相关注册申请事项，主要包括已上市中成药增加功能主治或适应证、已上市中成药变更用法用量、变更适用人群，以及国家药品标准处方中的药材替代和工艺变更等。建议参考《已上市中药变更研究技术指导原则》。研究者或学术机构发起的临床研究不用于支持药品注册申请，主要用于规范临床治疗、合理用药以及发现药品新的临床价值，需在《执业医师法》《药物临床试验质量管理规范》《医疗卫生机构开展研究者发起的临床研究管理办法（征求意见稿）》等法律法规框架下，结合国家相关临床研究技术指导原则的要求开展。

（一）基于监管目的的研究

1. 附条件批准的中成药上市后临床研究

为了加快临床急需用药的研发进度，更早地惠及患者，2020版《药品注册管理办法》提出了附条件批准程序等加快上市审评审批程序。

所谓附条件批准，一般是为满足临床需求，根据有提示意义但尚不稳健的临床试验数据所给予的一种临时性批准，后期还需要申请人提交确证性临床试验资料，再判定是否给予正规的完全批准。

临床药物临床试验期间，符合以下情形的药品，可以申请附条件批准：

（1）治疗严重危及生命且尚无有效治疗手段的疾病的药品，药物临床试验已有数据证实疗效并能预测其临床价值的。

（2）公共卫生方面急需的药品，药物临床试验已有数据显示疗效并能预测其临床价值的。

（3）应对重大突发公共卫生事件急需的疫苗或者国家卫生健康委员会认定急需的其他疫苗，经评估获益大于风险的。

需要注意的是，因临床试验设计或执行过程中存在缺陷而不能达到上市许可要求的情况不能作为附条件批准上市的情形。

申请附条件上市批准的关键条件包括：严重危及生命的疾病或急需用药、有效性评价终点合理以及已有数据证实疗效并能预测其临床价值。

严重危及生命的疾病通常指病情严重、不可治愈或发展不可逆，显著缩短生命或导致患者死亡的情形。急需用药可参考国家卫生健康委发布的急需用药目录或与药品监管机构在产品是否属于急需用药方面达成一致。

疗效评价的要点包括有效性评价终点指标和早期临床数据。

通常用于药物有效性评价的指标应为临床终点。临床终点是指可以直接测量药物疗效的特征或变量，即药物对患者感觉（例如症状缓解）、功能（例如运动性改善、延缓或阻止功能衰退等）或生存影响的直接评价。

用于附条件批准临床急需药品上市的有效性评价终点通常有以下两类：

（1）很可能预测临床获益的替代终点。替代终点一般是一个生物标志物，可以是实验室检查项目、放射影像学、体征或其他指标，其本身并不衡量临床获益，但可以预测临床获益。依据其对临床获益的预测能力，替代终点可以是已知可以合理预测临床获益的指标，或者是很可能预测临床获益的指标。

（2）可以早期评估临床获益的中间临床终点。中间临床终点一般是指在治疗慢性疾病的临床获益评价中，通常认为短期临床获益很可能预测长期临床获益。例如，治疗多发性硬化病的药物在获得常规批准时需要提供 2 年的用药临床疗效评价，而在附条件批准时，中间临床终点指标则是 1 年的用药疗效评价。

申请人应说明所选择的替代终点、中间临床终点或选择早期临床试验数据与预期的临床获益之间的相关性、合理性，并提供相应的证据。

已有数据证实疗效并能预测其临床价值的证据指基于替代终点、中间临床终点或早期临床试验数据等。

以一个治疗胃溃疡的产品为例，采用传统的临床试验设计，可能需要上千病例数，且耗时长，而采用临床替代指标可能只需要 200~300 个患者，历时 2~3 个月。当然，推行这一模式需要满足几个条件，包括应用临床指标的确证临床试验在批准前开展、替代指标获得审评团队认可等。

早期临床数据通常是指在开展确证性临床试验前所获得的临床数据。根据早期临床数据，可合理预测或判断其临床获益的，可以在完成确证性临床试验前给予附条件批准上市。值得注意的是，中药与化药的研发路径不同，良好设计和实施的中药人用经验亦可考虑作为支持附条件批准上市的早期临床数据。

申请人应当就附条件批准上市的条件和上市后继续完成的研究工作等与药品审评中心沟通交流，经沟通交流确认后提出药品上市许可申请。

对于附条件批准上市的中药，持有人应当在药品上市后采取相应的风险管理措施，并在规定期限内按照要求完成药物临床试验等相关研究，以补充申请方式申报。持有人逾期未按照要求完成研究或者不能证明其获益大于风险的，国家药品监督管理局将依法处理，直至注销药品注册证书。

附条件批准上市的机制借鉴了 FDA 等机构的国际经验，并结合了我国药品审评工作实践，其目的是落实《关于深化审评审批制度改革鼓励药品医疗器械创新的意见》（厅字〔2017〕42 号）加快上市审评审批的要求，鼓励以临床需求为核心的药物创新，加快具有临床价值的临床急需药品上市。

在附条件批准上市写入《药品注册管理办法》之前，药品监管部门一直在探索符合我国临床实际的附条件批准制度。

2017 年 12 月 20 日药品监管部门在食品药品监督管理总局网站上发布了《临床急需药品有条件批准上市的技术指南》征求意见稿，首次尝试和摸索了有条件批准上市的注册审批制度。

在广泛征求业界意见的基础上，国家药品监督管理局药品审评中心对《临床急需药品有条件批准上市的技术指南》进行了修改，形成《临床急需药品有条件批准上市技术指导原则》，并于 2018 年 11 月 8 日再次向社会公开征求意见。

2020 年 7 月 1 日起实施的《药品注册管理办法》正式确立了附条件批准程序，标志着我国附条件批准制度正式落地。可以预见，后续将有相关配套文件出台。

附条件批准上市的目的是缩短药物临床试验的研发时间，提早应用于无法继续等待的急需患者，可以预测临床获益的早期数据支持上市，在上市后的一定时间内通过更广泛人群的确证性临床试验，得到更全面可靠的数据以进一步验证产品的临床价值。所以从某种程度上说，有条件批准亦可以看作是一种加速批准，有条件批准药品的临床研究是注册研究的延续。如果逾期未按要求完成后续相关研究且无合理理由，或研究发现未达到预期的有效性和安全性临床获益，不能证明获益大于风险的药品，将被撤市。

鉴于附条件批准上市后临床研究的目的和作用，通常情况下，该研究应是进行了良好的前瞻性设计，采用随机对照研究，主要有效性指标为结局指标，样本量符合有效性、安全性和统计分析的要求，应就方案中的关键内容与监管机构进行沟通交流，讨论确定并达成一致意见。如拟采用真实世界研究或单臂试验等设计，亦应事先与监管机构沟通协商。临床研究的重点是进一步确证中药的安全性、有效性。

2. 新药监测期内的中成药上市后临床研究

Ⅳ期临床研究为新药上市后应用研究阶段，其目的是考察在广泛使用条件下的药物的疗效和 ADR，评价在普通人群或者特殊人群中使用的利益与风险关系及改进给药剂量等。

药品监管部门根据保护公众健康的要求，可以对批准生产的中药新药设立监测期。

Ⅳ期临床研究本质是基于临床真实情况进一步验证产品的安全性和有效性。Ⅳ期临床研究是注册上市研究的完善和拓展，不仅可以验证上市前药物的作用，如对上市前临床实践中确定的临床作用特点和获益人群进行进一步验证，还能通过扩大受试者人群，对前期临床试验未研究过的人群，如对儿童和老年人开展研究，从而对上市前临床研究的偏差进行纠正，丰富中药与化药合并用药的安全性和信息和有效性信息等，收集临床真实应用的证据，指导临床合理用药。

Ⅳ期临床研究还可以与 ADR 监测、上市药品再评价结合进行，但三者的工作内容不完全一致。ADR 监测的主要目的是监测药物的 ADR，不仅可以对各种新药全面、定期、定点进行 ADR 考察，还可以针对某一个被认为有问题的新药进行追踪监测。上市药品再评价的主要对象是一些疗效不确切、ADR 较多、有 SADR 的上市药品，目的是通过再评价明确问题，为淘汰某些安全性风险较高或疗效不足或风险获益比不佳的药物提供依据。

我国对于上市后研究的法规还比较薄弱，还有不少改进的空间。比如上市前和后的管理衔接，管理规范和指导原则方面。

中成药上市后研究面临着更为复杂具体的问题。从科学和风险控制层面，应该根据品种的特点，以及上市注册申请批件的要求等开展有针对性的上市后研究。

Ⅳ期临床研究多基于安全性需要，其研究类型方案设计可以根据目的不同而灵活多样，如可采用实用性临床试验（pragmatic clinical trial, PCT）、单臂试验、观察性研究等；纳排标准不如注册研究那么严格；样本量进一步放大；可以设定更长的研究期限以测量干预措施的远期效益和风险；可以包括更宽泛的指标，如功能指标、患者报告结局、成本效益指标等。这明显区别于上市前注册的临床试验，但同样需要严格设计。

（二）基于注册目的的研究

1. 补充申请

补充申请，是指新药申请、仿制药申请或者进口药品申请经批准后，改变、增加或者取消原批准事项或者内容的注册申请。申请人应当参照相关技术指导原则，评估其变更对药品安全性、有效性和质量可控性的影响，并进行相应的技术研究工作，其中需提供临床研究资料的补充申请注册事项为：①增加功能主治；②变更用法用量或者变更适用人群范围但不改变给药途径；③改变影响药品质量的生产工艺；④替代或减去国家药品标准处方中的毒性药材或处于濒危状态的药材。

以上所提到的补充申请，本质上是注册研究，但产品变更前的原有人用安全性和有效性信息是可以借鉴的，而且其中变更功能主治、变更用法用量或适用人群范围的补充申请情形往往存在超标签使用的临床基础。在开展以注册为目的的临床研究前，应对超标签使用的情况进行充分的梳理和分析，在此基础上，针对性地设计临床试验中的关键要素，如临床定位、用法用量及疗程、疗效指标的选择等，同时基于既往人用安全性数据的分析，合理设置临床研究中的安全性指标。

法规要求，增加功能主治的补充申请其临床试验应当按照下列要求进行：

①增加中药新的功能主治，需延长用药周期或者增加剂量者，应当提供药理毒理试验资料或者文献资料。经批准后应当进行临床试验，临床试验按中药新药要求；②增加中药新的功能主治，用药周期和服用剂量均不变者，应当提供主要药效学试验资料及文献资料，并须进行至少100对临床试验；③增加已有国内同品种使用的功能主治或者适应证者，须进行至少60对临床试验，或者进行以使用此适应证的同品种为对照的生物等效性试验。

法规要求，变更用法用量或者变更适用人群范围但不改变给药途径，应当提供支持该项改变的安全性研究资料或文献资料，必要时应当进行临床试验。中药、天然药物应当针对主要病证，进行至少100对临床试验。

法规要求，变更药品规格，应当符合以下要求：

①所申请的规格一般应当与同品种上市规格一致。如果不一致，应当符合科学、合理、必要的原则。②所申请的规格应当根据药品用法用量合理确定，一般不得小于单次最小用量，或者大于单次最大用量。③如果同时改变用法用量或者适用人群，应当同时按照注册事项4的要求提供相应资料，必要时进行临床试验。

法规要求，改变影响药品质量的生产工艺的，其生产工艺的改变不应导致药用物质基础的改变。中药如有改变药用物质基础的，应当提供药学、药理毒理等方面的对比试验研究资料，并应当根据药品的特点，进行不同目的的临床试验，病例数一般不少于100对。

法规要求，替代或减去国家药品标准处方中的毒性药材或处于濒危状态的药材，是指申请人自行要求进行替代或减去药材的申请，不包括国家规定进行统一替代或减去药材的情形。

（1）申请使用已获批准的中药材代用品替代中药成方制剂中相应药材。应当提供新的制备工艺、药品标准和稳定性等药学研究资料，可以减免药理、毒理和临床试验资料。

（2）申请使用已被法定标准收载的中药材进行替代，如果被替代的药材在处方中处于辅助地位的，应当提供新的制备工艺、药品标准和稳定性等药学研究资料，必要时提供药理、毒理和临床试验资料。其替代药材若为毒性药材，则还应当提供考察药品安全性的资料，包括毒理对比试验资料，必要时提供药效学试验资料，并进行临床试验。如果被替代的药材在处方中处于主要地位的，除提供上述药学研究资料外，还应当进行药效、毒理的对比试验及相关制剂的临床等效性研究。

（3）申请减去毒性药材的，应当提供新的制备工艺、药品标准和稳定性等药学研究资料、药理实验资料，并进行临床试验。

（4）药学方面：药材替代或减去后药品的生产工艺应当与原工艺保持一致。应当针对替代药材建立专属性鉴别和含量测定。不能建立专属性鉴别或含量测定的，应提供研究资料。替代药材可能影响药品的稳定性时，应进行稳定性试验。

（5）药理、毒理学方面：药材替代后，应当针对主要病症与原药品进行主要药效学和急性毒性的比较研究。减去毒性药材后，应当针对主要病症与原药品进行主要药效学的比较研究。

（6）临床试验方面：应当针对主要病证，进行 100 对随机对照试验，以评价两者的等效性。

根据中成药上市后补充申请注册事项内容的不同，其开展临床研究的要求及侧重点也不同，大致分为两种情形：一是需参照新药研究的情形，二是需进行验证性临床研究的情形。

2. 参照新药研究

适用于增加新的功能主治，需延长用药周期或者增加剂量者，应当按中药新药要求开展临床试验。

参照新药进行临床研究的主要目的是验证新功能主治的人群安全性和有效性，其间可以视用法用量的调整情况以决定是开展Ⅰ、Ⅱ、Ⅲ期临床研究还是Ⅱ、Ⅲ期临床研究。例如，对于变更功能主治且增加剂量的补充申请，若处方中含有大毒药材，且该药材的日服生药量已超出药典规定用量，该情形应开展Ⅰ期临床研究。

补充申请事项需参照新药要求进行临床研究的，其对照药的选择、有效性和安全性评价指标及评价标准等需按照新药临床试验要求进行设计，充分证明该产品用于新增适应证的有效性和安全性。

同时该类补充申请与新药临床研究的不同之处在于：①作为已上市产品，该产品已获得了一定的安全性数据，应基于自发收集的安全性数据以及自国家不良反应中心所收集的安全性数据，认真分析和评估该产品的 ADR 情况，关注 ADR 发生率、严重程度、所涉及的系统和器官、ADR 是否可逆等。以上关于产品安全性的分析有助于加强临床试验设计的针对性，如安全性检测指标及检测频率的设计、剂量范围的限定等，以充分保证受试者安全，降低临床试验风险。②增加新的功能主治应有充分的立题依据，已上市产品既往超说明书使用的人用经验，可将其人用经验中的拟申请适应证的有效性数据进行充分整理和总结，为新增适应证的适用人群、剂量设计、疗程等提供充分支持和借鉴。

3. 验证性临床研究

验证性临床研究适用于变更用法用量和人群、替代或减去国家药品标准处方中的毒性药材或处于濒危状态的药材、改变影响药品质量的生产工艺的补充申请情形。

以上补充申请情形进行验证性临床研究的目的在于验证以上变更不会降低产品的有效性，也不会增加安全性风险。

验证性临床研究的试验设计多为随机对照试验，其临床试验的特点是：①关于对照药的考虑：通常情况下，拟变更的产品应与变更前的产品进行对比，如原用法用量、原工艺制成的产品和药材替代前的产品。但也有特殊情形，例如关于药材替代的补充申请，若为对其中的濒危药材或已知具有明确毒性的药材进行替代，基于相关的法规禁令和伦理考虑那么此时的对照可能会有其他考虑。变更人群的对照选择只需要证明药品在新的人群上能够具有与原人群相同的安全性和有效性即可，对照选择可以参照原人群试验时的对照，如是缺乏严格临床研究上市的老产品在符合伦理条件下应尽量采用安慰剂对照。②疗效评价指标：进行验证性临床研究的疗效评价指标多采用替代指标，一般可不采用结局指标。

（三）研究者发起的研究

研究者发起的临床研究，目的在于拓展和优化现有疗法，进一步提高临床疗效，而不以营利和药品注册为目的。发起人多为医疗机构的专职医生或科研人员。该类研究以研究者为主负责，申办方或者企业多不参与其中或仅起辅助作用。与前两者由申办方或者企业发起的研究明显不同。

该项研究主要目的旨在回答某个学术问题，涉及药物、器械、诊断试剂或者新技术临床应用，主要包括治疗、诊断、预防和筛查的进一步规范或发现新的临床价值。本节主要讨论研究者发起的中成药上市后研究。

1. 不同类型

受当时历史条件或者政策的影响，现有已上市的中药，尚有许多品种仍未进行严格的RCT研究的临床验证或者开展的临床研究效力不够充分，因此，受到了诸多质疑，基于此现实，近些年中成药上市后的研究开展较多，或基于研究者的兴趣方向，或研究者开展的独立研究，或为后续相关注册研究和监管研究提供参考信息的研究。

基于研究者兴趣方向的研究往往与研究者的持续关注的研究方向相关。多是研究者在临床实践或者既往研究过程中发现已上市中药或其他治疗手段的未曾记载或功能主治不明确的药效反应，或其他可能优化临床治疗方式或临床疗效的研究。该类研究研究者可能获得政府或协会的科研专项资金的支持或者受到企业的商业资助，为后续的产品二次开发提供证据或预试验数据。

独立研究往往是研究者自主发起的相关研究，此种类型的研究申请多由研究者及其团队独立开展，而非政府或协会组织统一规划安排的研究项目。多不受上市企业的商业资助，或由企业仅直接或间接提供试验药或部分经费资助。

为后续相关注册研究和监管研究提供参考信息的研究是中药临床研究的重要组成部分，其应用广泛、成本较低、不受时间限制，提供更加完善而真实的大量临床使用的数据，可为后续相关注册研究和监管研究提供更多的有价值的参考数据和信息，弥补上市前研究的不足或短板。

2. 研究特点

（1）设计多样化：研究者发起的研究在临床设计方面包括参研单位数量、样本量、是否设盲等方面，可不受政策或法规的约束，相对比较灵活和多样。例如除了标准的随机对照盲法设计或病例对照设计外，研究者发起的研究在研究单位选择上，既可以在单个医疗机构开展单中心临床观察，也可以在多家单位开展多中心临床研究，不像注册类的Ⅱ期或Ⅲ期临床试验，一般都要开展多中心的研究。样本量方面，可根据资金和研究目的要求开展小样本或大样本的研究，依据研究目的、设计类型和疾病特点等合理计算样本量，以期数据收集完整，研究开展顺利。是否设盲方面，基于研究需要，可采用盲法或开放设计。临床资料即可开展前瞻性研究，亦可采用回顾性设计，甚至个案报道均可采用。

（2）回答学术问题为主：此类研究，往往起因是研究者根据临床实践中发现的实际问题，基于研究兴趣，探索临床治疗过程中某个关键的学术问题，比较不同干预方式的疗效，用于治疗学的进一步规范治疗过程或发现新的临床价值等。其研究范围往往是制药企业申办的研究未涉及的领域，例如罕见病的研究、诊断和治疗手段的比较，上市药物新用途等。

（3）存在超说明书使用的情况：药物说明书是医生临床使用的重要依据和指导文件，但因其获取的信息主要依据特定人群的安全性和有效性的临床试验数据拟定。故往往可能存在局限性，上市后在更大范围和人群使用时，临床医生根据临床实践中产生的真实反馈，探索药物可能产生的新的作用功效、适应病症、ADR发生情况。如对上市药品开展非适应证研究、开拓新适应证、诊断或治疗手段的比较、与其他药物联用以进一步提高疗效。

三、常用方法

中成药上市后研究方法技术体系应能体现中医药理论体系和上市后研究的特点，那么就要着重强调真实世界研究、证候研究和人用经验挖掘的作用，强调中医药理论、人用经验和临床试验的结合。其中真实世界研究是药品上市后研究最重要的研究模式，证候研究体现了中成药的特点，而人用经验挖掘则是既符合中医药发展规律又符合上市后研究要求的研究方式。

（一）真实世界研究的方法

1. 真实世界研究方法的起源与发展

从现代科学发展角度上讲，真实世界起源于实用性随机对照试验（practical randomized

control trials, pRCT）。在过去 50 年里，医学领域非常重视随机对照试验（RCT），特别是解释性随机对照试验（explanatory randomized controlled trials, eRCT）。eRCT 提供"理想"环境下干预的结果信息，临床医生应用这些研究结果之前还需要进一步的研究。eRCT 往往关注在严格控制医疗环境下治疗措施的效力，研究结果的外推性相对不佳，无法提供足够的证据并充分支持真实临床实践。为了克服 eRCT 的上述缺点，研究人员开始设计和实施 pRCT，目的是获取可直接应用于真实临床实践的证据，pRCT 可提供有关"真实世界"环境下干预的结局信息，其研究结果可以直接拿来应用。这可以说是真实世界的雏形。

自真实世界研究的概念出现以来，在欧洲和北美，研究人员和相关组织陆续开展了一些真实世界研究，进行了大量独立的临床研究实践探索，并逐渐上升至国家宏观政策支持发展的高度。

真实世界研究在设计方法上不尽相同，可以采用观察性设计、横断面设计和队列设计等，其中以观察性设计为主。

由美国马萨诸塞大学医学院于 1999 年发起的急性冠脉事件全球注册研究（global registy of acute coronary events, GRACE）是一个针对所有急性冠脉事件临床管理和患者结局的多国参与、前瞻性观察性研究。由于对胆碱酯酶抑制剂在临床实践中的应用效果和安全性所知甚少，且尚未开展大型的临床试验比较不同胆碱酯酶抑制剂的疗效，有学者组织了一项真实世界研究，以评价胆碱酯酶抑制剂治疗诊断为轻度至中度阿尔茨海默病的中老年门诊患者的有效性和安全性。

另外，有学者根据全球哮喘防治创议（Global Initiative for Asthma, GINA）的指南，在 1999—2002 年期间，针对欧共体呼吸疾病健康调查（European community respiratory health survey, ECRHS）项目第二阶段参与者开展随访性研究，以评价哮喘在数个欧洲治疗中心的控制情况，并调查其决定和影响因素。

虽然早期溶栓治疗可以降低 ST 段抬高型心肌梗死（ST-segment elevation myocardial infarction, STEMI）患者死亡的危险，但是该病的病死率仍然很高。有学者开展的研究利用英国心肌梗死国家监测项目（myocardial infarction national audit project, MINAP）数据库在真实世界人群中评价 STEMI 患者院内病死率的预测因素，所用数据库覆盖了英格兰和威尔士的所有急症医院。Lasalvia 和其他研究人员花费了 6 年时间，评价在一种现代的、面向社区的精神卫生服务环境下精神疾病患者发生精神病理和社会性失能的纵向变化，并通过使用多波随访设计和一系列综合指标作为假定预测因素来识别在每个临床和社会方面变化的预测因素。

上述真实世界研究的目的主要是为了探究上市后药品或临床干预措施的有效性和安全性。这些研究的结论补充了以往 RCT 或其他研究在有效性和安全性方面的不足，可以为临床医师和患者更合理地使用药物提供有用的信息。真实世界研究是临床研究中的一种新理念，在实际实施中，针对具体的研究目标和内容，可以选择不同的设计方法。

2009 年 8 月，比较效益研究（CER）正式兴起，当时美国以法案形式将 CER 写入《美国复苏与再投资法案》，并计划投入 11 亿美元开展 CER 研究。在美国原总统奥巴马签署法案后，美国相关负责机构，如美国国立卫生研究院（National Institutes of Health, NIH）和美国医疗保健研究与质量局（The Agency for Healthcare Research and Quality, AHRQ）立即着手 CER 的研究计划论证以及实施部署工作。同时，该法案指定美国医学研究所（Institute of Medicine, IOM）设立 CER 有限发展项目。于是在紧锣密鼓地准备后，2010 年初，《患者保护和可负担医疗法令》指定创立了"可持续 CER 发展项目办公室"，即患者为中心的医疗结局研究所，旨在确立 CER 优先发展项目，并促进 CER 研究方法，强调以患者为中心作为 CER 发起最为主要的目的。

CER 并不是个完全崭新的概念，其涉及的内容仍然是形成或综合证据，为医疗实践服务。CER 涵盖了所有预防、诊断、治疗、监测、医疗保健等领域，并着重在于对不同干预措施的利弊进行比较，直接对真实世界里的各种医疗干预措施进行比较，使用各种各样的数据源和策略方法来发现干预措施针对哪类人群有最大的利或弊。CER 的目的在于为所有医疗相关人员，包括医生、患者、决策者做出明智的决定，从而将医疗水平从个体和群体水平上进行提升。从本质上讲，CER 是真实世界研究的进一步发展，是国家宏观政策支持发展的真实世界研究。

在中国，自从真实世界研究的概念引进以来，极大地引起了研究人员、临床医师和医药企业的重视，在理论和方法上进行了一些探索，亦开展了基于真实世界理念的临床研究。

有研究者提出建立真实世界的中医临床科研范式，即以人为中心、以数据为导向、以问题为驱动，医疗实践与科学计算交替，从临床中来到临床中去的临床科研一体化的科研范式，认为将临床实践中产生的完整的诊疗信息数据化是开展真实世界临床研究的前提，并提出了一些在真实世界研究过程中保护受试者、进行伦理审查以及提高科学性和伦理性的初步策略。

有研究者通过与随机对照试验对比，总结真实世界研究的特征，讨论运用 RCT、真实世界研究开展中医药科研的局限性和优势，总结了真实世界研究与 RCT 在临床研究目的、纳入和排除标准、样本量、干预情况、评价时间及评价指标、数据采集、管理及统计分析等方面存在差异，认为与 RCT 比较，真实世界研究更契合中医"整体观念"及"辨证论治"的基本特征，有利于保持中医特色，为中医药科研指明新方向。

例如，研究人员开展的缺血性脑卒中发病、诊治和复发影响因素的随访研究，就是一项真实世界研究的具体实施，旨在确立复发早期预警的核心要素及参数，明确缺血性脑卒中复发早期预警评价指标，建立具有病证结合特点的缺血性脑卒中复发早期预警模型，最终有望提高脑卒中复发预测的准确性，为降低缺血性脑卒中人群复发率和病死率提供科学理论依据。

有研究者选取 10 家医院的医院信息系统数据，通过清理、整合形成海量真实世界研究数据仓库。从数据仓库中提取中成药单品种数据，选取理化检查指标中的血、尿、便常规，血生化检查中的血肌酐、血尿素氮、谷丙转氨酶、谷草转氨酶检查项目作为安全性实验室评价指标，比较用药前后上述指标的异常变化，应用数据挖掘的方法，与未应用该中成药的人群进行对比分析，对上市后中成药的安全性做出评价。该研究为基于真实世界研究数据仓库的上市后中成药安全性再评价提供新的思路与方法。

基于真实世界研究的理念，有研究所开展了参麦注射液、疏血通注射液、苦碟子注射液、灯盏细辛注射液、参附注射液、喜炎平注射液、舒血宁注射液、参芪扶正注射液、注射用丹参多酚酸盐等常用中药的"中药临床安全性监测注册登记研究"，该项目立足国内医疗实际，吸纳国际药物安全性研究的先进设计理念与方法，采取现代化研究技术与先进手段，有望为中医的临床安全合理使用提供依据，并为其深入研究提供方向与指导。亦有学者呼吁在风湿病、卒中临床防治领域内推广真实世界研究。

2. 真实世界研究推动中成药上市后评价

包括中药、针灸、推拿在内的中医药干预措施，来源于有着两千多年历史的丰富临床经验，至今仍在疾病防治中扮演着重要的角色。如何合理地开展临床试验并准确地评价这些中医药干预措施预防和治疗疾病的临床效果和安全性，是一个当前亟待解决的问题，也是中医药自身发展和走向国际所必须解决好的问题。

中医药临床研究主要包括对中医药干预措施（中药、针灸等）有效性和安全性评价两个方面，涉及一系列的关键问题。随机对照试验是评价未上市新药疗效的"金标准"，但在解决基于广泛人群真实医疗实践中的有效性和安全性评价问题上存在不足，这是中医药临床研究所面临的最大困惑。

中医药干预措施（中药、针灸等）的临床安全性研究是中医药临床研究的重要环节，尤其是基于 RCT 设计的临床安全性研究很难观察到偶发或罕见的、迟发的以及过量用药、长期用药、合并用药等情况下发生的 ADR 及其影响因素（机体、药品、给药方法、药物相互作用等），尤其对特殊人群（妊娠期、哺乳期、婴幼儿和儿童、老年人、肝肾疾病患者等）应用干预措施（中药、针灸等）所发生 ADR/AE 的监测信息基本缺如，不能对中医药干预措施（中药、针灸等）的安全性进行全面的评价。监测中医药干预措施（中药、针灸等）新的或 SADR，以及对上述 ADR/AE 相关信息的收集、分析和处理，是中医药干预措施（中药、针灸等）安全性再评价研究需要解决的重要难题。而在中医药干预措施（中药、针灸等）ADR/AE 的因果关系分析中，应充分考虑以下情况：①患者的年龄、体质和生理病理状况；②医生诊断用药时是否正确识别中医证候；③是否存在药品合并使用（包括中药合并使用、中西药合并使用、中药与某些食物、化妆品合并应用等）的情况；④中医药干预措施（中药、针灸等）的使用方法（给药途径、剂量、疗程等）是否符合药品说明书的要求或规范的治疗方案。RCT 往往不能提供阐明这些问题相关的数据和结论，我们只能通过开展基于真实世界研究的再评价研究来解决。

开展真实世界研究是个很好的选择，把真实世界研究应用于中医临床试验是一个很好的思路。我们可以通过 eRCT 来探讨中医药干预措施的效力，并通过 pRCT 来初步研究中医药干预措施的实际临床效果，利用真实世界研究来深入理解其真实临床效果和安全性。随着越来越多中医临床实践问题需要探索和研究，随着对临床医学研究方法的逐渐深入了解和医疗实践的迫切需要，真实世界研究受到越来越多研究人员的关注。相信真实世界研究将会是中医药临床试验尤其是开展中成药上市后评价的一大重要理念。

RWS 的最大优势在于它可以为真实临床环境下药品的有效性和安全性提供更多的证据。精心设计的 RWS，可以用来作为对上市前 RCT（特别是 eRCT）研究的补充，去检验一种上市药（已经认为有效的药物）在真实医疗实践中的安全性和有效性，这正是中医药临床研究所迫切需要的。

在广大人群中开展 RWS，试验时间较长，观察指标全面，如实记录医生诊断和处方以及患者的用药情况，可以较真实地收集中医药干预措施（中药、针灸等）安全性和有效性相关信息，为评价中医药干预措施（中药、针灸等）的获益－风险及采取相应措施提供可靠依据。基于真实临床环境，RWS 可以全面监测药品偶发的、罕见的、迟发的以及过量、长期和合并用药等情况下发生的 ADRs 及其影响因素，以及对特殊人群应用中医药干预措施（中药、针灸等）所发生 ADRs 的监测。在有效性再评价方面，RWS 可以进一步评价中医药干预措施（中药、针灸等）原有的适应证，进一步明确并优化其临床用药剂量和疗程；可以发现中医药干预措施（中药、针灸等）新的适应病证，淘汰不再适应的病证；可以明确药物之间的相互作用，包括相互配伍、合并用药等；可以获取中医药干预措施（中药、针灸等）在特殊人群中应用的有效性相关信息。RCT 显然是在解决上述问题上存在明显的不足，这也正是中医药临床研究开展 RWS 的必要性和可行性所在。

辨证论治和综合干预是中医临床用药的基本特征，中医临床医师往往注重于中药的实际临床效果，通过严格设计的 RCT 评价中医药干预措施（中药、针灸等）在广大人群中应用的有效性和安全性往往存在不足，无法获得全面真实的中医药干预措施（中药、针灸等）临床应用信息。如何评价中医药干预措施（中药、针灸等）的有效性和安全性呢？在我们看来，开展 RWS 研究是一个很好的思路。我们可以通过 RCT 来初步探究中医药干预措施（中药、针灸等）的临床效力（efficacy），从而使有效且相对安全的中医药干预措施（中药、针灸等）及时应用于临床；再通过开展 RWS 来深入探究其真实临床效果（effectiveness），获得更全面的安全性和有效性信息，在保证人民群众用药安全、有效的前提下，可能延长中医药干预措施（中药、针灸等）的临床应用价值，也有利于中医药行业的健康发展。随着越来越多的中医药临床研究问题需要探索和研究，研究者们将会越来越注重 RWS。我们相信 RWS 是开展上市后中药临床再评价研究的一种新理念，将会在中药临床评价实践工作中得到充分的应用和检验。

有学者提出真实世界的中医临床科研范式，即以人为中心，以数据为导向，以问题为驱动，医疗实践与科学计算交替，从临床中来到临床中去的临床科研一体化的科研范式。该范式继承了中医药临床研究的基本模式，融合现代临床流行病学、循证医学、统计学和信息科学等概念、理论和技术，以中医临床科研信息共享系统为支撑，在肿瘤、脑卒中、冠心病、糖尿病等重大疾病研究中得到应用，取得了以往难以获得的研究成果。这一范式有望成为中医临床研究的重要模式。把 RWS 应用于中医药临床研究是一种新的理念。在具体研究过程中，由于需要较大的样本量且相对较长的临床观察期和随访期，开展 RWS 的成本可能是相对昂贵的，这有待在今后实施过程中具体解决。将 RWS 引入中医药研究亦是一个崭新的研究方向，在保存中医特色的同时，又不失中医药研究的科学性，取得符合真实临床情况的研究成果，从而推动中医药走向世界。

此外，由于妊娠或哺乳期妇女、婴幼儿和儿童、老年人及有肝肾疾病患者等人群的特殊性，多数中医药干预措施（中药、针灸等）在上市前的临床研究中将其作为排除病例，使得其在特殊人群中应用的有效性信息严重缺失，临床用药往往根据医生的经验来决定用法、用量和疗程，带有很大的不确定性，无法获得可靠疗效的同时也增大了患者接受治疗的风险。因此，在特殊人群中开展中医药干预措施（中药、针灸等）的有效性评价也是非常重要的。中医药开展 RCT 的局限性在于中医强调个性化治疗，对疗效的评价注重整体性、复杂性和多重影响，强调脏腑经络的相互关联、患者和环境相互依存的关系，目前难以达到 RCT 客观、条件绝对控制等要求，使得中医的特点难以体现于 RCT。

（二）人用经验挖掘的方法

医学上的人用经验是指在长期医疗实践中积累的用于满足临床需求，具有一定规律性、可重复性的关于临床诊疗认识的概括总结。人用经验在中药研发中有其重要价值。

1. 国际上人用经验对植物药研发的作用

21 世纪以来，全球医药创新蓬勃发展，一些国家和地区发布了基于人用历史的新药研发可合理减免的政策法规。

美国 FDA（食品药品监督管理局）于 2016 年 12 月颁布了《工业用植物药开发指南》（*Botanical Drug Development Guidance for Industry*），对植物药品上市前审批进行指导，FDA 要求在申报 I 期和 II 期临床试验时提供既往人用经验资料，以便根据可获得的人用经验信息对临床前及临床研究提出相应的要求。FDA 认同植物药传统应用经验的历史事实，并在早期临床研究中给予"宽进"政策。

欧盟于 2004 年通过的《传统植物药注册程序指令》明确，申请传统草药在满足提交30 年药用历史的充分证明（其中的 15 年必须是在欧盟境内）等条件后，传统草药药品的注册可以无须提交有关安全性、有效性的检测和实验的数据和文件。

日本企业在《一般用汉方制剂承认基准》中规定的处方组成、用法用量及功能主治范围内，可直接申请生产许可。

韩国规定 11 种古典医书里的处方，无须开展临床试验，即可申请生产许可。

2. 中药研发使用人用经验的政策

近年来，对于中医药的传承创新发展，相关部门颁布了一系列指导意见和技术要求。

2019 年 10 月出台的《中共中央国务院关于促进中医药传承创新发展的意见》提出，改革完善中药注册管理。加快构建中医药理论、人用经验和临床试验相结合的中药注册审评证据体系，优化基于古代经典名方、名老中医方、医疗机构制剂等具有人用经验的中药新药审评技术要求，加快中药新药审批。

2020 年 4 月，国家药品监督管理局组织起草的《中药注册管理专门规定（征求意见稿）》提出，采用科学合理的审评证据体系。中药注册审评，应当采用中医药理论、人用经验和临床试验相结合的证据体系，综合评价中药的临床有效性、安全性。

2020年9月、2020年12月，国家药品监督管理局发布《中药注册分类及申报资料要求》及《关于促进中药传承创新发展的实施意见》，再次强调了人用经验的重要性。相关文件明确基于古代经典名方、医疗机构制剂、名老中医方等具有人用经验的中药新药审评技术要求，加快中药新药审批；古代经典名方目录管理的中药复方制剂新药研制，应进行药学及非临床安全性研究，其他来源于古代经典名方的中药复方制剂，根据处方来源和组成、临床人用经验及制备工艺情况等可适当减免药效学试验，中药改良型新药可根据人用经验对药物有效性的支持程度，适当减免药效学试验；根据药物组方、人用经验、制备工艺、用法用量、功能主治特点等，在临床试验期间或上市后，开展各阶段相应的非临床和临床安全性研究。

至此，国内已相当认可利用人用经验支持新药研发上市。

3. 人用经验的获取

高效率地收集人用经验信息有利于制订中药新药研究方案，能够提高研发成功率，降低研发成本，缩短中药新药研发周期，加快中药新药上市。

中药人用经验主要来源于古籍医案、医疗机构制剂及名老中医等专家经验方。人用经验数据挖掘途径主要包括：①挖掘中医古籍是获得中药复方人用经验的重要途径，其中医案/医话是最重要的资源，不同类型的医案/医话，其精确性、完整性和可获得性不同，因此挖掘其人用经验的价值也不同。病历式医案，其精确性、完整性、易获得性较好，价值最高；实录式医案缺少疗效信息，记录简略，完整性稍逊一筹，价值居中，但其为古代医案的主流，因此也应是重点挖掘的医案类型；追忆式医案精确性、完整性和易获得性都差，人用经验价值较低。②医疗机构制剂可作为中药人用经验发掘点，应优先选择疗效强度足够，临床价值明确，定位清晰，产品有特色，既往有临床应用基础和经验，具有一定的临床基础和循证证据的医疗机构制剂。

人用经验收集内容主要包含：药学基本信息，药材基原、产地、饮片炮制及制备（生产）工艺、剂型等方面的完整信息；处方沿革、处方出处（来源）、处方组成、处方剂量等信息，梳理处方和剂量形成、演变及适应的病证等关键因素的变化确定过程，涵盖处方从产生、使用、发展、变化的完整历程；充分收集已有的临床应用情况，包括适应病证、临床定位、适用人群及病例数、用法用量依据和疗程等信息；收集已观察的临床有效性资料，包括主要疗效指标、疗效判定标准及基于临床定位的患者受益情况等；安全性数据包括各类 ADR/AE、理化检查异常等。

人用经验的总结应该具备八个基本条件：人用经验处方药味、剂量与拟申报的新药一致；制备工艺与拟申报的中药新药基本一致或能够说明制备工艺差异不会引起药用物质基础或药物吸收、利用发生明显改变；用法与拟申报的新药一致、用量一致或基本一致；适用的人群及适应证与拟申报的新药一致或基本一致；疗程与拟申报的新药一致或基本一致；反映人用经验的临床疗效指标应为公认的疗效指标；具有人用经验的安全性数据；人用经验数据应真实、准确、完整、客观、合法和可溯源。

4. 人用经验是新药研发的重要支撑

源于中药人用经验的数据要成为支持中药新药评价的证据，关键在于已有的临床实践是否明晰了中药新药的临床定位、适用人群及疗程等信息；为明晰临床定位和适用人群，根据对临床定位准确性的区分程度，可将人用经验揭示的处方或药物的临床定位的准确性分为"准确""粗略"和"宽泛"三个等级；根据适用人群选择的明晰程度可将中药人用经验揭示的处方或药物的适用人群选择情形分为"清晰""粗略"和"不清晰"三个等级；临床已有的安全性、有效性数据应对中药新药的有效性、安全性有支撑作用；基于人用经验对中药新药的临床疗效和安全性评价，应注意避免偏颇。

人用经验的证据质量应遵循循证医学质量，用于新药研发的人用经验需与审评机构专家多交流沟通。通过对人用数据的挖掘、人用经验的总结，希望能够推进高质量中药新药批准上市，能够使更多经典名方类中药、中药改良型新药、中药创新药服务于临床医疗实践，彰显中药的临床疗效价值，促进中医药行业更加蓬勃发展。

（三）证候研究的方法

证候是中医学理论体系的重要概念之一，是中医辨证的结果和论治的依据，是中医基础研究的核心领域。证候研究的逻辑起点是证候概念的定义，证候研究的主要内容是证候的规范化和客观化，随着研究的进一步深入，中医证候研究呈现出多学科介入的趋势。

一般认为：证候是证的外候，即疾病过程中一定阶段的病位、病因、病性、病势及机体抗病能力的强弱等本质有机联系的反应状态，表现为临床可被观察到的症状等。随着证候研究的多学科介入，对证候概念的定义存在多种方法，有学者从耗散结构理论角度将证候概念定义为"证候是机体偏离有序稳态的过程"；从代谢组学的角度来看"证候是疾病的发生、发展过程中，一组具有内在联系的、能够反映疾病过程在某一阶段的病理病机，是机体对致病因素作出反应的一种功能状态，是机体内稳态的改变"。

以王永炎院士为首的一批学者力倡从系统复杂性角度研究证候，将中医学纳入复杂科学体系。认为人体系统是复杂系统，在其生长发育过程中表现出与其他复杂系统相似或相近的复杂特征，如整体涌现性、自组织性、动态演化性等，从系统科学角度对人体系统证候进行深入探讨，有助于对证候进行全面客观的把握和认识，并基于系统工程技术构建了王永炎院士治疗脑卒中急性期痰热腑实证的辨治系统。

数据挖掘技术善于从海量数据中发现隐含的有意义的知识，预测未来趋势及行为，做出前瞻性的决策。面对错综复杂的定量与定性结合、主观与客观结合、确定与模糊结合、线性与非线性结合的海量的中医数据，使得数据挖掘技术在分析中医证候的研究中被广泛地采用并取得了许多有价值的成果。目前用于中医证候研究的数据挖掘技术主要有：频数统计、聚类分析、因子分析、对应分析、关联规则、分类模型、贝叶斯网络、异常点分析等。

中医证候研究的趋势学科的交叉与融合是当前科学发展的重要特征，由于中医证候是由许多因素组成的复杂系统，难以用单一的生理、生化指标来表达，多学科的介入、支持及合作将是中医证候研究的必然趋势。将复杂科学、数理学、生物信息学、系统生物学、计算机科学、数据挖掘技术、逻辑学、语言学、认知科学等学科的概念、方法和研究范式引入到中医证候研究中，打破固有思维，创新思维模式，有望找到中医证候研究的突破口。如建立证候的复杂系统模型，揭示证候发生机制、转化规律；建立以证候与疾病、方剂关联的复杂系统为基础的熵演化模型，揭示证候与疾病、方剂效应关联的复杂系统整体特征演化规律；运用代谢组学、蛋白质组学等新技术探讨中医证候的内涵将可望获得实质性突破，为中医证候现代研究开辟崭新的研究领域；从逻辑学、语言学角度探求中医学所蕴涵的内在逻辑、分析中医语言，从根本上理解中医语言和逻辑，从而使中医理论研究和证候研究在多学科介入的情况下，既不迷失自我又能革新思维理念。

中医证据研究的具体方法技术将在第八章特殊人群用药研究予以详述。

（四）中医药理论、人用经验和临床试验三结合

2019 年 10 月印发的《中共中央国务院关于促进中医药传承创新发展的意见》提出了"构建中医药理论、人用经验、临床试验相结合的中药注册审评证据体系"，简称"三结合"审评证据体系；2020 年 9 月发布的《中药注册分类及申报资料要求》已对中药注册分类进行调整，重点优化了体现中药特点的中药复方制剂的注册申报路径，丰富了古代经典名方中药复方制剂范围；2022 年 1 月，国家药品监督管理局发布《基于"三结合"注册审评证据体系下的沟通交流技术指导原则》（征求意见稿）；同月，国务院印发《"十四五"市场监管现代化规划》，提出要健全符合中药特点的审评审批体系，建立以临床价值为导向，中医药理论、人用经验、临床试验相结合的中药特色审评证据体系。这一系列政策充分考虑了中成药不同的研发特点，跳出了以循证医学证据为唯一依据的套路，肯定了中成药从临床中来到临床中去的发展规律，是中成药审评审批理念的巨大进步。

中医药理论、人用经验和临床试验三结合的研发框架不仅适用于新药研发，也应成为中成药上市后研究的主导框架。对于中成药而言，虽然由于学科特点、历史原因和研发能力的限制，高级别循证医学证据不足。但由于中成药往往来源于临床验方、民间习用方、名老中医经验方等，多年来以汤剂或丸、散、膏、丹等形式在临床上应用，其有效性和安全性已通过人用经验在一定程度上加以验证，因此，人用经验可有效补充循证医学证据的不足。另外，中成药应在中医药理论的指导下应用，而中医药理论从宏观、系统的角度对其有效性、安全性进行了补充，一定程度上提供了保证。三者的结合，有效地应对了中成药循证医学证据不足的困境，保证了最大程度筛选出最具临床价值的中成药。因此中成药的上市后评价不仅要考虑循证医学证据，还要评价人用经验对于循证医学证据的支撑，考虑其在中医药理论上的符合度。

今后，对于"三结合"的深入研究模式，可以从建立"三结合"框架下的中成药价值评估路径与方法入手，重视"人用经验"的证据评估，采用定性和定量相结合的模式，实现以"临床价值"为导向的覆盖全生命周期递进式评估，研究临床价值评估要素及其指标优化的筛选，研发有中药特色的中成药价值评估目标量表。

第
二
章

临床定位

第一节 必要性

临床定位存在问题是中成药临床价值不能充分彰显的重要原因之一。构建中成药上市后临床定位技术，推动中成药临床定位的进一步精准化，是中成药上市后研究的重要内容，也是中成药有效性、安全性和经济学评价的前提和基础。

早在 1999 年即有学者撰文提到临床定位对于中药进入国际市场的重要意义；2006 年之后，学者陆续探讨了其对于新药研发的意义；2008 年，有学者较系统地阐释了中成药上市后评价中临床定位的原则及其用于名优中药品种二次开发的实施方法；2013 年，有学者将中成药上市后临床定位置于企业的整体战略、决策及营销的大背景中予以考虑，提出了中成药临床定位的原则和方法。2018 年国家重点研发计划设立"中药上市后临床研究共性技术及方法技术体系研究（2018YFC1707410）"课题，将中成药上市后临床定位作为一项须重点攻克的共性技术。经过反复论证和应用实践，提出了"三维四阶"的中成药上市后临床定位关键技术。

经过广泛人群在各种真实世界复杂的预防、医疗、保健环境中的应用，上市中药的临床特点逐步显现出来，适宜的人群、适宜的疾病、适宜的证候、适宜的用药窗口期、适宜的剂量和疗程、适宜的合并用药方案等逐渐明确；在此基础上，为提高中成药的有效性、安全性和经济性，进一步聚焦或重新选定其目标人群、疾病、证候及用法的过程，就称为临床定位（Clinical Orientation）。

临床定位宽泛是中成药普遍存在的问题，一方面导致中成药同类药物众多，缺少差异竞争，一方面导致中成药疗效不突出，对临床决策的支撑不足，也有可能因此引入安全性风险，导致 ADR 增加。中成药临床定位宽泛的原因不一而足，但解决的途径只有一条，即开展中药上市临床定位研究。适宜的临床定位是品种有效性、安全性、经济性的基础，无论对品种发展还是对国家医疗资源的优化都有着重要的意义，它既是产品临床价值充分展现的前提条件，又是企业产品整体战略制定的出发点和归宿。

一、解决适应证宽泛的问题

化学药和生物药在临床定位上会发生的问题主要可能表现为定位错误，而中成药则主要表现为定位宽泛。究其原因，一方面来源于中医药理论体系的自身特点，一方面是由历史和时代的局限性所致。

中成药是以中药材为原料，在中医药理论指导下，以预防或治疗疾病为目的，按规定的处方和制剂工艺加工制成的中药制品。中成药承载了中医药的理论，其临床定位也必然具有中医药宏观、系统和辨证的特点，因此常常表现为以功效主治为适应证的主要表述，且杂糅了多种疾病、症状和体征，最终表现为临床定位宽泛。

另外，由于历史原因，一些中成药并未系统、严格地开展Ⅰ、Ⅱ、Ⅲ、Ⅳ期临床试验，也没有对产品的特点进行严谨审慎的分析，而是直接照抄了传统处方对于功能主治的表述，可能比较随意地对应了一些现代医学疾病名称。在缺医少药的年代，宽泛的临床定位可以满足更多人群的需求，从而拥有更大的市场。但是，当医疗卫生资源逐渐丰富，包括中成药在内的各种临床治疗措施越来越多时，临床定位宽泛、适应证繁多的品种反而无法彰显自身特点、优势和临床价值，不可避免地陷入了同质化竞争，从而可能导致其临床应用效果不明显，甚至发生药物滥用的现象。

二、提高临床疗效

中成药不是万金油，不可能包治百病。中医药传统处方历史上可能针对一系列的疾病或证候，或许在某些情况下针对这些疾病或证候也都能获效，但其不同疗效点的疗效肯定是有差异的，较差的疗效点会拉低总体疗效水平，导致针对某些疗效点的特效药变得毫无针对性和效果平庸。当前医疗条件下，当传统处方转化成中成药时，并不缺少适应证宽泛的平庸药，而缺少的恰恰是适应证精准的特效药。因此，只有从传统上众多的疗效点中找出最适宜的疾病、证候、人群及作用的病理环节，从面到点、精准定位、去粗取精，才能使其疗效最大化，从而凸显临床优势，保证中成药的有效性得以充分发挥。

三、减少不良反应的发生

中药上市前的临床研究人群常较局限、样本量较少、观察周期短、合并用药少。上市后进入真实世界中复杂的临床应用阶段，用药人群规模更大，类型也更加广泛，可能会被用于上市前临床研究中从未纳入的老年人、儿童、孕妇、哺乳期妇女，也可能被用于合并了各种慢性疾病、基础性疾病的患者，还可能是肝肾功能不全、代谢功能障碍的患者；上市后可能用药时间更长，可能是一些慢性病用药或者预防性用药，可能会被用作长期用药甚至终生用药；同时，单独用药极少，合并用药极其普遍。如有研究发现我国有76%~89%的老年人患有慢性疾病，其中约有65%的老年人同时服用了5种药物，而同时服用5种药物的患者的ADR发生率高达50%，同时服用6种以上药物的患者的ADR发生率则高达82%；多重用药涉及药物的相互作用，复杂的药物组合中会使个别药物之间产生相反的效果。这些安全性问题，都要求中成药品种必须根据真实世界中的用药情况开展进一步的临床定位，以降低ADR的发生。

另外，中成药的ADR固然取决于其自身属性，但也与临床是否合理应用相关。《素问·六元正纪大论》提出"有故无殒"的用药原则。中药作用于人体，多用其偏性以偏纠偏，正所谓"有病则病受之，无病则人受之"，临床定位不当，其偏性不能纠正疾病的偏性，反而伤及人体，表现为药物的毒性；反之，适宜的临床定位能保证药与病相对，则取得疗效的同时也可避免ADR的发生。

四、避免医疗资源浪费

适宜的临床定位是中成药获得较好疗效、减少ADR发生的前提条件。相反，不恰当的临床定位会导致中成药疗效不佳，甚至引起安全性问题。疗效不佳，就使得原本用较少量药物就可解决的临床问题，因复杂用药而耗费大量的医疗资源；出现安全性问题后，往往还需要投入更多的医疗资源对患者进行救治。因此，不恰当的临床定位不仅是对中成药品种本身的浪费，也是对国家总体医疗资源的浪费。

中成药一般都由中药材加工、炮制、制剂而成，中药材受到农业生产、生态环境等方面的限制，资源十分有限，应尽可能提高其使用效率。适宜的临床定位能提高单位中药材产生的健康效益，是中成药合理使用的基础。因此适时开展上市中药的临床定位研究，可以有效地避免国家医疗资源的浪费、提高有限的中成药资源服务民众的能力。

五、突出特色，分化差异

截至 2019 年 10 月，我国中成药批准文号 59 595 个，涉及 2 846 家生产企业的 9 985 个品种。许多领域同类品种众多，各品种功能主治相似甚至相同，缺少独特的临床特色，同质化严重。有学者统计，以冠心病为适应证的中成药达到 160 种之多，且很难区分其各自的特色。中成药要想从同类品种中脱颖而出，必须做到差异竞争，而精准的临床定位是实现差异竞争的基础。西医院的西医师是中成药的主要处方者，有报道称 80% 以上的中成药是由西医医师处方使用的，中成药只有实现基于现代医学体系的较精准的临床定位才能满足西医处方中成药的需求。此外，中成药国际化是大势所趋，而这必须建立在精准临床定位的基础之上。

第二节　核心要素

中成药上市后临床定位最终体现在对中成药临床应用的人群、疾病、证候、用药窗口期、剂量、疗程、合并用药等方面的约束和聚焦，但临床定位的决策却需要考虑更多的因素。适宜的临床定位来源于对产品自身特点和使用场景的全面、系统、科学、理性的分析与综合。从原则上来说，中药上市前后的所有研究和应用的数据都应被纳入分析，同时应当充分地考虑当前医疗水平及治疗学的进展。然而，如此庞杂的系统在现实操作时可行性较差，因此有必要将其分条缕析，建立不同的思考维度，提纲挈领，执简驭繁。

中成药的临床定位应从药品、疾病和患者三个维度来考虑。

一、药品维度

临床定位的根本依据就是药品的自身特色。中成药的自身特色应从其组方配伍、来源、制剂工艺、历代医家的应用经验、药理、毒理、临床研究、真实世界用药情况等方面来考虑，从而深入挖掘其自身特色中所蕴含的临床优势和价值。

二、疾病维度

中成药被用来干预疾病的哪些方面？其适应证及用药窗口期如何界定？这是中成药临床定位的最重要内容。疾病维度应考虑疾病的分类、分型、分期、病情、病势及病理环节，尤其应重点分析疾病治疗的研究进展，充分纳入新的认识、新的治法，保证在最先进的治疗理念下，中成药的干预点仍具优势。

三、患者维度

中医药理论关注"病的人"，临床治疗时一定会考虑患者的具体情况，包括年龄、性别、体质以及生理特点。上市中药的应用场景非常复杂，应用人群的泛化是疗效和安全性下降的重要原因。明确中成药适用于哪些人群，是否适用于儿童、老年人、孕妇、哺乳期妇女以及各种特殊体质的人群，是临床定位的重要内容。

四、三个维度的相互作用

药品、疾病和患者三个维度产生复杂的交互作用。与西药直接针对疾病进行治疗不同，中成药治疗疾病还要充分考虑患者对疾病、对药物的反应性。因此，中成药的临床定位既要从药物与疾病的相关性方面来考虑，又要从药物与患者的相关性方面来考虑。而疾病与患者之间也存在着有机联系，即人体对疾病的反应性，在中医学中一般将其归结为证候或病证结合。药品维度与疾病维度的交汇主要体现在药品治疗的疾病环节上，即关注药品作用于疾病的分类、分型、分期、病情、病势及作用于病理环节上的哪一个点更加有效；药品维度与患者维度的交汇主要体现在治疗的宜忌上，即关注药品适宜人群的特点，以及从患者角度考虑药品的用法用量等（图 2-1）。

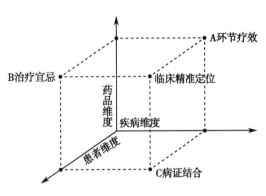

图 2-1 中成药上市后临床定位的三个维度

第三节 关键技术

中成药的临床定位是否恰当，最终体现在基于此临床定位能否彰显其临床价值，而这一般都需要通过前瞻性的有效性、安全性和经济学评价研究来提供确证性的证据。然而，开展一项前瞻性、确证性的临床研究往往需要付出巨大的成本，包括人力、财力和时间成本。因此从时序性上来考虑，临床定位应总体设计、分步实施、先易后难、逐步聚焦。总体思路是先开展所需经费少、所需时间短的研究，后再开展花费大、耗时久的研究。这样可将失败的可能性前置，通过前期的研究逐步增加后续研究的确定性和成功的概率，从而尽可能降低研究失败所造成的损失。

根据实践，一般将中成药的临床定位分为四个阶段，即分析线索、定位假说、初步验证和临床验证（图 2-2）。

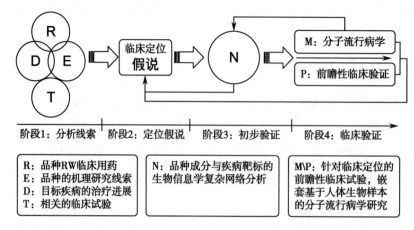

阶段1：分析线索　阶段2：定位假说　阶段3：初步验证　阶段4：临床验证

R：品种RW临床用药
E：品种的机理研究线索
D：目标疾病的治疗进展
T：相关的临床试验

N：品种成分与疾病靶标的
生物信息学复杂网络分析

M\P：针对临床定位的
前瞻性临床试验，嵌
套基于人体生物样本
的分子流行病学研究

图 2-2　中成药上市后临床定位的四个阶段

一、分析线索

分析线索阶段一般采取调查研究的方法，目的是科学、客观、全面地获得产品的基础性资料，为形成定位假说奠定基础。分析线索阶段首先要掌握品种真实世界临床用药的情况。通过电子病历的调查、问卷调查或定性访谈，了解品种临床应用的人群、疾病、证候、病理环节、剂量、疗程、合并用药等信息；通过对临床经验丰富、用药有独特心得的医护人员的深入访谈，结合对患者的调研，挖掘临床上更好地使用本品种的技巧和经验。其次要认真梳理品种前期机制研究的成果，对照目标疾病/证候/病理环节的治疗进展，挖掘临床定位的线索。最后，检索相关的临床试验，采用循证医学的方法系统评价产品在各个疗效点上的证据等级，并结合品种上市前的临床研究未发表的相关资料，综合分析产品临床定位的线索。

二、定位假说

定位假说阶段一般采用专家共识的方法。组织相关领域的资深专家形成专家组，将产品的组方、来源、工艺、质量标准、药理、毒理、临床研究等基础资料，连同调研、访谈的结果一并提交给专家组，通过德尔菲法等共识方法形成临床定位假说。临床定位假说是基于专家的群体智慧，根据现有资料聚焦而形成的最有可能的临床定位。临床定位假说提供的备选临床定位可以是一个，也可能是多个，但应就其优先度进行排序，以方便后续研究的开展。

三、初步验证

初步验证阶段一般采用非前瞻性的临床研究方法，目的是从另一视角，采用花费较少经费的方法、在较短时间内对临床定位假说进行验证。初步验证的结果不是确证性的，但若其结果与临床定位假说存在较大分歧，则应重新审视前期研究资料，分析分歧产生的原因，必要时要修订临床定位假说，基于修订的假说重新开展验证。初步验证的结果与临床定位假说相符时，临床定位假说成立的可能性进一步提升，也使得后续研究失败的可能性进一步降低。前瞻性临床验证需要投入的经费、人力和时间成本往往很高，只有研究成功的把握性更大，研究投入的信心才会更强。因此，初步验证为临床验证的顺利开展提供了坚强的支撑。

四、临床验证

临床验证阶段一般采用 pRCT 或队列研究设计，为明确其疗效机制，常可嵌套基于人体生物样本的分子流行病学研究。采用 pRCT 应严格限制临床定位所设定的条件，一般包括疾病及其病理环节、证候、人群、剂量、疗程等，但对于患者的合并疾病、合并用药等真实的用药情况不宜过多限定；但若临床定位包括了合并疾病及合并用药，则要对其严格限定；对照组一般采用标准对照，或根据需要以竞品或本品种不同的临床定位为对照。队列研究设计则要确保所观察队列中有一定比例的人群完全符合临床定位。分子流行病学研究是基于人体生物样本的、与前瞻性临床研究一体化的研究，其目的是从分子层面揭示疗效产生的机制，佐证临床定位合理性的同时，为进一步更加精准的临床定位提供新的线索。

临床定位的四个阶段，从分析线索到临床验证，经费需求越来越大，时间耗费越来越多，所需的人力、物力、财力往往呈数量级增长。因此，一定要在扎实完成现阶段研究任务的基础上再开展下一阶段的研究。如果一个阶段的研究仍存在疑点，则应反复确认，务必解决所有疑问。最终的临床验证若未体现出临床优势，与临床定位假说不符，则意味着该轮临床定位的失败，需要从品种、疾病、患者三个方面重新梳理。

中成药的临床定位与市场定位具有不同的内涵。临床定位朝向产品所能解决的临床问题，体现的是产品临床价值的最大化；市场定位则是中成药在市场销售时，企业基于对市场需求的理解，对产品所针对的目标人群、疾病、证候及用法的选择。中成药临床定位应该是市场定位的最主要依据，但并非唯一依据。市场定位要充分考虑临床定位的目标人群、疾病和证候所界定的市场容量、竞品及其优势，还要考虑临床定位相关的医疗保险药物、国家基本药物的定价和支付问题。很多时候，最优的临床定位可因市场容量过小，或面临严酷的竞争压力，或第三方支付存在问题，导致其并未成为市场定位的最佳选择。因此往往会退而求其次，以次优的临床定位作为市场定位，以达到中成药产品在其科学价值、经济价值和社会价值方面的均衡。然而，科学的市场定位必须要基于科学的临床定位，而开展中成药的临床定位研究是明确市场定位的前提和基础。

临床定位宽泛是中成药临床价值未能充分发挥的根本原因，因此进一步聚焦其用药人群、疾病、证候及用法，使之更具针对性，是提高中成药临床疗效和安全性进而充分发挥其临床价值的必要途径。"三维四阶"的临床定位方法探讨了中成药上市后临床定位的维度、要素及针对各要素开展研究的顺序，有利于理顺其路径，更好地开展中成药的临床定位研究。适宜的临床定位是上市后评价的基本前提，在科学临床定位的基础上，采用中成药上市后评价的方法技术进一步评价产品的效力、效果和效益，评价其安全性和经济性，深入挖掘其临床价值，彰显其市场价值，使之在国家医疗资源体系中发挥更大的作用。

第四节 研究案例

脑血管疾病的中成药品类繁多，功能主治相似，说明书适应证的表述较为宏观，缺少差异化竞争，同质化问题十分突出；同时脑血管病的病理环节众多，病理过程复杂，一种中成药不可能既适用于急性期，又适用于恢复期，还适用于后遗症期。那么，一种中成药能解决哪个病理环节的问题、临床宜用于哪个阶段就成了该类产品临床定位的核心问题之一。现以一种治疗缺血性脑卒中的中成药为例来阐释"三维四阶"临床定位技术的具体实施，重点分析其临床定位的维度，并按照四个阶段的时间顺序设置研究内容。

一、"三维"分析

从药品维度来看：该药的组方源于清代王清任补阳还五汤，但又不同于传统的补阳还五汤，其采用了生物提取工艺，以大剂量蚓激酶（lumbrukinase）入药，溶栓作用类似于组织型纤维蛋白溶酶原激活剂（tissue-type plamnipen activator, t-PA）；该药为胶囊剂，治疗上补气与化瘀并重；活血化瘀治疗脑卒中的中成药品类繁多，与竞品相比，补气是该中成药的特色和优势。

从疾病维度来看：缺血性脑卒中临床分为急性期、恢复期、后遗症期。病理分期分为超早期、急性期、坏死期、软化期和恢复期。其中超早期（＜6 小时）病变的脑组织形态学变化并不明显，但是可以见到部分血管内皮细胞、神经细胞及星形胶质细胞肿胀和线粒体肿胀空化；急性期（6～24 小时）缺血区的脑组织苍白并伴轻度肿胀，神经细胞、胶质细胞以及内皮细胞呈现出明显的缺血性改变；坏死期（24～48 小时）出现较多的神经细胞脱失、胶质细胞坏变，出现中性粒细胞、淋巴细胞及巨噬细胞浸润，脑组织发生水肿；软化期（3 日～3 周）主要表现为病变脑组织液化变软；恢复期（3 周后）主要表现为液化坏死的脑组织被格子细胞（gitter cell）清除，脑组织萎缩，小病灶形成胶质瘢痕，大病灶形成中风囊，此期持续数月至 2 年。

从患者维度来看：其患者的年龄应以中老年为主，体质以虚和瘀为主，常常伴有代谢性疾病，证候表现为风、火、痰、瘀、虚、毒。

从三个维度的相互作用来看：药品维度和疾病维度的关联显示了该药应作用于微循环障碍和能量代谢障碍的病理环节；从药品维度和患者维度的关联来看其适用于气虚患者，且要避免用于有出血倾向的患者；从疾病维度和患者维度的关联性上来看，其适用于缺血性脑卒中的气虚血瘀证。

二、"四阶"设置

（一）分析线索

分析线索应从四个方面入手，即中成药真实世界用药情况、目标疾病治疗进展、中成药机制研究和相关的临床试验。

真实世界用药情况：针对该中成药的文献研究、医疗电子数据和针对医生的访谈都显示其广泛用于缺血性脑卒中的急性期、恢复期和后遗症期，其中急性期患者约占49%，恢复期患者占29%，后遗症期患者占22%。

目标疾病的治疗进展：缺血性脑卒中发病6小时内以溶栓为主，6小时~2周以改善脑血循环、减少病理损害为主，2周~6个月以功能恢复为主，6个月以上以功能恢复和预防复发为主。

从药理研究来看，针对缺血性脑卒中，该药品主要有三方面的作用。其中增加脑血流量、降低脑血管阻力、增加毛细血管开放数、增加交叉点数、扩张血管、加快血液流速、改善脑微循环，提示其可起到重构缺血区微循环以增加缺血区灌注的作用；改善脑缺血后神经行为障碍、延长缺氧窒息死亡时间、增加急性脑缺血后呼吸次数、延长呼吸维持时间、提高脑组织抗缺氧能力、延长大脑存活时间的作用，提示其可起到对抗脑缺血及缺血再灌注对神经元的损伤的作用；提高超氧化物歧化酶（superoxide dismutase, SOD）活性、降低丙二醛（malondialdehyde, MDA）含量、提高 Na^+/K^+ ATPase 活性、提高 Ca^{2+}/Mg^{2+} ATPase 活性、降低氧自由基水平、防止超微结构损伤，提示其可起到保护线粒体功能以恢复其能量代谢的作用。这三个方面的作用，都指向缺血性脑卒中的急性期。

从临床研究的结果来看，在常规治疗方案的基础上使用该产品治疗缺血性脑卒中急性期，对于改善运动、语言、感觉、智能障碍均有较确定的疗效。

（二）定位假说

综合分析线索，该中成药的药理作用以解决微循环障碍、对抗神经元损伤和保护线粒体为主，从缺血性脑卒中最新的治疗进展来看都指向了急性期，真实世界证据也表明其近一半的情况应用于急性期，而临床试验则初步表明应用于急性期可取得较好的疗效。因此，定位假说可以将该产品的用药窗口期定位于缺血性脑卒中的急性期。

（三）初步验证

该产品源于补阳还五汤，为复方产品，成分众多。分析其特点，可概括为溶栓（化瘀）基础上的功能重建（补气）。其中溶栓的主要成分为蚓激酶，作用类似于 t-PA；补气的主要药物是黄芪，为整方的君药，用量最大，其主要成分为黄芪甲苷。蚓激酶和黄芪甲苷也是该中成药质量控制的主要成分。缺血性脑卒中采用 t-PA 溶栓应用于超早期，作用机制十分明确。因此，可采用黄芪甲苷进行网络药理学分析。结果发现黄芪甲苷治疗缺血性脑卒中主要作用于 Akt1、REN、EGFR、VEGFA、SRC 等靶点，通过调节 cGMP/PKG

信号通路、Ca^{2+}信号通路、Rap1信号通路、PI3K/Akt信号通路等发挥改善脑血流量和减轻神经功能损伤的作用，与缺血性脑卒中急性期的病理变化相吻合。初步验证的结果支持临床定位假说，为后一步的临床验证奠定了基础。

（四）临床验证

临床验证可采用基于适应性设计的随机对照试验。试验组和对照组均在缺血性脑卒中标准治疗的基础上加用该中成药，但试验组从急性期开始用药，而对照组在急性期服用模拟剂，恢复期开始服用该中成药；随访至1年，采用美国国立卫生研究院卒中量表（national institute of health stroke scale, NIHSS）、日常生活活动（activity of daily living, ADL）等量表评价患者功能恢复情况，并观察其复发情况。研究采用中央随机系统，并内置程序进行期中统计，差异显著时终止试验。如果两组差异显著，且试验组患者NIHSS、ADL评分显示其疗效较好，或复发率降低，则说明将该中成药的用药窗口期定位于缺血性脑卒中的急性期是合适的；如果差异不显著，或对照组疗效优于试验组，则需要重新分析，再次从分析线索开始进行临床定位研究。

第三章

安全性研究

第一节　风险信号的收集、识别、评估和管理

风险信号的收集、识别、评估和管理是中成药上市后必须开展的安全性研究。新修订《中华人民共和国药品管理法》已于 2019 年 12 月 1 日起实施，作为配套法规，新修订《药品生产监督管理办法》也于 2020 年 7 月 1 日起实施。无论是新版《中华人民共和国药品管理法》，还是新版《药品生产监督管理办法》都体现了要坚持药品风险管理的原则。药品风险管理是指在药品全生命周期中识别已有或潜在的风险并选择最有效的方法来预防、减少、控制或分散这些风险的过程。药品风险管理是药品质量管理体系（quality management system, QMS）中不可分割的组成部分，如何将风险管理整合到现行药品质量体系是我国制药企业亟待解决的问题。

一、发展历程

药品风险管理是在药品加快审评审批过程、缩短上市时间和药品因安全原因撤出市场的双重环境下产生和逐步发展的。随着药品管理的进一步完善，药品风险管理已势不可挡地发展为一种趋势管理。药品的风险需要进行反复评价，并根据其风险评价结果设计风险管理计划，在保证药品疗效的前提下降低药品已知风险，并运用安全管理策略来达到一定的具体要求，从而最大程度地减少药品风险。

（一）美国药品风险管理发展过程

美国是最早在药品管理领域引入风险管理理念的国家之一。美国药品风险管理最初主要是依赖于 ADR 监测系统，随着对药品管理发展需求的不断提高，近 70 年来，美国通过加强立法、调整机构、发布指南等多种方法，对药品风险管理的内涵不断加以完善和发展。如早在 2005 年，FDA 就发布了上市前风险评估（Premarketing Risk Assessment），风险最小化计划的制订与应用指南（Development and Use of Risk Minimization Action Plans）和良好药物警戒规范和药物流行病学评估（Good Pharmacovigilance Practices and Pharmacoepidemiology Assessment）3 个行业指南，这 3 个指南分别从上市前、上市后、企业自身控制 3 个角度对药品风险管理提出了建议。

（二）日本药品风险管理发展过程

日本药品监管部门在国际上受到广泛认可，其在发生斯蒙病（Subacute myelo-optic neuropathy, SMON）事件后，于 1967 年建立了全国性药品监测系统，并于 1979 年以立法手段确立了"药品上市后监测制度"，2005 年日本又执行了 ICH E2E 药物警戒计划，并将其作为药品风险管理的指导性文件，目前其已基本形成了较为完善的风险管理体系。

（三）我国药品风险管理发展过程

我国的药品风险管理起步较晚，目前尚处于初级阶段。近十年来，我国在探索性实施

药品风险管理方面做出了大量卓有成效的工作，不断完善药品安全监管的法律法规，逐渐健全药品安全监管的机构和职能。这是我国药品风险管理发展史上一个新起点，具有里程碑式的意义。新版《药品生产监督管理办法》全文提到"风险"36次，涉及条款21项，占总条款数的25.9%。其中，涉及监管部门的有12项，涉及MAH和药品生产企业的有11项。而2004年8月5日发布的老《办法》（局令第14号）及其2017年11月修正版全文虽然有60条之多，但均未提到"风险"一词。由此充分体现了新版《药品生产监督管理办法》对风险管理的高度重视和运用风险管理工具指导药品监管和药品生产活动的基本思路。

二、政策要求

（一）对药品监管部门的要求

对药品监管部门，在新《药品管理法》和新版《药品生产监督管理办法》中都提出了应从坚持风险管理原则、基于检查前已有风险信息制定检查计划、对检查中发现的风险综合研判和报告、建立药物警戒机构、推动建立药品追溯体系、采取风险控制措施等方面加强风险管理。只有把风险管理理念嵌入药品全生命周期，才能确保人民生命健康，保障药品的安全、有效、可及。

1. 坚持风险管理原则

新版《药品生产监督管理办法》第19条、52条对药品监管部门坚持风险管理原则提出了要求，药品监管部门根据风险评估对MAH是否核发《药品生产许可证》和是否对生产企业开展药品GMP符合性检查做出决定。药品生产许可证有效期届满申请重新发证时，原发证机关结合MAH、药品生产企业遵守药品管理法律法规、药品生产质量管理规范（Good Manufacture Practices, GMP）和质量体系运行情况，根据风险管理原则进行审查，决定对其是否准予重新发证；对已通过与生产该药品的生产条件相适应的药品GMP符合性检查的品种，要根据风险管理原则决定是否开展上市前的药品GMP符合性检查。

2. 基于检查前已有风险信息制定检查计划

新版《药品生产监督管理办法》第54条、55条、66条对基于风险制订检查计划进行了规定，要求药品监管部门应当坚持风险管理、全程管控原则，根据风险研判情况，制订年度检查计划并开展监督检查。对麻醉药品、第一类精神药品、药品类易制毒化学品生产企业，疫苗、血液制品、放射性药品、医疗用毒性药品、无菌药品等高风险药品生产企业应进行重点检查；对其他药品生产企业要三年全覆盖检查，原料、辅料、直接接触药品的包装材料和容器等供应商五年全覆盖检查；对有不良信用记录的MAH、药品生产企业，应当增加监督检查频次。如日常检查中，药品监管部门针对性开展的特殊药品专项检查、探索性研究风险提示检查、胶类产品检查、含兴奋剂产品检查、投诉举报/ADR检查、抽检不合格/现场检查不合格等风险上升企业的检查等，都是药品监管部门基于检查前已有风险信息制定的针对性、时效性的检查计划。

3. 对检查中发现的风险综合研判和报告

新版《药品生产监督管理办法》第 53 条、58 条、60 条对风险综合研判和报告进行了规定，要求检查内容应包括企业风险管理计划实施情况，对检查中发现的缺陷要进行风险评定并作出现场检查结论，派出单位要对现场检查结论进行综合研判。开展药品生产监督检查过程中，发现存在药品质量安全风险的，应当及时向派出单位报告，药品监管部门经研判属于重大药品质量安全风险的，应当及时向上一级药品监管部门和同级地方人民政府报告。药品检查人员和药品监管部门需结合企业既往 GMP 符合性情况和具体品种特性，基于法规和科学对发现的缺陷进行综合分析，切勿出现"一刀切"现象。

有学者从缺陷对药品质量和患者用药安全影响的严重程度方面将风险分为了以下四级：①对药品质量无影响，但是违反了药品 GMP 要求；②对药品质量可能存在潜在影响；③对药品质量产生影响，但不影响患者用药安全性和有效性；④对药品质量产生影响，同时影响患者用药安全性和有效性。基于上述风险分级和企业整体质量体系运行情况，对检查中发现的风险进行综合研判的思路，具有很好的指导意义。

4. 建立药物警戒机构

新版《药品生产监督管理办法》对药品监管部门建立警戒机构未做明确规定，只是第 53 条要求监管部门将 MAH 实施《药物警戒质量管理规范》（Guideline on good pharmacovigilance practices, GVP）作为药品监督检查的主要内容之一。我国的 ADR 监测与报告体系与欧盟药物警戒体系在监管基础、制度设计和工作机制上存在诸多差异。加强药品上市后安全性监测工作与药品安全监管政策的互动，有利于促进药品生产企业履行药品安全主体责任，提高药品安全监管政策的协调性和监管效率。2020 年 7 月，国家药品不良反应监测中心在全国范围开展了药物警戒关键技术研习班（网络云教室）培训，指导 MAH、药品生产流通企业、医疗机构等按规定开展药物警戒活动。我国正在不断完善医院方面的药物警戒系统，如国家药品不良反应监测中心开发的中国医院药物警戒系统（Chinese Hospital Pharmacovigilance System, CHPS），不仅能够对医疗机构就诊患者发生的 ADR 进行自动监测，同时该系统还能够对药品风险进行警戒提示，实时更新药物警戒信息。建立药物警戒机构，是我国进一步完善药品监管制度的重要一环，能够及时发现风险信号，为及时控制风险赢得主动和时间。

5. 建立药品追溯体系

新版《药品生产监督管理办法》第 5 条对推动建立药品追溯体系进行了规定，要求国家药监局信息中心负责药品追溯协同服务平台建设和管理。企业对建立药品追溯体系负主体责任，作为监管部门要监督企业落实主体责任，推动建立药品追溯体系。从 2016 年 1 月 12 日国务院发布《关于加快推进重要产品追溯体系建设的意见》，要求推进药品追溯体系建设，到 2020 年 10 月 13 日国家药监局发布《关于做好重点品种信息化追溯体系建设工作的公告》，短短 5 年时间，多项指导意见和技术标准相继发布，使得我国药品追溯体系的建立得以迅速推进。建立药品追溯体系可以有效防范非法药品进入合法渠道，确保发生质量安全风险的药品可召回、责任可追究。

6. 采取风险控制措施

新版《药品生产监督管理办法》第 59 条对药品监管部门采取风险控制措施进行了规定。新《药品管理法》规定虽然取消了 GMP 认证，不再核发药品 GMP 证书，但并没有放松对药品生产企业的监督管理。新《药品管理法》和新版《药品生产监督管理办法》从切实贯彻习近平总书记提出的"四个最严"要求出发，规定有证据证明药品存在质量问题或者其他安全隐患的，药品监管部门可采取告诫、约谈、限期整改，暂停生产、销售、使用、进口，责令召回等风险控制措施。同时日常增加生产企业 GMP 符合性检查频次，让监督成为常态化。

（二）对药品上市许可持有人的要求

对药品全生命周期质量负责的 MAH，应从主动开展风险评估、制订并执行上市后风险管理计划、年度报告包括风险管理内容、建立药物警戒体系、建立药品追溯体系、制定并执行风险控制措施等方面加强风险管理。同时灵活运用药品风险管理评价方法，力争将风险管理效果最大化。

1. 主动开展风险评估

新版《药品生产监督管理办法》第 24 条、31 条、42 条均涉及了 MAH 主动开展风险评估的内容。MAH 通过对质量体系运行过程开展风险评估和持续改进，保证药品生产全过程持续符合法定要求；通过对药品生产过程开展风险评估，对已识别的风险及时采取有效的风险控制措施。比如对发生的重大偏差开展深入调查，有针对性地采取纠正和预防措施（corrective action and preventive action, CAPA），对拟发生的工艺或设备变更，开展充分的研究并通过补充申请或验证程序识别控制风险。通过对受托方的质量保证能力和风险管理能力开展风险评估，确认受托方是否具备接受委托生产的能力，同时关注受托方生产设备与委托方生产设备原理的一致性，从源头上控制委托生产带来的风险。比如某委托生产企业口服固体制剂制粒后的干燥设备采用热风循环烘箱，而受托方采用了沸腾干燥设备对混合颗粒进行了干燥，设备原理的变化对药品质量产生了潜在影响。

2. 制定并执行上市后风险管理计划

新版《药品生产监督管理办法》第 28 条、40 条对 MAH 制定并执行风险管理计划作了规定。新药研发阶段由于科学认知以及临床研究受试者数量有限等原因，获得上市资格的药品安全性、有效性和质量可控性需进一步确证。药品上市后的风险管理是药品全生命周期管理的重要组成部分，MAH 应当持续开展药品风险获益评估和控制，制定上市后药品风险管理计划，主动开展上市后研究，加强各部门沟通协调、人员培训和自检等质量管理活动，当发生与药品质量有关的重大安全事件时，MAH 的法定代表人、主要负责人，应当按风险管理计划开展风险处置，确保风险得到及时控制。

3. 年度报告包括风险管理内容

新版《药品生产监督管理办法》第 39 条对 MAH 建立年度报告制度作了规定，要求 MAH 按照国家药监局规定每年向省级药品监管部门报告药品生产销售、上市后研究、风险管理等情况。年度报告制度是新《药品管理法》和新版《药品生产监督管理办法》引入的新的管理制度。对于这一制度，关键是如何充分发挥年度报告在药品质量管理的作用，MAH 不能为了完成年度报告而进行年度报告，而应该通过年度报告来分析药品质量管理中可能存在的风险，有针对性地采取措施来控制风险，确保药品安全、有效、质量可控。

4. 建立药物警戒体系

新版《药品生产监督管理办法》第 41 条规定，MAH 应当建立药物警戒体系，按照国家药监局制定的《药物警戒质量管理规范》（GVP）开展药物警戒工作。这是我国借鉴美国的相关经验，从上市前后药品管理部门沟通合作、药品风险管理理念引入、行业指南制定等方面对我国药品安全监管工作的发展与完善。作为对药品全生命周期质量负责的MAH，不仅要在生产环节保证药品质量，还要关注药品在医疗使用过程中出现的 ADR，以及因产品质量问题或不合理用药出现的有害反应，这就需要 MAH 通过建立药物警戒体系、开展药物警戒工作来完成。MAH 通过开展药物警戒活动，及时识别风险信号，以便采取针对性的预防和控制措施（如优化处方工艺、强化 GMP 管理、修订药品说明书、发布用药安全信息或实施产品召回、撤市等），避免危害进一步扩大。

5. 建立药品追溯体系

新版《药品生产监督管理办法》第 4 条、第 5 条对药品追溯体系建立均做了规定，MAH 应当建立并实施药品追溯体系，按照规定赋予药品各级销售包装单元追溯标识，通过信息化手段实施药品追溯，及时准确记录、保存药品追溯数据，并向药品追溯协同服务平台提供追溯信息。建立药品追溯体系对 MAH 进行药品风险控制意义重大，可以实现MAH 上市药品在生产、流通和使用全过程来源可查、去向可追，确保产品可召回、责任可追究。

6. 制定并执行风险控制措施

新版《药品生产监督管理办法》第 59 条、65 条对 MAH 制定并执行风险控制措施作了规定。当发生与药品质量有关的重大药品安全事件，MAH 应当切实履行主体责任，立即采取风险控制措施，包括封存有关药品及其原料、辅料以及直接接触药品的包装材料和容器、相关生产线，通知相关药品经营使用单位暂停销售、使用，召回相关批次产品，并立即报告所在地省级药品监管部门。

药品风险管理贯穿于药品全生命周期，药品监管部门、MAH 和药品生产企业应坚持风险管理原则，科学制定风险管理策略，做到具体案例具体分析，找到产生风险信号的根本原因，同时强化 MAH 主体责任，实施多样化、有针对性的药品风险管理措施，建立一个多元合作的药品风险管理模式，以更好保证药品质量，真正让药品风险管理在我国落地生根，发挥风险可管可控作用。

三、信号来源

中成药上市后临床安全性评价是实现中药临床使用环节的风险管理、减少药品使用风险、保障公众用药安全的重要措施。

发现中药的 ADR/AE 并不意味着中药一定存在安全问题，ADR/AE 报告在更多情况下仅提示药品可能存在风险信号，需要围绕风险信号开展深入研究，并在必要情况下控制药品风险。因此，中成药上市后临床安全性评价贯穿于中成药上市后的临床使用阶段，贯穿于中成药上市后风险管理的全过程，包括风险信息收集、风险识别、风险评估、风险最小化措施以及后效评估。

风险信息收集是指收集与上市中药有关的安全性信息，是上市中药风险管理的起点。生产企业应当主动收集各种来源的风险信息，包括自发报告、有组织的数据收集项目、文献、类效应及其他。

（一）自发报告

自发报告是指报告者（如医生、护士、药师或者患者等）主动与企业、药监部门或其他组织沟通，描述患者在使用中药后发生的 ADR/AE。自发报告在一定程度上提示了药品的风险信号，生产企业应当通过国家药品不良反应监测系统报告所获知的 ADR/AE。

对于药监部门反馈的报告，生产企业不必通过国家药品不良反应监测系统重新提交，但应将这些数据纳入企业自身的监测数据库，识别重复报告并标注；在定期安全性更新报告（PSUR）第六部分个例药品 ADR/AE 部分进行分析，综合企业监测数据以及监管部门反馈数据分析药品的安全性。

（二）有组织的数据收集项目

有组织的数据收集项目是指生产企业等组织机构在特定的时间、空间与人群内通过有计划地收集相关中药的使用数据以实现特定目的的一项任务。有组织的数据收集项目包括主动监测（如哨点监测、医院事件监测、处方事件监测或者登记系统等）、药品上市后临床研究（如横断面研究、病例对照研究、队列研究或者临床试验等）、患者支持和疾病管理项目（如上市后指定患者用药项目等）、针对患者和卫生保健人员的调查项目、针对有效性或患者依从性信息的收集项目等。源于有组织数据收集项目的不良事件报告属于强制报告。

对于主动监测、药品上市后临床研究、上市后指定患者用药项目等有组织的数据收集项目，药品生产企业应当重点关注药品的安全性信息，详细记录患者用药后发生的不良事件并进行关联性评价。对于其他患者支持和疾病管理、针对患者和卫生保健人员的调查、针对有效性或患者依从性信息收集等项目，药品生产企业不一定能够收集到充分的信息以支持关联性评价。但是，对于药品生产企业发起或者资助的有组织的数据收集项目，药品生产企业应当报告相关 ADR/AE。通过分析有组织收集的数据（尤其是设计良好的主动监测与临床研究数据），药品生产企业能够及时发现药品风险信息。

（三）文献报道

文献包括 ADR 的个案报道、非临床研究、临床研究以及相关研究的系统评价；包括已公开发表的文献（含会议论文与摘要）、未公开发表的文献。国内外文献是药品风险信息的重要来源，药品生产企业应当制定规范的文献检索制度与操作规程，定期检索国内外文献，尽早发现药品风险信息。

（四）类效应

类效应是指具有同类药理学效应的药品往往具有相同的安全风险。生产企业应当关注具有同类药理学效应的 ADR 信息，特别是含有同一药材（如何首乌）或者同类药材（如含马兜铃酸药材）品种的 ADR 信息。生产企业应当关注类效应以及时发现药品风险信息。

（五）其他信息来源

药品生产企业应当关注其他信息来源，如互联网、非医药领域的媒体等，制定适当的检索策略与操作规程，定期检索，及时发现药品风险信息。

四、风险识别

风险识别是指发现药品风险信号，是上市药品风险管理的基础。生产企业在收集风险信息的基础上，通过病例分析或者基于数据挖掘的病例分析，发现药品的风险信号，初步了解风险信号的特点，为深入研究药品的安全性提供线索或者依据。

（一）病例分析

病例分析分为个案病例分析和病例系列分析。在评估风险或者深入研究药品的安全性之前，药品生产企业应当对病例（系列）进行分析评价，重点关注新的、严重的不良事件。

对于国产药品生产企业，绝大部分仅能收集到有限的 ADR 报告，因此在分析病例时应当充分利用监管部门的反馈的数据。

1. 个案病例分析

一般不依据个案病例产生风险信号。但是，对于罕见自发的严重事件（如严重的肝细胞损伤或再生障碍性贫血在人群中的背景发生率基本上为零），如果 ADR 报告完整地记录了此类事件且事件缺乏其他合理解释，药品生产企业也应当关注。

记录完整的病例报告包括：① ADR/AE 或疾病的发生情况，包括症状或体征的起始时间。②可疑药物与合并用药治疗的细节（如剂量、批号、用药计划、用药起始时间等），包括食品或者保健食品以及最近中止的治疗。③患者特征（包括人口学信息，如年龄、种族、性别等）、用药治疗前的基础疾病与并发症、相关疾病家族史和其他危险因素。④事件的诊断记录（包括诊断方法）；⑤事件的临床过程与转归（如住院或死亡）。⑥基线、用药期间和用药后的相关治疗措施和实验室数据，包括必要的血药浓度。⑦去激发与再激发信息。⑧与事件有关的其他信息。

2. 病例系列分析

生产企业一般通过认真回顾企业所收集的以及监管部门反馈的 ADR/AE 报告，在补充检索的基础上建立病例系列，通过分析病例系列产生风险信号。生产企业应当根据术语字典（如 WHOART、MedDRA），通过适宜的数据检索策略来补充病例资料。

在建立病例系列时，生产企业应当在检索前明确病例的入选标准和排除标准，去除重复报告（包括重复提交的报告，以及经医师、药师或者患者不同途径提交的同一病例的报告）。生产企业应当保证资料的可溯源性。

生产企业应当评估病例临床资料以及报告的完整性，必要时对报告者进行随访以补充完善相关信息资料。药品生产企业在评价病例报告时，应当关注提示药品和不良事件存在因果关联的特征，包括：①不良事件的发生与用药时间的关联，如 I 型变态反应在治疗后数日内出现、肿瘤在治疗数年后形成；②在用药前未发现与事件相关的症状；③去激发或再激发阳性；④与药品已知的药理学效应或者毒理学效应相一致；⑤和其他同类药品的已知 ADR 相一致；⑥有来自临床前研究、临床试验和 / 或药品流行病学研究的支持性证据；⑦缺乏事件发生的其他解释（如合并用药、并发症或者基础疾病）。

3. 汇总分析病例信息

生产企业在基于病例资料发现风险信号并且希望开展进一步调查研究时，应当汇总相关病例的临床信息，明确药品风险信号的特征，发现可能的风险因素。

汇总分析内容通常包括：不良事件的临床表现、实验室检查以及不良事件进程；出现不良事件患者的人口学特征（如年龄、性别、种族等）；用药的持续时间；从首次用药到出现不良事件的时间；用药剂量，包括说明书推荐剂量、出现不良事件患者的用药剂量是否大于推荐剂量或者过量用药；合并用药；并发症，尤其是已知可导致不良事件的并发症（如基础性的肝损伤或肾损伤）；给药途径（如口服、非肠道给药等）；出现不良事件的药品批号；随着年度或药品生命周期的变化而出现的不良事件报告比的变化。

（二）数据挖掘

数据挖掘是在风险识别阶段，在大型药品安全数据库或者 ADR 监测信息数据库中利用计算机技术进行系统检测，找出药物事件组合数高于预期数的信息。生产企业通过应用数据挖掘技术，可以发现不常见的或者新的药物事件组合，为进一步研究提供线索或者依据。通过数据挖掘可以改进已有的信号检测策略，尤其适用于评估模式、时间趋势和药物间相互作用有关的不良事件。但是，数据挖掘并非发现信号或者信号识别的必要组成部分，也不是建立药物和不良事件之间因果关系的工具。数据挖掘仅仅是发现信号的一种方法，并不能替代病例分析。通过数据挖掘得到的药物事件组合也并不都是风险信号，需要在病例分析的基础上才能产生风险信号。

我国药品生产企业的累积报告数最多可以多达数万条甚至数十万条。面对大量的监测数据，药品生产企业可以利用计算机技术进行数据挖掘，尽早发现与药品有关的风险信号，应用数据挖掘技术有助于减少人力资源，提高工作效率。

目前国内外常用的 ADR 信号检测方法主要是非均衡性测量法。非均衡性测量法也称为不相称性测定法、比值失衡测量法，是目前唯一应用于发现风险信号的数据挖掘方法。所谓的非均衡性测量，即测定数据库中所关注事件与其他事件相比较而言的"非均衡性""不相称性"或者"失衡"，或者是所关注事件数高于预期数。测量药品安全性数据的非均衡性一般以 ADR 监测信息数据库中某药物与某事件一起被报告的次数作为依据，研究数据库中被报告的药物与事件之间的统计学联系，定量评价既涉及目标药物又涉及目标事件报告的相对频率。如果数据库中某特定药物事件组合明显高于整个数据库的背景频率，并且达到了一定标准，就认为产生了一个信号。非均衡性测量法可以概括为频数法和贝叶斯法，常用的频数法有 PRR 法和 ROR 法，贝叶斯法有贝叶斯置信度传播神经网络法和 GPS 法。

药品生产企业向药品监管部门提交数据挖掘结果，应当说明研究数据所基于的大规模临床流行病学资料，包括：①描述所用的数据库；②描述所用的数据挖掘方法（如统计学算法，药物、事件以及数据分层），并提供参考文献；③仔细评估个案病例报告、与所关注特定药物事件组合的安全性有关的全部资料（如临床前研究、临床研究、药物流行病学研究，或者其他研究结果）。

1. 频数法

在频数法的运用中，目前多用比值失衡测量法，该方法包含了报告比数比（reporting odds ratio, ROR）法和比例报告比值比（proportional reporting ratio, PRR）法。可用于单药或联合用药的信号监测。计算方法以四格表为核心，若某种药品与其 ADR 之间的计算结果超出临界值，则出现比值失衡，说明生成了信号。如果 95% 置信区间的下限大于1，说明生成信号。有学者将上述方法应用于甲氨蝶呤 ADR 信号的挖掘中，结果上述的两种方法均发现了 1 364 个信号，且完全重合。其强相关的、新的 ADR 的危险信号有治疗药物影响、骨骼肌肉系统、皮肤影响等。研究者基于这些信号建议采取相应措施加强监护，防范用药风险。其他方法还有英国药品和保健产品管理局（Medicines and Healthcare Products Regulatory Agency, MHRA）的综合标准法。若满足例数不低于 3，PRR 不低于 2，χ^2 不低于 4 的上述 3 个条件，则提示生成信号。有学者使用了 ROR、PRR、MHRA 三种方法挖掘了 545 例儿童 ADR 数据的信号，结果得出 MHRA 法监测的可疑药物风险信号较少。其余还有 Yule's Q 法、序贯概率比检验法等，但它们在 ADR 监测中应用效果的研究报道相对比值失衡测量法较少。

2. 贝叶斯法

在贝叶斯法中，贝叶斯置信度传播神经网络（Bayesian confidence propagation neural network, BCPNN）法较常用，这是运用传统四格表法加贝叶斯判别分析的方法来检测信号生成的一种方法。BCPNN 法让模型能够随数据库信息的更新而自行做出演绎推断，并结合更新的知识，对从前累积的 ADR 报告进行再次评价，从而起到前馈性作用，能够更有效地发现信号。该方法可用于处理复杂变量，对不完全数据的处理稳定性较好，可用于单药或联合用药的信号监测。该方法的核心是需要算出信息成分的数值，根据该数值的大小来表示可疑的药物和其 ADR 的发生之间的强弱关系。如果计算数值大于 0，说明可疑药物和 ADR 之间存在一定关联，可能生成信号。有学者将贝叶斯方法应用在评估 ADR 报告的因果关系中，该方法提高了药物监测数量和质量，增加了卫生专业人员举报其对 ADR 怀疑的积极性，从而提高药品的安全监测程度，更好地维护了人们的健康。

其他方法包括伽马泊松分布缩减（gamma passion shrinker, GPS）法和多项伽马泊松分布缩减（multi-itemgamma passion shrinker, MGPS）法。GPS 法现已升级为 MGPS 法。MGPS 法的算法是计算出经验贝叶斯几何均数，算法与 IC 值相近，算出贝叶斯几何均数的 95% 置信区间，其下限用经验贝叶斯几何均数 95% 置信下限表示，如果结果大于 2，则说明生成信号。MGPS 方法可以对药物以外的变量进行各个层次的剖析，探索各层变量特征是否与 ADR 之间存在联系。有学者应用该方法进行了 375 种具有肝损伤潜力药物的研究，计算了年龄、性别、肝事件相关报告的置信区间的经验贝叶斯几何均数，对性别、年龄和药物性质与药物性肝损伤关联问题进行研究。临床上多将上述几种方法联合应用，综合评估，更快速地发现危险信号，并进行分析，从而找出解决办法。

3. 关联规则

关联规则是关联分析的形式之一，是为了发现大型数据集中各项集之间"有趣"的关联关系的一种数据挖掘方法。其主要客观度量指标包括支持度、置信度等，其最重要的是支持度的测量。在 ADR 信号监测中的支持度表示同时含有某种药品与某种 ADR 报告占 ADR 报告总数的百分比，核心是在多次扫描后计算得到项集支持度，尽力发现全部频繁项目集，最终形成关联规则。其中 Apriori 算法目前应用较多，是一种较为经典的频繁项集挖掘算法。有学者基于该算法分析发现，高龄及患病史是阿托伐他汀联合降压药应用时发生 ADR 的高危因素。因此，这种算法的应用可以辅助临床诊疗人员进行合理用药。有学者将 χ^2 检验引入到传统的 Apriori 算法中，经研究后发现，改良后的 Apriori 算法缩短了计算时间，减少了无效关联规则，可更有效、准确地研究病历中药物与其相关不良事件之间的关联规则。

4. 聚类分析

聚类分析又称集群分析，该方法是利用数字信息知识来实现"归类"，尽量去缩短类别之中的差别，并尽量去扩充各个类别之间的差别。聚类分析的种类有很多，已在药品安全性的监测等方面得到了普遍的应用。有学者将人乳头瘤病毒（human papilloma virus, HPV）疫苗应用后出现的 ADR 进行聚类分析，结果显示，与 9 ~ 25 岁女性的非 HPV 疫苗报告相比，在 HPV 疫苗报告中，头痛、头晕和疲劳或晕厥的发生率明显更高。有学者将聚类分析中近年来发展起来的一种双聚类算法应用到我国 ADR 监测中，为潜在 ADR 确认、筛选需重点关注 ADR 信号以及 ADR 的病因学研究等方面提供有效的参考信息，旨在促进我国 ADR 监测中信号评价工作效率的提高。

5. 决策树

决策树是利用一种类似流程图的树状结构进行分析的一种数据挖掘的方法。该方法的核心在于对其的生长和剪枝。常用的算法包括 CART、ID3、CHAID 等生长算法和后剪枝、预剪枝等剪枝算法。有学者应用决策树技术挖掘左氧氟沙星的 ADR 的流行病学特点。在分析的 4 318 例报告中，皮肤及附件损害是较主要的损害，年龄是其重要影响因素。其三个分节点分别是 31.3、33 岁及体重>75.5 kg，第 1 个和第 3 个分节点可能对皮肤及附件损害影响大，第 2 个分节点可能对神经系统损害影响大。

6. 主成分分析

主成分分析法是对得到的数据进行降维操作，经再次组合后产生新的综合变量，从而进行进一步分析的数据挖掘方法。有学者将其应用于对收集到的 4 031 例头孢呋辛 ADR 数据进行信号挖掘，结果发现，皮疹、瘙痒、恶心、心悸等与头孢呋辛的应用相关性高。而心悸未在药品说明书内标注，可作为头孢呋辛 ADR 的新参考依据。

7. 其他方法

其他方法还包括反向传播人工神经网络、序列对数分析法、监督机器学习法等。有学者对反向传播人工神经网络进行了应用，探究其对与特异药物引起的肝损伤相关的不平衡数据集进行分类的能力，并建立了预测药物肝毒性潜力的模型。国外有研究表明，序列对数分析法可以早期识别安全信号，该方法具有中等灵敏度和高度的特异性。而相比序列对数分析法，监督机器学习法的灵敏度和特异性相对来说会更高，而这两种方法的实用性也较好，可作为现有的药物监测方法的补充。但是，这些方法目前在我国应用较少，今后可进行深入探索。

现今对 ADR 的监测正逐渐从 ADR 的被动监测过渡到 ADR 的主动监测，许多机构也正着力研发 ADR 主动监测系统。在各方支持下，国家药品监督管理局开发了基于医院 HIS 系统的可以主动获取药物警戒信息的系统——中国医院药物警戒系统（CHPS），该系统的应用改进了报告流程，缩短报告的时间，提高报告者的积极性。有学者将贝叶斯工具变量方法应用在 ADR 的主动监测中，其重点评价服用中药制剂过程中伴随疗法的应用对发生药品不良事件和严重不良事件的影响，进一步确认了其中的危险信号，改善了用药的安全性。除指南提出的如 ICH 药物警戒计划等主动监测方法外，随着计算机等诸多领域发展，电子健康记录（electronic health records, EHRs）逐渐在国内外被应用于 ADR 监测。在 ADR 主动监测方面，许多学者将数据挖掘技术应用在监测 EHRs 上以发现 ADR。一项研究开发了称为 Readpeer HSA 的数据挖掘算法系统，可自动提取药品和不良事件名称，并将其应用于对 EHRs 的 ADR 监测以及主动药物警戒中，有助于药物的使用安全。近年来，国外在应用 EHRs 的基础上，开发关于观察性医疗结果合作组织（Observational Medical Outcomes Partnership, OMOP）的通用数据模型（common data model, CDM），其正被逐渐应用于 ADR 监测中。有学者将 2007—2012 年的 Humana 数据提取转化成 OMOP CDM 格式，可实现在大型的观测数据中快速地发现 ADR 信号，进行药物安全评估。在 OMOP CDM 模型的项目研究结束后，研究调查人员在 OMOP CDM 基础上启动了名为观测卫生大数据科学和信息学（observational health data sciences and informatics, OHDSI）的 CDM 项目研究，以期利用大数据科学和信息学方法，促进卫生健康数据科研工作的发展。有学者应用 OHDSI CDM 发现左乙拉西坦与苯妥英钠具有相同或更低的血管性水肿风险，而苯妥英钠目前还没有被标记其可能发生血管水肿的警告。有学者在使用 OMOP 通用数据模型基础上开发了下一代药物警戒信号检测框架——ADEpedia-on-OHDSI，经研究得出基于 CDM 的方法将有助于提供可扩展的解决方案，其能够整合药物安全性数据和电子健康记录以生成真实的世界证据来改善信号检测。

五、风险评估

风险评估是指评估药物事件间的关联性，是上市药品风险管理的重要步骤。药品生产企业通过风险识别仅仅发现了风险信号，这些信号为深入评估药品风险提供了线索；对于一些重要的风险信号，应当采用药物流行病学或者循证医学系统评价的方法，研究药品与事件间的关联性。

（一）开展风险评估的必要性

通过病例分析或者借助数据挖掘工具所发现的风险信号，提出药品和事件相关的信息；这在本质上是探索性的或者是形成假设的，可以为深入评估风险提供线索。

因为 ADR/AE 的发生与药品特性、疾病种类、用药习惯、患者体质、相互作用等因素有关，自发报告与患者或医务工作者对 ADR 的认知度、医务工作者的职业敏感性甚至精神状况等因素有关，因此药品生产企业在分析监测数据时需要考虑以下情况：报告不完整，重复报告，漏报，因信息公开或诉讼等因素导致的激发报告等；自发报告可能反映的不是所关注药品的效应，而是原发病进展、并发症、合并用药或者其他未识别混杂等因素的效应；在归因分析时可能还需要考虑不良事件的背景发生率等。这些影响因素会因为药品与事件的不同而不同，会随着时间的变化而变化。

综上，基于自发报告的数据分析只能反映 ADR/AE 的特点，而不能反映药品的实际风险，生产企业应当对风险信号进行深入的分析研究，探究药品事件间的关联性。

（二）需要深入评估的风险信号

生产企业应当对以下风险信号进行深入的分析研究：①新的风险，尤其是新的且严重的风险；②已知的且严重程度显著增加的风险；③在普通人群中罕见的严重风险；④药物相互作用，食品（含食品添加剂）药品间相互作用，或者药品器械间相互作用等；⑤之前未发现的高危人群的用药风险，如老人、儿童、孕妇和哺乳期妇女、肝肾功能不全者、特定种族人群、特定基因易感性人群、特定并发症人群等；⑥混淆药品名称、说明书、包装标签和其他使用错误的风险；⑦超说明书适应证、剂量、目标适应证人群用药；⑧已经采取风险最小化措施，但后效评估发现未取得预期成效的严重风险；⑨药品生产企业或监管部门关注的其他风险，包括类效应或者非临床研究资料提示的重要信号。

（三）药物流行病学研究方法

药品生产企业可以应用多种方法对风险信号进行深入的分析研究，既可以在真实世界中应用设计良好的、非随机化的观察性研究，也可以在条件许可时选用随机化的临床试验。

药品上市后研究更多地关注药品的安全性，安全性研究大多为观察性研究，也可以称之为非干预性研究、非试验性研究。传统流行病学将观察性研究分为描述性研究和分析性研究。描述性研究包括主动监测、现况调查、疾病自然史和药品使用研究等，其中主动监测又包括哨点监测、医院事件监测、处方事件监测和登记系统。分析性研究包括病例对照研究、队列研究、巢式病例对照研究和病例交叉研究等复合式研究。分析性研究因为有研究方案、对照以及预定的假设，可以评估药品暴露与风险间的关联性。

生产企业需要根据药品的不同特点以及风险信号的不同特征，选用适合的研究方法。对于背景发生率较高的 ADR/AE 的评价，宜选择临床试验的研究方法。但是，以下情况就很难选择应用临床试验的方法：①发生率低于 1/2000 ~ 1/3000 的 ADR；②有并发症、有多个合并用药并且长期暴露的风险信号；③以识别某一不良事件的特定危险因素为目的。对于一些迟发的或者罕见的不良事件，尽管观察性研究存在论证强度较低的局限性，但目前尚无更好的选择。

药品生产企业可以在任何阶段针对风险信号启动研究，比如在上市前开展 ADR 背景发生率、疾病史或者用药模式研究，在刚上市时基于上市前研究数据所产生的问题开展研究，在依据上市后数据生成风险信号后围绕信号开展研究。由于不同药品具有不同获益风险方面的考虑，如所治疗疾病的严重性、待评价信号的性质和频率，因此，监管部门不可能制定统一标准来确定何时应该启动研究，而是生产企业应该根据每个药品的具体情况逐一判定。当一个重要信号会影响药品的获益风险比时，生产企业应当考虑开展一个或多个研究。如果生产企业确定观察性研究是评估一个特定信号的适宜方法，就应当根据研究目标和所关注不良事件的预期频率来确定具体研究方法并计算样本量。

观察性研究常存在混杂因素、效应修饰因子和其他偏倚，这就意味着观察性研究的研究结果要比临床试验的研究结果更难解释。在实施观察性研究时，研究者应当尽量控制存在的偏倚，并说明可能的混杂因素，比如适应证混杂。由于偏倚、混杂和效应修正的作用，采用观察性研究方法来评估相同假设可能会产生不同的甚至矛盾的结果，因此需要审慎地在不同环境里开展多个研究，并且是不同类型的研究。此外，多个研究结果的一致性可以增加证据强度。

（四）需要谨慎解释的不良事件报告比

药物流行病学的风险评估指标是不良事件发生率，即用药人群中新发不良事件的比率。在药物流行病学研究中，分子（新发不良事件病例数）和分母（在一定时间内的用药患者数）容易确定。对于自发报告的不良事件，由于低报、漏报而不能发现所有新发病例（分子），并且用药患者数仅为估计值（分母）。用药患者数估计的局限性如下：①无法获得暴露人数和暴露时间的准确数值；②很难因暴露时间过短或用药剂量过低等因素排除患者的用药风险；③如果一个药品有不同的适应证与不同的用药人群，很难获得特定人群的相关数据。

生产企业基于上述考虑，可以粗略估算不良事件报告比，即以所收集的自发报告数为分子，以相对应的用药患者数的估计值作为分母；在无法获得用药患者数的情况下，可以使用其他替代指标，如处方量或药物销售量。生产企业应当详细说明选择分母的基本原理和估算方法。

对于具有相同适应证的药品，比较不良事件报告比及其时间趋势有一定的作用。但是由于分子和分母的内在不确定性，其结果有很大的局限性。报告比不能等同于发生率；报告比的比较是探索性的，在解释时需要极为慎重。

生产企业为了更好地理解发生率或者报告比，应当估算总体人群中不良事件的背景发生率，理想状况是估算与用药人群具有相似特性的亚组人群（如绝经前妇女、糖尿病患者）的背景发生率。背景发生率可以来源于：①全国性的健康统计数据；②公开发表的医学文献；③专题研究（尤其是亚组人群的专题研究），使用大型自动化数据库或有原始数据收集的流行病学研究。在将发生率或报告比与背景发生率相比较时，应当考虑数据来源、诊断标准和用药持续时间之间的潜在差异。

自发报告的漏报程度难以确定，会随着药物类型、事件的严重程度、用药人群和其他因素而变化。如果报告比高于背景发生率，可能强烈提示其真实发生率已经很高，应当引起足够重视；也可能是其他因素的影响，如信息公开、市场对药物的新奇感等。同样，由于漏报因素，报告比低于背景发生率并不意味着药物与风险的增加无关。

六、风险管理

风险管理是指采取措施控制药品风险、减少药品伤害，是上市药品风险管理的核心。药品生产企业应当针对每一个重要风险，评估采取风险最小化措施的必要性，并依据药品的具体情况、风险的特点采取相应的风险最小化措施。

（一）实施风险管理的必要性评估

生产企业应当根据风险评估的结果，评估每一个重要风险是否有必要采取风险最小化措施，逐一评价现有药品标准、药品说明书和标签的相关内容是否已经能够控制风险，是否有必要采取其他风险最小化措施。如果企业认为某个重要风险不需要采取风险最小化措施，需要有充分的证据支持。生产企业对于潜在的重要风险与高危人群，在启动风险管理行动计划必要性评估的同时，需要制订进一步的研究或应对方案。

（二）风险最小化措施

对于每一个有必要采取风险最小化措施的重要风险，生产企业应当制定药品管理的工作计划，以控制药品风险、减少药品伤害。对于每一个重要风险，生产企业可根据实现控制药品风险的目的，决定采取一个或者多个风险最小化措施。工作计划应当包括药品的所有重要风险以及相应的风险最小化措施。

风险最小化措施包括对药品标准、药品说明书和标签的修订，向社会发布药品安全性警示信息，对医生、药师、护士和患者等相关人员进行宣传教育培训，在药品获得的各个环节给予药品安全性信息提示，采取限制药品使用、召回甚至撤市等措施。

（三）特殊情况的风险管理

在某些特殊情况下，生产企业可以不经过风险评估环节，在没有确定药物与不良事件间的因果关联的情况下，直接实施风险管理。

在病例分析时，药品生产企业如果发现绝大部分的严重事件与超说明书规定使用有关，如超说明书适应证或者超目标适应证人群、超剂量、超疗程，应当直接对医务工作者或者患者开展宣传教育，提醒不要超说明书规定用药。

在汇总分析时，药品生产企业如果发现严重事件与药品的某一批次或者几个批次存在聚集性现象，提示严重事件可能与药品质量有关，应当立即开展生产过程检查，对留存样品进行抽样检测，以除外产品质量问题。药品生产企业一旦确认严重事件与药品质量有关，应当立即通知销售单位停止销售、使用单位停止使用，并召回问题产品。

七、后效评估

后效评估是指评估减少药品伤害的效果，是上市药品风险管理的保证。药品生产企业应当针对每一个重要风险的风险最小化措施，制订后效评估计划并实施。后效评估应当考虑品种与风险的具体情况，主要考察是否实现了控制药品风险的目标。后效评估指标可以分为围绕风险管理实施过程的过程指标和传统流行病学认为实现目标的最终结局指标。

（一）对过程指标的评估

过程指标涉及实施风险管理计划的全过程，因此需要制订一个详细的后效评估计划来指导对过程指标的评估，包括目标人群、实施计划、评价工具以及对实施过程的检查。在后效评估计划的实施过程中，生产企业应当对计划及其变化情况进行量化。

为避免或消除影响结论信度和效度的偏倚和误差，生产企业应当遵循科学研究严谨和公认的原则来指导过程指标的评估，充分考虑研究目标、研究设计、样本量及其代表性、自变量和因变量的操作定义、评价工具的选择和统计分析方法等要素。生产企业需要在评估方案中使用适宜的调查方法，考虑调查量表的心理学属性；评估医务工作者所掌握的临床知识以及相关知识所产生的临床作用；考虑不同医疗体系架构对风险最小化措施效果的影响；最后，还应当根据与实施风险最小化措施有关的、所有利益相关方的意见来确定过程指标，尤其要注意对医务工作者与患者的影响。

（二）对结局指标的评估

过程指标不能代替结局指标，只有结局指标能够反映药品风险的降低，因而风险最小化措施的成功实施并不意味着风险管理目标的实现。

结局指标是评估药品风险管理目标实现与否的主要终点指标，如 ADR 发生率和严重程度，涉及风险最小化措施实施前后流行病学结局事件频率的比较。在上市后以结局事件发生模式为目的的安全性研究中，生产企业应当获得累计发生率。

结局指标可以包括基于风险最小化措施实施前后、不良事件报告比的比较。但是，有时候用药人群中不良事件的背景发生率较高，这种方法的信度较差。此外，还有很多影响报告比的因素，比如实施风险最小化措施后激发报告的增加会影响对报告比的分析。

对于在药品上市时就要求实施风险最小化措施的，由于无法比较风险最小化措施实施前后的数据，生产企业只能与预先设定的参考值进行比较，比如文献评价数据、历史数据、总体人群的预期频率、上市前临床试验结局事件的频率等。生产企业应当合理选择参考值；从现在开始短期内可以依据专家共识确定参考值，从长远看应当基于循证医学证据确定参考值。

生产企业应当遵循科学研究严谨和公认的原则来指导结局指标的评估。鼓励生产企业公布评估结果以保证评价的透明化，确保企业及时将相关信息准确地传递给医务工作者和利益相关方。生产企业为了实现风险管理目标，可能需要合成多个来源的证据，包括由生产企业发起或资助的研究、由独立公共基金资助的针对重大公共卫生问题的研究。生产企业应当通过系统综述来合成不同来源的证据，必要时使用 Meta 分析。

如果风险最小化措施未能实现预期目标的，生产企业应当判断是风险管理理念的失败还是实施过程的失败；启动下一轮风险管理周期，包括更新 ADR 信息、重新识别并评估风险、评估药品风险管理的必要性、重新采取风险最小化措施并开展后效评估。

第二节 安全性证据评价

近年来，中成药制剂在我国的医疗和保健上的应用愈发广泛，随着公众对药品安全意识的增强和监测机制的不断完善，中成药安全性问题日渐突显，成为影响中医药国际化、现代化发展的关键因素之一。中成药因具有"多成分、多通路、多靶点"的优势，常被公众贴上"临床效果好、副作用小、使用便捷"等标签。由于历史原因和临床研究质量低的局限，研究者普遍更关注中成药的有效性，而弱化了对安全性的判断。目前中成药的安全性评价大多是基于单项证据，例如个案报道、自发呈报系统、医院主动监测；或多个同类证据的整合分析，例如系统评价与 Meta 分析。由于不同研究评价安全性的方式不同，得出结果结论常常不一致，甚至可能会出现结论相悖。中成药因药物成分复杂、毒性物质基础较难明确，临床多复方或联合用药，毒性作用机制更为复杂，安全性评价的结果有诸多不确定性，一旦结论不恰当，就会直接导致患者受到损害。因此，有必要对中成药安全性证据来源及特点进行深入研究，构建安全性证据体，探索量化整合的关键技术，实现对安全性证据体的整体判断。

一、安全性证据来源

目前，可用于中成药上市后安全性研究的数据主要有Ⅳ期临床试验数据、被动监测数据、主动监测数据、医疗电子病历和系统评价与 Meta 分析等。

（一）Ⅳ期临床试验

Ⅳ期临床试验即上市后临床试验，又称上市后监测，是新药上市后应用研究阶段，通过考察药物在常规临床应用中对广泛人群的疗效和安全性，评价在普通或特殊人群中使用的利益与风险关系，改进给药剂量。Ⅳ期临床试验是中成药上市后研究的最基本要求，其对广泛使用条件下有效性和安全性的观察是初步的，也是最基础的。但是Ⅳ期临床试验无法获得 ADR 发生率，很难系统地观察上市中药罕见和偶发的 ADR。

（二）自发呈报系统

自发呈报系统（spontaneous reporting system, SRS）是由国家或地区设立专门的药品 ADR 监察中心，负责收集、整理、分析由医疗机构和药品的生产与经营企业自发呈报的药品 ADR 报告，并反馈相关信息。目前，SRS 是世界上药品上市后药物 ADR 监测、发现 ADR 信号的重要基本方式，也是安全性广泛数据的主要来源，对于有效预防和避免药害事件具有重要的意义。其优点是可以永久性监测、不受时空时间限制、监测范围广泛、权威性高、耗资少。缺点是 SRS 虽能提供 ADR 的相关数据，却无法提供药物使用人群的本底数据，无法判断因果关系，同时，自发呈报通常时间滞后，可能会延误 ADR 的及时处置。除此之外，因无法获取患者基数，无法得出 ADR 发生率。因此，SRS 要与其他数据整合以把握 ADR 发生的全貌。

（三）主动监测

主动监测是一种有组织、有计划的监测活动，信息采集者主动从患者和医务人员中获取信息，并通过预先制订的方案使信息尽可能全面和准确的目的模式。主动监测，作为药品上市后安全性评价的主要方式之一，可获得药品 ADR 发生率，同时，罕见和偶发的 ADR，以及 ADR 发生的类型、表现、影响因素等上市后研究关注的要点，也只有通过主动监测才能获得确凿性的证据。中成药上市后主动监测的形式通常为登记注册式的医院集中监测。按照上市中药的 ADR 发生率估算样本量，往往都需监测万例以上。目前我国的主动监测一般都以项目的形式开展，然而这种单一品种一定时段的监测难以形成规模优势，投入产出比欠佳，监测结果也容易受到医院水平、人员资质等多方面的影响。因此，可通过认证的医院对本院的中药开展常态化监测，将主动监测融入日常医疗活动之中；药品生产企业则通过支付一定费用来获取被监测中药的数据。这样，监测形成规模优势，成本大大缩减，监测则常态进行，源源不断地产生高质量的安全性大数据。主动监测特点是权威性高、证据可信度强、样本量大，具有前瞻性、敏感性，可以弥补被动监测模式的不足，同时可判断因果关联，计算 ADR 发生率。缺点是耗时、耗费、耗人力。

（四）医疗电子病历

上市后研究关注药物在真实医疗环境中的应用情况，医疗数据是最符合要求的大数据。医院电子病历记录（electronic medical record, EMR）往往覆盖大量人群，涵盖患者在医疗机构的海量诊疗信息，并可在较短时间内完成资料收集与分析，在上市后药品评价中存在优势，日益受到研究者及药监部门的关注。现如今，在真实世界环境下开展医疗电子病历研究（例如回顾性数据库研究），可以解决药品在真实诊疗环境中的实际效果及安全性问题，已成为上市后药品监管的重要手段。国外一些权威机构和组织，包括国际药物经济学和结果研究协会（International Society for Pharmacoeconomics and Outcomes Research, ISPOR）、国际药物流行病学协会（International Society for Pharmacoepidemiology, ISPE）及美国 FDA 已发布了多个相关指南，旨在说明如何基于电子健康记录开展药品安全性评价。基于 EMR 的药品安全性评价，可在较短时间快速识别药品暴露人群，并获得研究结局及其重要的影响因素，不仅可计算不良事件发生率，还可推测、判断药物暴露与不良事件的相关性及其危险因素。基于较高质量的数据库数据，选择最佳研究设计、采用规范的清理规则及科学分析，可为上市后药品评价提供关键证据。相比前瞻性研究，回顾性研究所需资源少，研究费用较低，日益广泛应用于上市后药品安全性评价。例如中国中医科学院中医临床基础医学研究所建立的医院信息系统（hospital information system, HIS）数据仓库，覆盖大量用药人群，涵盖患者基本信息、中医诊断、西医诊断、医嘱记录及实验室检验信息等较为全面的诊疗信息，为探索中成药的安全性问题提供了较好的数据资源。医疗电子病历数据必将形成典型的大数据，将成为中成药上市后安全性研究最具潜力的数据源。医疗电子病历数据结构化整合具有数据样本量大、贴近临床用药安全性实际情况、可计算 ADR 发生率、获得 ADR 临床特征的优点，并能探索其 ADR 发生的影响因素及可疑过敏因素处方序列分析。缺点是工作量庞大，收集数据难度高，数据异质性强，数据分析存在偏倚、缺失等情况。

（五）系统评价与 Meta 分析

文献是各种研究的荟萃，如系统评价与 Meta 分析报告、风险获益报告、个案报道等，作为中成药上市后安全性研究的数据源，具有很多优点，如收集到的 ADR 信息分布较广、可信度较高，研究周期较短、研究费用较低等。尤其重要的是，文献是发现罕见或偶发 ADR 的重要线索。随着中药临床研究的不断发展，每年都有大量论文发表在各类学术期刊上，为中成药上市后安全性研究提供了丰富的资源。

二、证据的相互补充与整合

利用好这些资源，从这些资源上寻找证据和线索，对于科学系统地评价上市中药的安全性有重要的意义。Ⅳ期临床试验数据、被动监测数据、主动监测数据、医疗数据和文献数据各有优势，也各有不足，应在大数据思维的指导下将其整合起来进行分析。数据整合带来创新，广泛的数据整合是大数据分析的特点之一。数据的总和比部分更有价值，而多个数据集的总和重组在一起比单个数据集的总和价值更大。大数据时代的中成药上市后安全性研究，应当尝试多方面数据的整合，以获得更加全面、更有价值的结论。

（一）时序性

数据整合应充分考虑时序性。文献研究是其他研究的基础，开展中成药上市后安全性研究之始，通过全面地掌握文献，以发现研究品种可能的 ADR 及其严重程度，初步评估其安全性，对于前瞻性研究设计中样本量的估计、病例报告表（case report form, CRF）的设计、ADR 应急预案的制订等均有价值。同时，文献研究也可为其他研究的开展提供线索。文献研究之后，应开展 HIS 数据分析，以了解上市中药在临床应用的真实情况，了解其应用人群、应用疾病、常用方案和方法，并根据文献线索开展重点研究。HIS 分析之后，应开展 SRS 数据分析。SRS 数据分析可发现上市中药 ADR 的具体情况，发现关于 ADR 影响因素、禁忌人群和配伍禁忌的线索。SRS 数据与 HIS 数据和文献研究结果相印证，可以较为全面地了解药物的安全特性，评估其临床应用中的风险和收益。当然，这样的研究结果只能提供线索，需要在此基础上进一步设计和开展Ⅳ期临床试验和主动监测等研究，以获得关于安全性确证性的结论。

（二）互补性

数据整合应充分考虑各数据间的互补性。文献数据来源广泛但报道零散，HIS 数据真实具体但又缺少某些特定信息，SRS 数据对 ADR 描述详细但缺少用药人群的本底信息，主动监测和Ⅳ期临床数据可靠但费用昂贵。然而它们之间具有很好的互补性，HIS 数据可提供临床应用的具体情况，文献数据和 SRS 数据可提供应用后安全性、有效性的具体情况，HIS 数据、文献数据和 SRS 数据互为补充、互相印证，为研究者提供上市中药应用的概貌和具体细节，为Ⅳ期临床试验和主动监测的设计提供线索，Ⅳ期临床数据则形成上市中药安全性和有效性的初步证据。主动监测则在 HIS 数据、文献数据和 SRS 数据的基础上形成关于上市中药安全性的循证证据。

三、安全性证据体的构建

安全性证据评价应该从多源头考虑，根据当前可获得的证据的综合，而不应局限于某种类型的研究证据。目前安全性证据来源有前瞻性大样本长期安全性注册登记研究、国家 ADR 中心自发呈报系统（SRS）数据分析、系统评价和 RCT 以及其他研究类型中报告的 ADR、真实世界医疗回顾性电子病历数据（HIS）分析、文献中 ADR 个案报告、ADR 专家判读意见和共识、ADR 机制研究等。

（一）安全性证据分级

虽然从循证医学证据等级分类来讲，系统评价、RCT 的因果论证强度最高，可为药品 ADR 的评价提供强有力的证据，但限于研究目的、伦理学、样本量、用药疗程等显示因素，随机对照试验可获得的安全性证据非常局限，例如一些罕见或远期的"损害"并不能通过 RCT 设计随机化、小样本很好地发现，反而一些大样本、长期的观察性真实世界研究才是发现的唯一证据，并且一些特殊的身心伤害更需要一些其他特殊的研究设计才能获得安全性证据。以中成药上市后安全性评价为例，结合多年来在该方面的深入研究和实践，认为当长期、大样本、前瞻性的注册登记医院集中监测研究结果和来自国家药品不良反应监测中心 SRS 数据分析结果一致时可列为最高级证据；当系统评价和大样本 RCT 中报告的 ADR/ 不良事件（adverse event, AE）结果一致时列为次高级证据，而单独来自两者的 ADR/AE 报告级别则低于两者结果一致时的级别；医院真实世界医疗数据回顾性队列分析结果和来自国家药品 ADR 中心 SRS 数据分析结果一致时可列为中级证据，而单独来自两者的分析结果级别则低于两者结果一致时的级别；多个医院临床实际中 ADR 个案病例讨论报告和文献中 ADR 个案报告以及其他研究类型报告的 ADR/AE 一致时，可视为较低级别证据，而单独来自各个报告结果级别则低于结果一致时的级别；专家意见和共识以及政府部门颁布的相关规范和标准则为低级别证据。

（二）安全性证据体

根据中成药上市后安全性证据的类别与特点，从点、线、面、体等不同角度来构建"上市后中药安全性证据体"。从点的角度，认为安全性评价的证据可以来自不同来源的单个研究设计类型，既可以来自于常见的 RCT 或其他研究类型中所报道的不良结局，也可以来自于单个个案报告，或者以安全性监测为目的的大样本的注册登记研究。在此特别强调，若是"死亡"这类 SADR，往往证据可以按照"全或无"来定论。从线的角度来看，认为来自同一研究类别的证据，如均为来自观察性研究的若干研究，或均为来自干预性研究的若干研究形成针对安全性结局的证据。从面的角度来看，鉴于安全性事件的发生为"小概率事件"，往往发生 1 例可能不会引起足够重视，即没有代表性。因此，考虑从地域代表性、医院类型、住院部和门诊部、临床研究中的多中心，以及国家自发呈报系统和一些主动监测研究中所发现的证据。从体的角度，认为点、线、面的角度是为了更好地理解安全性评价证据不同于既往有效性证据，不能单从研究设计类型的来固化证据级别，应该从证据的多源性来考虑。

四、安全性证据体的量化整合与评价

针对安全性信息的不确定性问题，可采用多源信息融合法。该方法首先选取评价指标并建立安全评价指标体系；其次通过赋权方法计算各指标权重；最后将不同评价指标融合进行安全性评价。但是，传统的多源信息融合法建立的评价指标体系多以实测数据指标为主，少有同时引入定性指标与定量指标。随着信息技术的证据理论作为一种不确定的推理方法，能够有效处理多个可能冲突的不确定性、模糊性信息的数据融合发展，对安全性评价方法的要求越来越高。

云模型是用自然语言值表示的某个定性概念与其定量表示之间的不确定性转换模型。

D-S 证据理论作为一种不确定的推理方法，能够有效处理多个可能冲突的不确定性、模糊性信息的数据融合问题。现代多应用于信息融合、专家系统、情报分析、法律案件分析、多属性决策分析领域。基于云模型和 D-S 证据理论构建安全性证据指标体系：①构建中成药安全性定性定量指标评价体系；②利用云模型计算定量指标实测时间序列数据对应的隶属度，并将其转化为证据理论的基本概率分配；③完成专家评语定性指标转化为证据理论的基本概率分配；④针对证据理论融合时存在的冲突问题，引入静态权重系数，实现多组监测数据的融合，引入动态权重系数实现不同证据间的融合，从而实现安全性的多指标综合评价。

（一）基于云模型的中药安全性评价隶属度矩阵

采用期望值 E_x、熵 E_n 和超熵 H_e 三个数字特征体现定性概念的不确定性、模糊性和随机性，对评价指标的安全性等级区间分别建立云模型，计算模型的各特征值（E_x、E_n、H_e），H_e 反映了熵的离散程度，根据经验取 0.01。

$$E_{xij} = \frac{x_{ij}^1 + x_{ij}^2}{2}$$

$$E_{nij} = \frac{x_{ij}^2 - x_{ij}^1}{2.355}$$

式中（x_{ij}^1, x_{ij}^2）为某评价指标对应的某安全等级的取值范围。

由各评价指标实测时间序列及上述评价指标分级区间云模型特征值计算第 j 个安全等级下第 i 个指标特征值的隶属度 μ_{ij}：

$$\mu_{ij}(P) = \exp\left(-\frac{(x_p - E_{xij})^2}{2(E'_{nij})^2}\right)$$

$$\mu_{ij} = \sum_{k=1}^{N} \frac{\mu_{ij}(p)}{N}$$

式中 E'_n 为以 E_n 为期望、H_e 为标准差的正态随机数；x_p 为时间序列第 p 个实测值。

（二）基于 D-S 证据理论的中药安全性证据综合评价

安全性风险证据化，根据安全性风险特征定性评价集定义 R ={很好，好，较好，一般，差，极差}，并对该评价集进行非排他性赋值。定义证据评价等级特征集 E ={极高，高，中，低，极低}，并对该评价集进行非排他性赋值。将给出的模糊语言映射至特征集上，通过模糊处理获得风险特征的量化证据值。

$U_r(A_k)$ 为专家 r 对指标 g_{ij} 模糊评语的广义隶属度函数：

$$U_{r(gij)}(A_k) = \frac{\sum\limits_{s=1}^{4} \min(U_{rs(gij)}, U_s(A_k))}{\sum\limits_{s=1}^{4} \max(U_{rs(gij)}, U_s(A_k))}$$

式中 i 为分目标号（$i = 1, 2, 3, 4, \cdots, \alpha$）；$j$ 为分目标中的指标号（$i = 1, 2, 3, 4, \cdots, \beta$）；$s$ 为模糊评价语号；k 为特征集号（$k = 1, 2, 3, 4, 5$）；$U_{rs(gij)}$ 为专家 r 对指标 g 的模糊评语；$U_s(A_k)$ 为模糊评语评价等级。

（三）基本概率分配的确定

基于云模型得到的评价指标隶属度基本满足基本概率分配的定义，但 $\sum\limits_{j=1}^{q} \mu_{ij} \neq 1$，故补充如下定义，将隶属度转化为基本概率分配：

$$\theta_i = 1 - \max(\mu_{i1}, \mu_{i2}, \mu_{i3}, \cdots, \mu_{iq})$$

$$m_i(X) = \theta_i$$

$$m_i(A_j) = (1 - \theta_i)\mu_{ij} / \sum\limits_{j=1}^{q} \mu_{ij}$$

式中 $m_i(X)$ 为该指标评价结果为未确知的可能性。

（四）权重系数的确定

对不同的安全性证据，采用动态权重系数法确定各证据的权重系数。设共有 n 条证据，定义证据向量：

$$\boldsymbol{P}_i = [m_i(A_1), m_i(A_2), \cdots, m_i(A_q), m_i(u)]^{\mathrm{T}}(1 \leqslant i \leqslant n)$$

任意两向量 $\boldsymbol{p}_i, \boldsymbol{p}_j$ 的相容系数如下：

$$R_{ij} = \cos(\boldsymbol{P}_i, \boldsymbol{P}_j) = \frac{\boldsymbol{P}_i^{\mathrm{T}} \boldsymbol{P}_j}{\left[(\boldsymbol{P}_i^{\mathrm{T}} \boldsymbol{P}_i)(\boldsymbol{P}_j^{\mathrm{T}} \boldsymbol{P}_j)\right]^{1/2}}$$

$$\boldsymbol{P}_i^{\mathrm{T}} \boldsymbol{P}_j \sum\limits_{k=1}^{q+1} = m_i(A_k)m_j(A_k)(i, j = 1, 2, \cdots, n)$$

某条证据 m_i 的绝对相容度 $R_i = \sum\limits_{j=1, j \neq i}^{n} R_{ij}$ 将其归一化得到证据的可信度，因可信度随证据变化而变化，故称之为动态权重系数，公式如下：

$$w_{i1} = \frac{R_i}{\sum\limits_{i=1}^{n} R_i}$$

同一监测项目含有多组监测数据，采用静态权重系数方法确定多组数据间的权重系数。为保证权重的相对客观和科学性，尽可能避免主、客观单一赋权带来的不足，采用主观和客观赋权相结合的方法获得静态权重系数。主观赋权采用 DEMATEL 法，客观赋权采用 CRITIC 法。

证据理论融合计算，设 m_1 和 m_2 是两个相互独立的基本概率分配，证据理论组合规则如下：

$$m(C) = \left\{ \frac{\sum\limits_{i=j,\ A_i \cap B_j \neq \phi} [w_1 m_1(A_i)][w_2 m_2(B_j)]}{1-k} \right\} \quad (\forall C \subset U,\ C \neq \phi)$$

$$m(C) = 0 \quad (C = \phi)$$

$$K = \sum\limits_{i=j,\ A_i \cap B_j \neq \phi} [w_1 m_1(A_i)][w_2 m_2(B_j)] < 1$$

式中 w_1，w_2 分别为对应指标的权重；k 表示证据之间的不相容程度。

（五）结果

通过不同证据下指标融合，可得到单个安全性证据融合结果最大基本概率值和整体安全性融合结果最大基本概率值，判断安全性等级。

第四章
有效性研究

第一节　概述

一、研究范畴

上市后有效性研究是药品全生命周期研究的重要组成部分。2019年颁布并实施的《中华人民共和国药品管理法》中专设"药品上市后管理"一章，明确要求药品上市许可持有人应主动开展上市后研究，对药品的安全性、有效性和质量可控性进行进一步确证。对于中成药而言，其有效性研究尤为重要。由于历史原因和学科特点，除了药品上市前研究的一般局限之外，部分中成药还缺少上市前的临床研究资料，导致了中成药普遍存在着适应证宽泛、临床定位不明确的问题，因而需通过上市后的有效性研究明确其临床定位，确证其疗效，并进一步验证其在广泛的用药人群、复杂疾病、联合用药等情况下的临床疗效。开展大规模、规范化临床试验，有助于培育一批具有国际竞争力的名方大药。开展中成药上市后评价，从效力（efficacy）评价扩展为效果（effectiveness）和效益（efficiency）评价，重点关注中药在实际情况下的临床定位、临床效果，指导临床合理用药，为使既有良好的临床有效性又能符合好的成本效益的中药为更多患者带来受益，彰显中药治疗价值，进而推动中医药事业健康发展。

中成药上市后有效性研究，既包括已满监测期的中成药在说明书规定的功能主治、用法用量范围内，进行功能主治（目标人群）精准定位、用药方案优化的研究，又包括正在监测期的中成药按监管要求开展的旨在进一步确定其有效性的研究，还包括上市前未系统开展临床有效性研究的中药，在上市后开展的明确其适应证疗效的研究，也包括基于真实世界数据探索新的功能主治、用法用量、给药途径与疗程等属于中成药二次开发的研究。

二、研究特点

1. 全生命周期研究

中成药上市后临床有效性研究是中成药全生命周期研究的一个环节，开展上市后有效性研究也要遵循全生命周期研究理念。有效性研究是一个持续深化的过程，既可能是观察性研究、干预性研究、动物实验、体外实验等不同研究类型的相互组合，也可能是同一研究类型针对不同研究问题的渐进式探索。这些研究之间存在着相互依存的逻辑关系，应首先开展顶层设计，基于产品发展的总体规划，理清其逻辑关系，制定各项研究的实施细则，并根据人力、物力和时间投入等规划相关研究开展的顺序，分步实施。

2. 以说明书为依据

中成药上市后临床有效性研究应以法定药品说明书为依据，干预性研究的设计应符合药品说明书所载功能主治或适应证、适应人群、用法用量等；临床试验可以在药品说明书的框架下进一步聚焦或细化，但在一般情况下不宜开展超说明书用药的试验干预性研究。

观察性研究也可以用于有效性研究。基于真实世界数据的有效性研究可以探索新的临床定位，包括新的适用人群、适应证、用法用量等。

3. 分类研究

中成药上市后研究因其针对的需求不同而有不同的研究,可能是效力研究,可能是效果研究,也可能是证候评价等。不同的研究之间从法规,到设计,再到实施都不一样,应分类开展研究。一般而言,中成药上市后有效性研究分为以下类型:

(1)补做上市前研究:随着医学水平的提高,对中药的研究水平有了更高的要求,我国的中成药品种(特别是 20 世纪 70—90 年代期间由地标转国标的中药品种)存在既往基原、产地、采收、加工、贮存、炮制、生产工艺、非临床有效性研究、Ⅰ期~Ⅳ期临床试验等不完善的情况,应该适当补做,甚至重做。

(2)评价中成药证候疗效:中成药上市后有效性评价是以中医药理论为指导,重视人体对中药作用的整体反应,这是不同于西药上市后临床评价的重要特征。不仅要注重痊愈率、好转率、致残率、病死率以及理化检查等指标的评价,还应根据中成药的特色,关注中医证候的改变对"人"的影响以及人的生存质量的提高。中医证候的观察和疗效评价是中药有效性临床试验的重要内容之一。中成药上市后临床有效性研究与评价尚需要关注药物组方与主治中医证候的方证相应问题,中医证候既是功能主治(目标人群)的纳入标准,同时也是疗效评价的指标。

(3)探索药物的相互作用:鉴于中医药的特点,中药与化学药物联合应用时药物间相互作用所可能产生的协同作用、拮抗作用问题。

(4)明确特殊人群用药的有效性:特殊人群(老年患者、儿童患者、心肝肾等重要脏器功能不全患者)科学用药、合理用药等。

4. 注重证据链的形成

基于中成药上市后在广泛人群中使用的文献数据、系统评价证据、电子医疗数据、整合的Ⅰ期~Ⅳ期临床数据等不同来源的有效性数据进行研究与评价,旨在提高中药临床服务的效力、效果和效益。

第二节 研究设计

中成药上市后评价临床试验研究目的直接决定设计类型以及评价指标的选择,在进行上市后中药再评价之前,首先应明确评价的目的。中成药上市后有效性评价是验证药物在广泛人群中使用的有效率、长期效应,以及特殊人群疗效、评价用药剂量、疗程的合理性和影响因素(制剂类型、患者年龄及生理状态、并发疾病、合并用药等)对疗效的影响。为进一步研究中成药上市后在广泛人群中使用的有效性和联合用药等的效力、(尤其)效果与效益,应根据不同中药的不同特点以及不同的有效性研究目标,选择能够体现中药特色的指标,在临床试验的不同阶段设计不同的研究方案。中成药上市后有效性研究的方案设计应以上市前的药理、毒理、临床研究,以及上市后开展的临床试验和效应机制研究为依据,充分考虑前期研究结论对方案设计的支撑。研究计划也需考虑已有研究结果对后续研究设计的支持。如果研究计划中包含多项研究，则后续开展的研究方案应根据前期结果予以调整。

一、一般原则

针对我国中成药上市后研究与评价自身的特点，中成药上市后临床有效性研究的一般原则应以国际标准为基础，运用中医药学、临床流行病学、药物流行病学、循证医学、循证药学、医学统计学等前沿方法，参考国际上市药品研究与评价技术及国内外相关指导原则开展。中成药上市后临床有效性研究与评价同样需要符合伦理学原则，充分保护受试者的安全。强调中成药上市后临床有效性研究与评价是以研究其在广泛人群中使用的效果为目标，根据中药的已知功能主治制订整体研究计划；不同阶段具有不同的研究目的、不同的研究目的具有不同的研究设计方法和数据分析方法。从未开展过系统的有效性研究的中药应补做相关工作，对于销售量大且安全无效的中药，尤应进行上市后临床有效性研究与评价。临床研究还应关注疾病诊断、治疗方法的不断进步，在中成药上市后临床有效性研究与评价研究设计与实施过程中做出相应的调整。

二、临床定位

中成药上市后的临床定位需考虑：功能主治发生发展演变规律、现阶段医学进展和所能达到的治疗水平、中医药目前在功能主治（目标人群）治疗中的作用和地位及药物潜在的临床价值；需明确是治疗用药还是辅助用药，是影响疾病进程还是改善症状，是联合现有治疗方法还是单独使用等。

三、研究对象

有效性研究纳入的研究对象应能代表实际用药人群。要充分考虑中成药在儿童、老年人、孕产妇、哺乳期妇女等特殊人群中的用药特点及有效性；也要考虑不同的性别、种族/族裔、体质、地域、气候，以及个体代谢、免疫等差异的影响；经肝、肾代谢的药物，应考虑在肝、肾功能不全的用药人群中的有效性与安全性。另外，还应考虑研究人群因收入水平、受教育程度、支付类型、职业差异等因素所导致的有效性的不同。

四、设计类型

尚未确定效力的中成药，应首先开展效力评价。可选择 eRCT，应以安慰剂作为对照，并实施盲法，开展随机、双盲、多中心、平行对照的优效性临床试验。如果该中成药具有突出的安全性或经济性，也可考虑开展非劣效试验设计。无论是优效性临床设计，还是非劣效性临床设计，均应设置合理的临床界值。建议参考《中药新药临床研究一般原则》。

已确定了效力的中成药，应进一步评价其效果。推荐首选 pRCT，一般应采用标准对照，也可根据不同的研究目的采用医疗保险、国家基本药物或其他目录的同类产品作为对照。如果不适宜采用随机分组，则可选择非随机对照试验（non-randomized controlled trial, non-RCT）以设计。真实世界研究中，若无法实施对照，可采用单臂试验，推荐结合目标值法（objective performance criteria, OPC）确定其临床效果。建议参考《真实世界证据支持药物研发与审评的指导原则（试行）》。

观察性研究也可用于临床效果评价。可采用前瞻性的队列研究、注册登记研究等设计类型，也可采用基于历史性数据的队列研究设计、模拟目标试验（emulate a target trial）设计等。观察性研究用于临床效果评价应充分考虑混杂因素的影响；基于历史性数据的观察性研究还应充分考虑数据的完整性、准确性、透明性和适用性，应审慎地评价研究结果的内部真实性。建议参考《用于产生真实世界证据的真实世界数据指导原则（试行）》。

此外，适应性设计能够提高研究效率，但应注意避免增大 I 类错误。建议参考《药物临床试验的生物统计学指导原则》。当需要开展中成药的剂量研究或探讨量效关系时，可采用适应性富集试验设计。建议参考《药物临床试验富集策略与设计指导原则（试行）》。

五、样本量

样本量的确定既要满足统计学要求，又需符合法规要求，还应考虑其实施的可行性（例如，罕见病患者或少数群体患者的招募相对困难）。

根据研究目的来确定样本量，主要疗效指标是样本量估算的依据；具有多个研究目的的临床试验，应针对每个特定目的的主要疗效指标估算样本量，且每个估算结果都应符合统计学要求。根据具体临床问题确定合适的检验水准（α）和检验效能（$1-\beta$），确定具有临床意义的比较界值（Δ），并应关注优效性、等效性、非劣效性和差异性检验对样本量的不同要求。样本量估算一般基于主要结局指标，有时也需兼顾次要结局指标及安全性指标。如果需兼顾多个效应指标，应对每个效应指标进行样本量估算，然后取其样本量最大者为研究的最终样本量。估算样本量还须考虑耗损（包括失访、退出、无应答），应根据对患者依从性的估计增加 10%～20% 的样本量。涉及分层分析的，应按照每层所需的样本量进行估算。pRCT 的混杂因素较多时，样本量估算还应考虑混杂因素的组间均衡。如果采用真实世界研究设计，且所纳入的观察对象是某个有限总体时，可将该总体人群全部纳入研究。基于数据库中已有数据的回顾性研究，虽无法预先估算样本量，但应计算统计效能，从数据量的角度分析研究结论的论证强度。中成药上市后研究观察广泛人群的有效性应适当增大样本量。

六、对照设置

上市前临床试验更多关注的是药品的有效性，为发现药物的净效应，设计时选择与安慰剂做对照，对与其他上市药相比的特点了解并不充分。因此，上市后有效性评价常选用指南推荐的阳性药品做对照。

中成药上市后研究常开展单臂试验。基于单臂试验开展有效性研究，也应有较合理的疗效对照。可以选择采用目标值法，检索大量历史数据或其他可靠资料以获得被广泛认可的该研究结局指标的临床性能标准，将所要开展临床研究的终点结局与所获取的性能标准进行比较分析，从而评价干预措施的有效性。

七、访视时点

临床研究访视时点包括基线访视点、中间访视点、试验结束访视点、随访期的访视点等。可根据疾病演变规律、中药起效时间、治疗目的以及研究风险等由临床专业人员来确定观察时点。上市后有效性研究，尤其是适应证为慢性病的中成药有效性研究应考虑设置较长随访期的访视点，以观察中成药的中、远期疗效。设定访视点还应考虑研究的可行性与过多访视的负面效果，即频繁的访视可能会导致研究对象的依从性下降、脱落率上升，从而会增加临床研究按照预期实施的难度。

推荐根据实际需要设置患者日志卡，由研究者指导患者记录症状改变的情况，从而找到更加准确的起效点；推荐采用手机移动应用程序、智能设备、可穿戴设备等新技术和新设备优化访视时点，以发现传统手段无法观察到的临床事件。

回顾性研究也要充分考虑疗效评价时点。涉及纵向数据分析的研究，访视时点的设置要考虑数据模型的要求。

八、疗效指标

中成药上市后有效性评价应针对上市前因样本量小和时间所限未能考察和解决的问题而进行研究，尤其是中药长期疗效、具体给药方案、合并用药、对生命质量影响、对终点事件的干预程度等。疗效指标的选择可参考已发表的相关中医药临床试验核心结局指标集（core outcome sets, COS）及国际公认的其他结局指标，可设定为疾病的临床终点、重要的临床事件、反映患者社会参与能力（例如，生活质量等）、临床症状和/或体征、心理状态等，也可设定为中医证候疗效指标，也可兼用理化检查、影像学检查结果。此外，还应关注患者报告结局的应用，可参考《患者报告结局在药物临床研究中应用的指导原则（征求意见稿）》。根据中成药的功能主治不同，确定不同的疗效指标。主治为"病证结合"的中成药，主要指标应采用现代医学疾病的疗效指标，次要指标可采用中医证候疗效、临床症状、体征、生活质量、理化指标等。主治为"病"的中成药，推荐以现代医学疾病的指标为主要疗效指标。主治为"证候"的中成药，推荐以中医证候疗效为主要疗效指标，采用经信度、效度检验的中医证候量表评价。

主要疗效指标通常只设一个；若一个主要疗效指标不足以说明药物效应时，可采用两个或多个主要疗效指标，但都应符合当前国内外共识。次要疗效指标可设多个，应当与主要疗效指标之间有相应的逻辑关系。疗效指标不应简单地转化为痊愈率、愈显率、有效率、总有效率等复合指标，以避免增加 I 类错误。

九、质量控制

随机对照试验偏倚风险的考虑建议参考 Cochrane 偏倚风险评估工具 2.0（cochrane

risk of bias, RoB 2.0），非随机干预性研究（例如队列研究、病例对照研究等）偏倚风险的考虑建议参考非随机干预研究偏倚风险评估工具（risk of bias in non-randomized studies of interventions, ROBINS-I）等国际公认工具。此外，研究者应该根据研究开展的具体情况，对研究可能存在的偏倚进行综合考量。在研究设计阶段应仔细分析各种可能的偏倚来源，并在研究实施过程中采取针对性的措施（例如随机分配、设立对照等）控制和减少偏倚。应仔细评价研究过程中偏倚的发生情况，探讨相应偏倚对研究结果的潜在影响，做到严格、审慎地报告、评价和使用证据。建议处理优效性随机对照试验的数据时开展意向性治疗（intention-to-treat, ITT）分析。

十、数据清理及统计分析

干预性研究和观察性研究都可能存在数据缺失的问题。数据缺失往往会降低统计效能，导致分析结果发生偏倚，应采用科学方法进行处理。应首先考虑通过溯源来填补数据；无法溯源时，应针对不同的缺失类型采用不同的处理方法。完全随机缺失（missing completely at random, MCAR）一般不会对研究结果产生影响，建议直接使用完全数据集分析而不做任何处理；随机缺失（missing at random, MAR）推荐使用多重插补法或删失逆概率加权法处理；非随机缺失（missing not at random, MNAR）没有较好的处理方法，可详细描述其缺失分布、缺失程度、缺失原因及机制，并慎重考虑研究的论证强度。

观察性研究的设计与统计分析过程中，在对常规混杂因素控制的基础上，通过实现研究对象的入组、干预措施分配及随访开始时间的同步以控制永恒时间偏倚和现使用者偏倚，可以实现观察性研究对相对应 RCT 的模拟，即所谓模拟目标试验。

第三节 有效性证据评价

从中成药上市后有效性临床研究到临床证据的应用，其中大约经历了 2 个阶段，一是证据质量的评价，二是推荐意见的形成，这是临床决策的完整逻辑链条。某种中成药即使有上市后的高质量有效性证据，也不一定必然获得临床推荐，因为除了要考虑中成药的其他特性外，还要考虑是否存在更好的预防或治疗方法。同样，某种中成药没有高质量的有效性证据也不一定就不被推荐，因为它可能就是目前所能获得的证据表明的最佳疗法。获得临床推荐的证据，不一定就是质量最高的证据，因为临床决策除了基于疗效证据之外，还需要考虑医生经验及患者的价值观与意愿、卫生资源与经济成本、公平性等方面的证据。但是，对临床有效性证据的评价是必须的，这是其临床应用的基础，也是循证临床决策的依据。

一、真实性评价

中成药上市后有效性研究根据不同目的，采用不同的研究设计类型。由于不同的设计对于偏倚（bias）和机遇（chance）的控制力度不同，导致不同的研究与真实效应之间存在不同程度的差异，一些临床研究无法呈现出中成药的真实疗效，甚至会得出相反的结论。因此，有必要对临床研究结果的真实性展开评价。

真实性（validity）又称效度，是指一种测量方法或研究得出的结果与真实结果之间的符合程度，它既包括研究结果与研究人群真实效应的符合程度，也包括在充分考虑了各种影响结论或推断的因素后，将研究结果外推至样本以外人群时的可靠性。研究结果的真实性是相对的：一项研究无论设计多么科学、实施多么严格都不可能与真实的结果完全一致；同时，一项基于抽样样本的临床研究无论对各种因素考虑得多么充分，其研究结果也不可能完全适用和保真（fidelity）地应用于抽样样本以外的人群。对于中成药的有效性评价而言，其研究结果能否在临床上推广应用取决于两个方面：一是研究结果与样本的真实结果相符，二是研究结果与总体的真实情况相符，前者称为内部真实性，后者称为外部真实性。内部真实性是外部真实性的基础，外部真实性是内部真实性的目的。

内部真实性（internal validity）是指研究结果与实际研究对象真实情况的符合程度，它回答一个研究本身是否真实或有效结果是否可靠。临床研究一般都是基于特定的样本量开展的。由于临床研究中无所不在的偏倚，研究结果必然与真实结果之间存在不一致的地方。内部真实性是一项研究有没有价值、有多大价值的最根本的依据。

外部真实性（external validity）是指研究结论与推论的总体人群真实情况符合的程度，它说明了一项研究有多大的可能性可以推广应用到研究对象以外的人群。外部真实性取决于研究样本的代表性。如果纳入临床研究的对象可以充分反映其总体的全部特性，则理论上研究的结果就可以外推到总体人群。然而，由于临床试验样本量的限制，纳入研究的样本与总体不可能完全一致，则结果必然无法完全符合。

临床研究的质量评价，目的就是评价研究的内部真实性和外部真实性。朝向临床应用，要对一项研究的内部真实性和外部真实性进行权衡。追求内部真实性要尽可能地限制研究对象的类型和研究环境，而其研究结果推广应用时却会面临不同的应用人群、复杂的应用环境，结果往往就无法完全适用，也就是外部真实性较差；追求外部真实性，则需要尽可能地增加研究对象的异质性，使得研究对象的代表范围扩大，那么研究结果符合每一个研究对象的概率则会降低，也就是内部真实性降低。但两者又是相互依存的，只有符合实际研究对象的规律，才有可能在广泛人群中推广；如果研究结果连实际研究的人群都不能符合，则更不可能推广到其他人群中去了。

临床研究结果的真实性评价是循证医学证据质量评价的重点关注方向，而有效的控制偏倚和机遇则是提高真实性的主要方法。偏倚来自于对象选取、测量和统计分析等设计与实施方面的缺陷；机遇是单纯由于机会引起的差异，需要利用统计学方法进行估计，增大样本量可减少机遇的影响。临床研究中通过科学设计、严格实施、客观分析等途径可以大大地减少系统误差；而通过准确地估算样本量可以减少随机误差。不同的临床研究类型对于系统误差的控制是不同的。观察性研究由于无法主动控制参与对象的干预措施，因此偏倚最不可控，试验性研究则相对较好。试验性研究对系统误差的控制，最有效的办法是对照和随机。由于不同研究类型对于系统误差的控制程度不同，从而研究设计类型也成为了循证医学证据分级的依据。

20世纪60年代，美国两位社会科学家 Campbell 和 Stanley 首次提出了研究证据分级的思想，并引入内部真实性和外部真实性的概念。1979年，加拿大定期体检特别工作组（Canadian Task Force on the Periodic Health Examination, CTFPHE）首次对研究证据进行分级并给出推荐意见。此后多个机构和组织分别对证据质量和推荐强度进行了规范，但方法各异，标准不一，甚至彼此矛盾。1998年，由临床流行病学和循证医学专家 Bob Philips，Chris Ball，Dave Sackett 等人共同循证制定新的分级标准，2001年5月正式发表于英国牛津循证医学中心的网站上。该标准首次在证据分级的基础上整合分类概念，涉及治疗、预防、病因、危害、预后、诊断、经济学分析七个方面，更具有针对性和适应性（表4-1）。这一标准成为循证医学教学和循证临床实践中公认的经典标准，是循证教科书和循证期刊使用最为广泛的标准。

表4-1 牛津证据分级与推荐意见强度分级标准（2001）

证据水平	治疗、预防、病因研究	推荐强度	定义
1a	同质随机对照试验（RCT）的系统评价（SR）	A	1a 或 1b 或 1c 级证据
1b	置信区间窄的单个 RCT		
1c	"全或无"病案系列（一种干预措施推行前，某病病死率为100%，推行后病死率小于100%；或推行前病死率大于0，推行后病死率降至0）		
2a	同质队列研究的 SR	B	2a 或 2b 或 2c 或 3a 或 3b 级证据
2b	单个队列研究，包括低质量 RCT, 如随访率＜80%		
2c	结果研究，生态学研究		
3a	同质病例对照研究的 SR		
3b	单个病例对照研究		
4	病例系列研究（包括低质量队列和病例对照研究）	C	4 级证据
5	未经严格评估的专家意见或基于生理、基础研究或初始概念	D	5 级证据

注：RCT 为随机对照试验；SR 为系统评价。

牛津循证证据分级体系主要体现了临床研究内部真实性的大小。5级证据为非临床研究证据，或是无法控制主观因素影响的证据；4级证据为无对照的临床研究，或质量较差的有对照的临床研究；3级证据设有对照，但为回顾性研究；2级证据为前瞻性并设有对照组，且没有随机的临床研究；1级证据为随机对照的原始研究及二次研究，其中"全和无"病案系列因临床效应大且不适宜采取对照而列为1级证据。

二、重要性评价

毫无疑问，一项中成药上市后的有效性研究，结果是否真实是最重要的。如果其真实性不能得到保证，那么研究就没有任何价值。但是反过来看，一项中成药上市后的有效性研究具有很好的真实性，却也并非在任何情况下都具有较大的临床价值，因为临床价值还取决于研究结果的重要性。

重要性是指在研究结果真实的情况下，其对临床决策、政策决策、企业和产品决策的价值。重要性主要表现在 3 个方面，即治疗效应的大小、治疗效应的精确度、结果的临床意义。

（一）治疗效应的大小

中成药上市后有效性研究的检验结果具有统计学差异，只能说明从统计数字上看出试验组与对照组的疗效具有差别，但是这种差别有多大，是否足以支持临床决策的转变，都具有不确定性。如果统计学认为有差异，而实际上研究设计中没有设置有效性的临床界值，那么这个细微的差别是否具有临床意义也尚未可知。与此相反，有些研究结果呈现出很大的临床效应，因此其干预措施具有明显的临床优势，这样的研究结果就具有重要性。GRADE 体系对证据等级的认识，"效应量大"是一个重要的升级因素，就是充分考虑了这一点。

应关注试验措施与对照措施差异有否统计学意义，更要关心这种差异是否有临床意义。差异确有临床意义而没有统计学意义，提示样本量不足，统计效能过低。结果有统计学意义而没有临床意义，说明其应用性差。

治疗效应大而具有重要性的结论应建立在真实性良好的基础上。因为真实性不佳的研究，治疗效应大可能只是各种偏倚导致的假象。因此，判断治疗效应大应首先开展证据质量评价，以确定该效应估计是准确的，而非偏倚所致的疗效高估。一项 Cochrane 方法学系统评价发现，比较了相同干预的 35 个随机与非随机试验中，22 个非随机试验的效应估计值更大，8 个效应估计值相似，4 个非随机试验效应估计值更小。这就说明，因方法学缺陷而导致的偏倚，往往的确更容易引起有效性临床研究中治疗效应的夸大。但是，也有研究表明，非随机分组临床试验中的混杂因素本身不可能解释相对危险度（RR）大于 2 或小于 0.5 的关联，更不可能解释 RR 大于 5 或小于 0.2 的关联。这就为我们合理评价治疗效应的临床意义提供了方法学支持。

有时候，治疗效应小也是有临床价值的。比如一些疾病缺少治疗手段，而某中成药安全性好、价值便宜、服用方便，虽然只能改善些许病情，但对于患者而言，也是重要的临床获益。这种情况下，对于这种小的治疗效应也要给予充分的重视，这也恰好是循证医学尊重患者价值观的体现。

（二）治疗效应的精确度

根据牛津证据分级与推荐意见强度分级标准，循证医学的 1a 级证据为同质随机对照试验（RCT）的系统评价（SR），1b级证据为置信区间狭窄的随机对照试验。置信区间狭窄就意味着研究中随机误差对证据质量的影响较小，即精确度高。置信区间是按一定的概率对总体参数进行区间估计，该概率被称为置信度或置信系数，常选用95%，所得置信区间的含义为有95%的信心认为该区间包含了真实值。置信区间的宽窄反映了对参数估计的精确度，置信区间越窄，研究结果的精确度越好；反之则越差。一般来说，样本量越大，计算得到的置信区间越窄，估计结果的精确度越好，此时对应的P值也会较小。

GRADE体系评价证据体的证据质量时将"不精确性"作为一个关键的考虑因素，建议将检查效应值的95%置信区间作为确定不精确性的最佳方法。评价不精确性时需要考虑置信区间的宽窄程度和样本是否达到最优信息样本量（optimal information size, OIS）。当研究的总样本量和发生的事件数相对较少不满足OIS导致置信区间较宽时，应该考虑降低其证据质量。结局指标的OIS计算均需要 α 和 β 误差，此外二分类指标还需要对照组事件发生率和相对风险降低率（relative risk reduction, RRR），而连续性指标则需要具有重要临床意义的非标准化均值的差值（△）以及标准差。GRADE建议连续性结局的样本量无论何时低于400，均应考虑因不精确性而降低其证据质量；而一项实证研究认为在系统评价与Meta分析中应用GRADE评价不精确性时当样本量不足200时应考虑因不精确性而降低其证据质量。尽管如此，研究者在评价干预措施治疗效应的精确度时，可在重点关注置信区间的宽窄时综合考虑其他因素，而非武断地根据某个阈值简单地做出决策。

（三）结果的临床意义

真实性和精确度都很好的中成药上市后有效性研究，其重要性还取决于结果的临床意义。影响临床意义的因素很多，包括对照组的设置、干预措施的设置、观察指标的选取等。

一般情况下，试验性研究都会设立对照组。中成药上市后有效性临床研究的对照一般都设定为标准疗法。如果研究是为进入基本药物目录提供证据，那么对照往往设置为基本药物目录中的品种；同理，如果研究是为进入医保目录提供证据，对照就往往选择医保目录品种，尤其是医保目录中的甲类品种。中成药上市后有效性研究，即使没有设立对照组，其结果的解读也会与历史数据或是其他研究中的数据进行比较，以说明是干预措施而非疾病自然进程对结果的影响。但是，如果一项研究选取的对照并不具有普遍的代表性，那么其结果的临床意义就值得质疑。尤其是一些研究为了突出目标药物的疗效，选取了自身疗效尚未被确证的，或是疗效不佳的干预措施作为对照，其结果即使是真实的、相对效应是显著且巨大的，也不能说明其疗效具有重要的临床意义，因为这样的研究对于临床决策而言并无实实在在的价值。

另外，一些中成药或许不能单独解决某些临床问题，其开展临床研究时，干预措施是中成药联合其他药物，这样的研究，严格来说只能说明中成药联合特定药物的疗效，不能说明中成药自身的疗效。当以这样的研究来支持对某一中成药的评价时，做出中成药是否有效的结论是不严谨的。因此，联合用药的研究，用来评价其中一种药物的疗效，结果尚不能充分说明其临床意义。但是，如果评价的就是联合用药的疗效，也是直接针对联合用药的疗效做出结论，则应把干预措施看成一个整体方案，其结果是具有临床意义的。

作为中成药有效性研究的观察指标应是公认的，即国外国内、中医西医都认为其可以标示患者的临床获益。中成药的临床获益并不一定完全体现在疾病的痊愈或好转上，有时候也体现在患者整体健康水平的提高上，而整体健康水平提高，则可充分调动人体治病防病的潜能，从而促进疾病的痊愈或好转，或减少重大疾病的复发，或提高生活质量等。如果一项中成药上市后的有效性研究采用的是公认的观察指标，则其研究结果从这个角度来看就是重要的。或者一项研究因采取了不同以往的观察指标，并在研究开始时在注册网站上公布了研究方案，说明了以这种不同以往的观察指标为主要疗效指标，那么经过评价其观察指标的实际意义认为其可行的，则其研究结果从这个角度来看也可以认为是重要的。但是如果一项研究采用了不同寻常的观察指标，而这项指标并未被公认，也未在试验开始前予以公布，或虽然公布了，但选取该指标缺乏足够的说服力，那么研究结果的重要性就要受到质疑。

总之，对于结果临床意义的评价，主要着眼于其是否解决了一个重要的临床问题，即从 P（疾病 / 人群）、I（干预 / 暴露）、C（对照）、O（结局）四个方面来考虑，这四个方面的设定是否具有代表性，针对其描述的这个临床问题开展的研究所产生结果，是否能够支持临床决策的改变。

三、适用性评价

中成药上市后有效性研究的结果在应用时要充分分析其适用性。因为研究纳入的受试者与临床实际的患者可能存在许多差异，这些差异可能表现在患者的年龄、性别、民族、临床表现，病情、病程中，也表现在用药的时机、剂量、疗程、合并用药等。对于中成药而言，还要尤其关注其证候，要充分评估中成药有效性研究中的患者与临床实际中的患者有何差别，从而明确研究中的治疗措施是否现实可行。应通过对研究中纳入对象的诊断标准、纳入标准、排除标准。对患者的人口学资料、疾病的分类分型、中医辨证分型的标准进行考察。如果中成药上市后有效性研究在上述各方面与临床实际用药人群存在差异，就要评估这种差异是否会产生影响，影响是否足以改变临床决策。不一致会导致适用性方面的严重问题。

药物经济学是影响适用性的重要因素。过高的治疗费用会导致低收入人群、缺少医疗保险的人群无法应用有效性研究的证据。国家医疗保险对于医疗服务的价格十分敏感，药物经济学不佳的中成药也无法得到医疗保险的支付。

有的中成药因运输、贮藏、使用等的特殊要求，无法广泛应用。比如中药注射剂，采取静脉输注的给药途径，必须在具备输液条件的情况下使用。有些中药注射剂还要求在具有抢救条件的医疗机构使用。那么，对于不具备上述条件的医疗机构就无法使用中药注射剂，因而表现出适用性方面存在问题。

　　中成药上市后有效性研究是否报告了全部的结果十分重要。如果存在选择性的报告，那么极易误导证据的使用者，严重影响结果的适用性。报告研究的全部结果，既是一种科学态度，更是医疗道德问题。一项氯贝丁酯防治冠心病随机对照试验结果显示，与安慰剂对照，氯贝丁酯可以有效地降低血清胆固醇，减少非致命心梗发病率和致命心梗发病率，表现出很好的临床疗效，但是其病死率却高于安慰剂组。因此，全面考察所有的结局指标，是评估适用性的基础。

四、证据的分级与推荐

　　证据是系统评价过的信息。针对同一种中成药可能存在多个相似的研究或不同类型的研究，这些研究的结论有时是一致的，有时则是相互冲突的，这就为循证决策带来困难。同时，一项临床研究的结局指标往往有多个，那么这项研究就为多个证据做出了贡献。循证决策以循证证据为依据，但临床研究不完全等同于循证证据。临床研究是构成循证证据的基本构件，一项循证证据往往不是单指一项临床研究，而是指一个特定人群、干预、比较和结局所能涵盖的所有研究，整合这些研究才能形成临床证据；同时，一项研究也可以成为多个临床证据的构件，为多个临床研究贡献对真实结果的把握度。因此，对于循证证据的评价才是临床决策的需要。临床决策应该基于循证证据，而循证证据应该来源于所有已经开展的临床研究，那就必须解决同一个临床问题，即同一个 PICO 有不同研究结果的问题。

　　研究类型因为关系到对于临床研究中偏倚的控制，因此被作为证据分级的依据，这是可以理解并被认同的，但是不应该成为唯一的依据。因为好的设计类型也可能因为临床研究的实施而产生出糟糕的结果。牛津的证据分级体系中将设计为随机对照试验作为 1 级证据，但是如果这一随机对照试验的样本量很小呢？这样的随机对照试验其结果提示的真实性是否一定比多中心、大样本、实施良好的队列研究更加可信呢？

　　另外，以牛津为代表的证据分级和推荐意见强度将以证据的强度作为推荐意见强度的唯一依据，这也有其不合理之处。如前所述，推荐意见除基于证据之外，还应考虑医生的经验和患者的意愿。

　　2000 年，包括 WHO 在内的 19 个国家和国际组织共同创立"推荐分级的评价、制定与评估"（Grading of Recommendations Assessment, Development and Evaluation, GRADE）工作组，由 67 名包括临床指南专家、循证医学专家、各个标准的主要制定者及证据研究人员构成。该工作组制定出国际统一的证据质量分级和推荐强度系统，并于 2004 年正式推出。这是第一个从使用者角度制定的综合性证据分级和推荐强度标准，以易于理解、方便使用为特点。由于其更加科学合理，过程透明，适用性强，目前包括 WHO 和 Cochrane 协作网在内的 28 个国际组织、协会已经采纳 GRADE 标准，已成为证据发展史上的里程碑事件。

　　GRADE 证据分级和推荐意见体系在一定程度上解决了这些问题。首先，GRADE 体系的证据分级和意见推荐都是基于证据体的。证据体是对目前所有已有证据的整合，包括同一设计类型的不同研究，也包括不同设计类型的研究；GRADE 体系对证据的评价与分级是针对结局指标的。这样，GRADE 体系的证据在事实上与原始的临床研究结果做出了分割，目前已有的全部临床研究结果的整合形成了证据；而同一个临床研究为不同的临床证据贡献对真实结果的把握度。

GRADE 证据分级和推荐意见体系的优势还在于其理清了证据质量和推荐意见的本质，从而将整个体系构建于统一的逻辑框架之上。GRADE 体系认为证据质量是指在多大程度上能够确信预测值的正确性。高质量证据是指证据评价者非常有把握预测值接近真实值；中质量证据是指证据评价者对预测值有中等把握，即预测值有可能接近真实值，但也有可能差别很大；低质量证据是指证据评价者对预测值的把握有限，即预测值可能与真实值有很大差别；极低质量证据是指证据评价者对预测值几乎没有把握，预测值与真实值极可能有很大差别。毫无疑问，无法仅仅根据研究类型，丝毫不考虑该研究的实施状况就对研究结果与真实结果的相符程度做出判断，因此，证据质量评价不仅要基于研究类型，还要考虑研究的设计、实施和统计分析过程中带来的偏倚，也要考虑机遇的影响。GRADE 体系认为推荐强度是指在多大程度上能够确信遵守推荐意见利大于弊，那么推荐强度的产生不仅基于证据分级，还要充分考虑证据使用的环境，包括当时当地的情况下推荐的干预措施是否可获得，是否具有可实施性（如医院是否具备条件，医生是否有足够的经验来实施等），是否符合患者的价值观和意愿。

GRADE 证据分级与推荐强度体系的出现是一个里程碑式的事件，标志着证据质量评价和推荐意见的形成从定性到定量（单个 RCT 到多个 RCT 的 Meta 分析）、从局部到整体（只考虑试验设计到考虑研究质量和内外部真实性等）、从个别到一般（从临床到预防再到基础和管理）、从分散到统一（各自为政到全球统一）的发展，是目前最佳的证据评价、分级和推荐体系，也是最适合中成药的证据评价体系。

第五章

药物经济学评价

第一节　概述

一、定义

药物经济学（pharmacoeconomics, PE）是一门评价药品或卫生服务技术成本与健康产出关系，研究如何提高医疗卫生资源合理分配的交叉学科。药物经济学基于经济学基础理论、统计分析方法和技术，同时结合循证医学、临床流行病学、医学统计学等学科方法，系统、科学地评价不同药品或卫生服务技术的经济性。药物经济学研究可以从不同的研究角度开展，形成不同决策者或决策需求的优选方案，最大限度地合理利用、分配现有的医疗卫生资源。

二、意义

迈入 21 世纪以来，伴随着中国经济的快速增长，各项重大改革也在不断推动着社会的发展，尤其是医疗卫生事业的发展。2009 年，中国启动了新一轮国家医药卫生体制改革，旨在进一步提高人们就医的可及性和医疗服务质量的同时，管理其经济成本。在中国，由于药品在当前的医疗实践中仍处于重要地位，药品政策问题就成了现阶段医疗改革的重点，其中，药品合理使用及药品定价更是重中之重。国家有关决策部门对此高度重视，提出并进一步强调药物经济学评价在基本卫生制度、全民医保制度、国家基本药物政策中的必要性及重要作用。

中医虽然历史悠远，但并不陈旧落后。中医基础理论在哲学层面相对稳定，在技术、方法层面与时俱进，处于不断发展的过程中。中医在传承的过程中，吸收其他学科的最新成果，取其精华丰富自身学术内涵，与现代医学同步发展。2017 年科技部、国家中医药管理局印发《"十三五"中医药科技创新专项规划》，积极鼓励培养中药大品种和中药国际化。截至 2020 年，中国获批国产中药批文共 59 474 个，制剂批文 59 270 个，共涉及中成药品种 9 629 个，包括 4 321 个非处方药和 5 308 个处方药，分别占比 44.88% 和 55.12%。2018 版国家基本药物目录收录中成药 268 种，占比 39.1%。2018 版国家医疗保险目录中包含 1 339 种中成药，占比 50.0%。国家对未来构建高效的医疗保障机制提出了更高的要求，明确了药物经济学在药品价格评估和医保支付中的作用。药物经济学研究可以帮助政府机构建立更为科学、公正的价格谈判机制。如何科学评估并有效配置中医药资源将是中国经济与医疗卫生可持续发展的重大议题。积极开展药物经济学评价可以促进中药行业发展。

三、应用与价值

（一）应用

中成药上市后临床研究经济性评价在临床合理用药、资源的高效利用和合理分配、医疗保险目录准入、国家基本药品目录遴选等方面发挥重要的作用。

1. 为临床合理用药提供证据支持

随着中医药的宣传发展和中国医改的深入进行，中医药卫生技术的使用情况及支付方式发生着转变。中医注重整体观、辨证论治，强调个体化治疗。在运用时存在"同病异治""异病同治"的情况。因而在临床用药时，存在同类药品数量繁多的现象，如何合理用药成为医生及患者临床决策的难点。经济性评价结果可以从有效性、安全性、经济性等多个维度为合理用药提供证据支持。

2. 药品定价离不开经济性评价

在许多国家和地区，采用药品价格管制和政府定价，药物经济学评价材料是制订药品销售价格的依据之一。制药企业通过经济性评价亦可为其产品制定更为合理的价格，从而提高其产品的竞争力。

3. 医保准入、医保支付也需要经济性评价支持

药物经济学评价结果，是药品进入医疗保险报销目录和纳入国家基本药品目录的重要材料之一。全球范围内，一些欧盟国家在医疗保险目录药品准入评估时，强制企业提交药物经济学评价结果。亚洲一些国家和地区也广泛应用药物经济学证据对医保报销支付目录进行筛选。中国的卫生医疗机构也已陆续开始关注药物经济性研究在医保目录和国家基本药物目录中的重要性。

（二）价值

药物具有经济性并不仅仅指价格便宜，换言之，价格便宜并不能完全代表药物具有经济性，药物的经济性体现在医疗卫生保健效果、效益和效用的增长，是健康产出的改善，是药物价值的体现。《中国药物经济学评价指南（2020版）》的发布，推动了药物经济学研究在中国的应用与发展。积极开展药物经济学评价可以推进中药临床实践模式的改进和卫生政策的更新。

既往研究表明，国内第一篇公开发表的中药药物经济学研究于1997年见刊，至2017年共检索到304篇中药药物经济学研究。公开发表的文献数量逐渐增多，最多一年发表数量为34篇。但存在中药药物经济学研究规模小，治疗领域分散，样本人群辨证不明确、基金支持缺乏、研究质量总体偏低、研究角度不明确、研究设计缺乏依据等问题。规范中成药上市后临床研究的经济性评价方法，有助于提高经济性评价方案设计及报告的质量，同时，也可以作为各类医疗卫生机构、政府部门评估药物经济学评价报告质量的参考标准和依据。

第二节 研究设计

一、研究设计类型

研究设计类型的选定是药物经济学评价过程中的核心问题。研究设计类型按照是否采用模型进行模拟，可分为模型研究（model-based study）和基于患者个体水平研究（individual-level data-based study）。基于患者个体水平研究中，根据数据收集方式和时间的不同，可分为前瞻性研究和回顾性研究。在前瞻性研究中，根据有无主动干预可分为试验性研究和观察性研究。试验性研究又包括围绕随机对照试验的平行研究（piggyback）及实用性临床试验（PCT）。

（一）平行研究

平行研究是指搭载在随机对照试验中的药物经济学评价，是药物经济学与临床试验的结合。平行研究基于随机、对照、双盲设计，及严格的质量控制，具有较高的内部效度；但是，同时会存在受试对象局限在某一部分人群的问题，代表性相对较差；此外，试验药物、合并药物及检查项目等的使用情况受到试验方案的限制和管控，导致经济性结果难以外推真实世界中患者的实际情况。并且，临床试验中对照组多采用安慰剂，而经济性评价时首先推荐选择阳性干预措施、同类药品或主要竞争药品等作为对照组；基于安慰剂的经济性评价结果难以为合理用药选择、准入决策等提供参考意见。

（二）实用性临床试验

实用性临床试验是在实际临床应用环境中，对患者进行干预方案的随机化分组，前瞻性收集患者的信息，评估干预措施现实条件下的效果。相比于平行研究，此类研究在研究设计上更灵活，多采用阳性对照方案而非安慰剂进行对比，并且可以同时设置多个对照组。对于纳入和排除标准的限制更宽松，从而可以招募到更广泛的样本人群。PCT不会严格地控制中医药干预方案的实施过程，允许临床医师根据患者需求或临床经验进行个体化辨证论治等。此外，PCT可以补充测量更多与医疗保险准入相关的健康产出指标，且疗程或随访时间可适当延长。此类研究设计的优点在于试验环境更接近真实世界的情况，因此研究结果的外部效度较高。这类研究设计的缺点则主要表现为需要专门招募患者，并对其进行相对较长时间的随访，研究成本相对较高；同时，由于此类研究不会严格控制试验干预方案的实施过程，试验结果容易受到混杂因素的影响。

（三）前瞻性观察研究

前瞻性观察研究是一种非随机临床研究，即在不干预临床医师诊疗决策的前提下，根据设计的数据收集表，前瞻地收集经济性评价所需的健康产出及成本数据。前瞻性观察研究尤其适用于评价慢性病相关药物或诊疗方案的经济性。这类研究设计具有贴近真实临床实践的优势，其结果的外部效度较高。但是，研究结果会受到患者用药或干预方案变更、用药依从性不稳定等因素的影响，从而降低了研究结果的内部效度。此外，由于未对患者进行随机分组，观察组和对照组在患者基线特征上可能会存在一定差异，继而可能对成本和健康产出分析结果带来较大影响。

（四）回顾性观察研究

药物经济学评价中通常采用回顾性队列研究，即从各种数据库或医院病历资料中，回顾性地纳入患者并收集经济性评价所需的健康产出及成本信息，从而比较中药或中医诊疗方案与对照方案的经济性差异。由于其数据通常源于已有的、成体系的数据库，因而具有数据采集相对便捷、研究成本较低、研究时间短的优势。但由于回顾性研究数据源于现有的数据库，无法像前瞻性研究那样自主控制数据质量，也无法事先明确入组患者的特征，因而可能会造成研究结果出现偏倚。同时，由于现有的数据库大多并不是为开展药物经济学评价而设立，其中记录的变量条目可能难以满足药物经济学评价需求。

（五）混合研究

混合研究是对上述几种研究设计方法的综合运用。通常来讲，混合研究会采用临床随机对照试验或观察性研究中获取的健康产出数据，并从回顾性研究或横断面调查中收集成本数据。混合研究设计的优点在于，可以同时利用多种数据源来回答单一数据源无法解决的问题，是一种省时省钱、被经常采用的研究类型。当没有条件自行开展一项前瞻性研究时，可选择混合研究作为替代方案。若混合研究成本和效果数据来源不同、数据源相对复杂时，应注意数据使用的适用性和外推性；同时，应慎重选择数据源，并对其数据质量进行严格评价。

（六）模型研究

基于模型的药物经济学研究是成本-效果分析中最常用的研究设计。决策分析模型（decision analysis model）是基于对研究变量特征关系认知而建立的逻辑关系模型框架，进而对模型进行赋值和量化分析。其中常用的是决策树模型（decision tree model）（图 5-1）、马尔科夫模型（Markov model）（图 5-2）。模型法可以从系统综述、临床试验、临床流行病学研究、真实世界研究、文献资料、专家咨询等渠道获取所需要的数据，参数

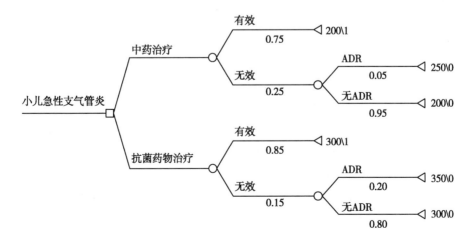

图 5-1　决策树模型示意图

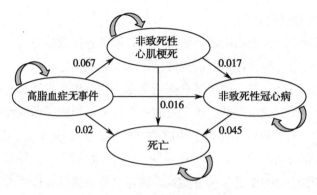

图 5-2　马尔科夫模型示意图

信息来源更加宽泛。当同时考虑多个结局指标或计划对短期结果进行长期队列模拟时，模型法便十分有用。

二、研究假设

在药物经济学评价中，存在很多难以获取的参数值和不确定因素，尤其是在模型法研究中，一定程度上会对分析结果的可靠性和稳健性产生影响。因此，在评价过程中需要对缺失的参数值或不确定因素等做出假设。这些假设可以出现在研究角度、目标人群、对照选择、研究时限、成本的计算、贴现和临床指标等多个方面。研究人员需充分解释假设的依据和合理性。例如，药物经济学评价中对成本进行测量时，受限于数据的可及程度，也许只能获得干预方案的药品费用，在这种情况下，如果想比较几种干预方案的成本时，就需要假设不同中药或中医诊疗方案产生的其他费用（如床位费、检查费、护理费等）是相等的。

三、样本大小

样本大小通常由研究目的和拟解决的问题决定，不同的研究类型对样本量的需求上也存在差异。基于随机对照试验的平行研究，其样本量通常以主要疗效结果指标进行估算，最小样本量可能无法满足经济性评价的需求，研究者可根据需求适当调整。实效性临床试验及前瞻性研究同样是基于患者个体水平收集数据，可参考药物经济学样本量计算公式，估算基于经济性评价指标为主的最小样本量。回顾性观察研究、混合研究和模型研究，其数据通常来源于医院电子病历、医疗保险数据库等大样本数据库，边际成本较低，且可及的样本量常远大于研究所需的最小样本量，因此，通常不需要进行样本量估算。

四、研究时限与贴现

研究时限也是药物经济学研究设计中的一个重要维度，是指研究人员在特定时间段内观察、收集某一中药或中医诊疗方案的健康产出及成本；其长短往往取决于药物经济学评价的目标疾病类型、评价药物及预期产出等。研究者应清楚地描述选定的研究时限并解释其合理性。为了保证分析结果的一致性，成本和效果数据的收集应该采用相同的研究时限。

对于研究时限大于1年的经济性评价，建议同时对成本和健康产出进行贴现，将不同时点采集的成本和健康产出的信息折算到同一时间点进行比较。建议成本和健康产出均采用每年5%的比例进行贴现。建议对贴现后的成本和健康产出进行敏感性分析，贴现率的取值范围为0~8%。对于国家层面或经济发展相对较慢的地区，建议采用不同的贴现率，或以不同的贴现率进行敏感性分析。

五、案例分享

（一）研究角度

本文从全社会角度出发，成本包括直接医疗成本和间接成本。直接医疗成本包括药品成本和不同健康状态下患者的治疗费用；间接成本考虑卒中复发残障患者（mRS4-5）家庭照顾而产生的生产力损失。

（二）研究对象和干预措施

研究对象中国缺血性卒中患者。干预措施为灯盏生脉胶囊联合标准二级预防药物，如阿司匹林等；对照措施为单用标准预防药物。

（三）模型构建

本文参考Leppert等构建的脑卒中二级预防Markov模型（图5-3），计算2个干预方案的长期成本和健康收益（质量调整生命年）。该模型共包括4个健康状态，分别是未复发卒中、复发卒中不需要他人照料（mRS 0-2）、复发卒中需要他人照料（mRS 3-5）和死亡。假设进入模型患者的起始年龄均值为60岁，模型初始状态为未发生卒中。模型循环周期为1年，研究时限为5年，成本和健康产出采用5%贴现率进行贴现。

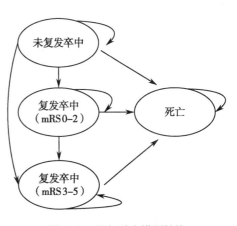

图5-3　马尔科夫模型结构

（四）参数

1. 概率参数

模型中各状态间的转移概率参数根据卒中复发率、致残率、病死率数据计算得出。其中，干预组和对照组的复发率、残障率和病死率数据均来源于公开发表的随机对照研究，研究全部基于中国人群开展；由于数据的限制，本文假设未复发卒中患者的病死率为中国人群自然死亡率。

2. 成本参数

由于对照组和干预组采用相同的标准二级预防方案，两组药品成本差异主要为灯盏生脉胶囊的药品费用。不同健康状态患者的治疗费用包括卒中复发的住院费用、出院后的康复费用及二级预防费用，卒中复发残障患者（mRS4-5）还需要另外计入家庭成员照料产生的误工费。

3. 效用参数

效用值来源于文献。其中复发卒中的效用值来源于一篇机械血栓切除术的成本效用分析，未复发卒中状态下的效用值来源于一篇急性脑卒中患者使用 rt-PA 溶栓治疗的成本效用分析。

（五）分析方法

1. 基础分析

运用 Excel 建立 Markov 模型，进行基础分析和敏感性分析。基础分析的阈值参考2019 年 3 倍人均 GDP（212 676 元），敏感性分析考虑的变量包括概率、成本、效用值、贴现率等。

2. 敏感性分析

单因素敏感性分析中，卒中复发的住院费用、出院后的康复费用及二级预防费用、灯盏生脉胶囊的药品单价、不同健康状态下的效用值数据变化区间从文献或数据库中获得，其余参数数据来源中仅报告均值，使用基础值上下浮动 20% 作为参数的上下限，另外，根据《中国药物经济学评价指南（2020）》推荐，在 0~ 8% 之间对贴现率进行敏感性分析。

概率敏感性分析中，本文假设成本参数服从 Gamma 分布，效用参数服从 Beta 分布，其余参数服从 Uniform 分布。概率敏感性分析采用二阶蒙特卡洛模拟（monte Carlo simulation），运行模拟 1 000 次，绘制成本效用可接受曲线。

第三节　成本

一、成本概念

成本是指用于投入产品生产或提供服务的资源消耗，以货币单位表现。在药物经济学中，成本是指具体使用、实施某一中药、中医诊疗方案或对照其他方案所消耗全部资源的价值，包括直接成本、间接成本和隐形成本。其中，直接成本又分为直接医疗成本和直接非医疗成本。

（一）直接成本

直接成本（direct cost）又称直接医疗成本，是指疾病预防、诊断和治疗过程中所消耗的医疗成本，如挂号费、检查费、诊断费、治疗费、处置费、手术费、药品费等。直接医疗成本发生的地点可以是医疗机构内部，如各级各类医院、诊所、基层医疗卫生服务机构等；也可以是医疗机构以外，如社会药店等。

直接非医疗成本是患者和家属为了获得利用医疗卫生服务机会，治疗疾病过程中支持性活动的费用以及疾病发生过程中产生的财产损失，如交通费、伙食费、住宿费、护工费、营养费等。

（二）间接成本

间接成本（indirect cost）是指患者本人因疾病、失能、早亡而导致有效劳动生产力损失，包括因病休工、休学的成本、早亡成本以及家人陪护的成本等。

（三）隐形成本

隐形成本（intangible cost）属于无形成本，是指患者因疾病、失能、死亡给自身及家庭成员造成的痛苦、不适、焦虑、疲劳等精神创伤、生活质量下降导致的非经济性结果。其难以转化为货币单位，在测量生命质量或效用时，往往已经纳入隐形成本，无需重复测量。

二、中成药上市后临床研究经济性评价成本的识别

（一）成本测算的角度需与研究角度保持一致

不同的研究角度涉及不同的成本类型。全社会角度应涵盖干预措施相关所有直接医疗成本、直接非医疗成本和间接成本；卫生体系角度仅需纳入卫生系统内所有相关的直接医疗成本；医疗保障支付角度包括医保支付范围内所有的直接医疗成本；医疗机构角度需纳入该医疗机构支出的全部直接成本；患者角度需纳入患者诊疗相关直接医疗成本、直接非医疗成本和间接成本。研究者可根据研究目的灵活处理隐形成本，隐形成本可作为成本处理，也可以划入健康产出中，但要避免重复测量。若隐形成本数额较大时，需要开展专门的评估。

（二）成本确认的时间界限与研究时限一致

在进行药物经济学评价时，既要考虑应该纳入哪些成本，还要合理选择成本所对应的时间段。实际上，药物经济学评价是把治疗方案的整个过程作为评价对象。需收集研究时限内与评价干预措施相关的成本。若患者因接受治疗延长生命，则延长期内所有与目标疾病及评价干预措施有关的成本亦在收集范围内。

（三）关注药品不良事件监测及处理的成本

ADR 是指在正常剂量情况下用于人体的疾病预防、诊断和治疗或者生理功能的调整

时发生的任何有害的、与用药目的无关的反应。药品不良事件则是指任何由于某种药物的使用（或者不使用），或者由某一项与药物有关的医疗干预所引起的伤害，不论伤害的大小。药品不良事件涵盖 ADR。药物经济学评价时需确认应对药品不良事件所消耗的成本，包括预防或监测药品不良事件产生的成本，以及应对药品不良事件所需额外医疗干预的成本。

三、中成药上市后临床研究经济性评价成本的测量

研究设计阶段确定成本相关资源消耗项目，明确每个项目的计量单位。计量单位可以是宏观的，如一次入院、一次门诊等，也可以是微观的，如一片药片、一次注射、一次手术等。在数据可及的程度内，推荐使用微观计量单位，其优势是便于梳理成本数据构成，评价其合理性。成本测量阶段，应以基于中国人群的数据为先。若缺乏基于中国人群的数据，在测量时则需要对数据进行校正，使数据本地化。

第四节　健康产出

一、药物经济学评价中的健康产出

疾病诊疗过程中对患者产生的影响可划分为三类，即经济产出、临床产出和人文产出。在药物经济学中，经济产出归于成本范畴，临床产出和人文产出归于健康产出范围。健康产出根据指标的类型，可分为效果（effectiveness）、效用（utility）和效益（benefit）三类。

（一）疗效／效果

在开展药物经济学评价时，可从实际效果和临床疗效指标中择优选择。实际效果是指干预措施在自然状态（非试验的现实条件）下对患者产生的治疗结果；而临床疗效是指干预措施在严格控制的情况下（如随机对照临床试验）对患者产生的治疗结果。已上市中药药物经济学评价时，如无法获得更新的临床疗效数据，或数据与经济性评价研究目的不适配时，建议在真实世界中收集相关实际效果数据。

（二）效用

药物经济学评价中的效用，是指患者或社会对于某种干预措施带来的健康结果的偏好程度。指南推荐使用的效用指标是质量调整生命年。其综合考虑了生存时间和生活质量，是患者在某一疾病状态下存活的时间与时间段内健康效用值（health utility）的乘积。

健康效用值的测量分为直接测量法和间接测量法。优先推荐使用间接测量法。直接测量法主要包括标准博弈法、时间权衡法和视觉模拟标尺法等。间接测量法主要采用普适性量表和疾病特异性效用量表。当普适性量表对目标疾病有较高的信度和效度，则推荐优先

选择普适性量表，如 EQ-5D-3L、EQ-5D-5L、SF-6D 等。当普适性量表难以全面反映目标人群重要疾病特征和症状时，可替换为疾病特异性效用量表。

使用间接测量工具时，应首选基于中国大陆人群的效用积分体系。目前，EQ-5D-3L、EQ-5D-5L 量表均有基于中国大陆人群的效用积分体系。当没有基于中国大陆人群的效用积分体系时，可以采用国际广泛应用且得到普遍认可的效用积分体系，或者采用基于其他社会文化背景相近人群的效用积分体系，并进行敏感性分析。

（三）效益

效益是用货币单位来量化健康产出，包括直接效益（direct benefit）、间接效益（indirect benefit）和无形效益（intangible benefit）。直接效益是指实行某项干预措施后所节省的卫生资源。但要避免双重测量，即防止将所改变的卫生资源同时计入成本和健康产出中。间接效益是指实行某项干预后所增加的患者健康时间或劳动力恢复带来的收益。无形效益是指某项干预措施后减轻或避免的患者精神和心理上的痛苦，以及康复后带来的舒适和愉快等。测量间接效益和无形效益通常采用人力资本法或意愿支付法。

二、中医药的健康产出

中医基础理论中，健康是指人体阴阳维持相对平衡的状态，即"阴平阳秘"。因此，在中医治疗过程中，不是单纯地诊治患者的所患处，而是把患者看作一个整体，既辨病又辨证。中成药上市后临床研究经济性评价主要关注中药主治或中成药说明书中明确的适应证。中药的适应证往往对应的是中医病名及证候，部分包括了相对应的西医病名。因此，在测量健康产出时，除了借助现代医疗疗效的评价标准外，还应充分考虑具有中医特色的评价方式，如中医证候积分量表。

根据中药的组方特点，不同类型的指标在评价中药治疗效果时的重要性不同。对于治疗目的以对证治疗或改善症状为主的中药，效果评价应重点采用症状评分或中医证候积分量表。如治疗肾阴虚的中药（六味地黄丸等）往往采用相应的主要、次要证候的改善来评价治疗效果。对于以病证结合治疗为主的中药，效果评价建议采用中医证候指标（主要症状、中医证候量表等）与现代医学主、客观指标相结合的方式。如治疗气滞血瘀型冠心病（复方丹参滴丸、速效救心丸等），采用心率、心电图、心绞痛发作次数、血管内皮功能指标等联合胸闷、舌脉象等中医证候指标进行疗效评价。此外，少数中药的适应证证候属性区分度不强，或直接标注为西医疾病名称，效果评价建议首先采用现代医学评价指标。如消渴丸、感冒清胶囊等按照中成药管理的中西药复方制剂，往往采用相应的现代医学指标进行治疗效果评价。

第五节　评价方法

一、评价方法的种类

药物经济学评价方法包括最小成本分析（cost minimization analysis, CMA）、成本－效果分析（cost-effectiveness analysis, CEA）、成本－效用分析（cost-utility analysis, CUA）和成本－效益分析（cost-benefit analysis, CBA）。各评价方法有其优势、局限性及适用范围，在开展中成药上市后临床研究时，可根据决策方向、研究目的、研究类型、结局指标和数据来源等，选择适当的评价方法（表5-1）。一项药物经济学研究中，可以同时运用多个评价方法。

表5-1　药物经济学的基本评价方法

分析方法	成本	健康产出	评价指标
成本－效用	货币	质量调整生命年	C/U, $\triangle$C/$\triangle$U
成本－效果	货币	临床效果	C/E, $\triangle$C/$\triangle$E
成本－效益	货币	货币	B/C
最小成本	货币	无差异	C

注：$\triangle$增量，C成本，U效用，E效果，B效益。

二、评价方法的适用范围

（一）成本－效用分析

成本－效用分析是药物经济学评价中应用最为广泛的方法。当健康产出综合考虑了生命时间及生命质量时，即是成本－效用分析。常用的健康产出指标是质量调整生命年（quality-adjusted life years, QALYs）。QALYs将不同的健康改善结果统一到一个度量单位，从而可以对同一疾病的不同治疗方案或不同疾病的同一治疗方案进行评价。适用于研究中医"同病异治""异病同治"的用药模式。但是，目前国际上对于如何精确测量健康效用仍存在疑问，不同的测量方法、测量工具以及效用积分体系都会对效用值的结果产生影响。

（二）成本－效果分析

成本－效果分析适用于比较相同临床健康产出的干预方案，计算中药或中医诊疗方案与对照方案的成果－效果比，比较两种方案每多获得一个单位的临床结果所消耗的成本。当两个干预措施选用不同的健康产出指标时，无法通过成本－效果分析进行组间比较；当干预方案有多个重要健康产出时，成果－效果分析仅能基于单个重要健康产出，或将多个健康产出拟合为一个复合指标进行计算，无法全面、多维度地反映健康产出的整体改善；此外，当成本－效果分析结果提示中药或中医诊疗方案疗效更佳但费用较高时，由于缺乏公认的阈值（threshold）判断其是否经济，不利于决策者进行判断和筛选。

（三）成本－效益分析

成本－效益分析是将成本和健康产出统一用货币单位表示，分析结果可直接用于医疗卫生决策。成本－效益分析的特殊性在于具有内生的、判断方案经济性的标准：B/C ≥ 1，因此，可以直接用于评价某单一中药或中医诊疗方案是否具有经济性，这也是相对于成本－效果分析、最小成本分析只能在不同方案间进行比较的一个优势。建议以净效益的形式呈现成本－效益分析结果。但是，由于健康产出的价值往往难以用货币价值来衡量，且转换公式在方法学上仍存在质疑，所以报告中不仅需明确阐述转换的方法及步骤，还需要采取敏感性分析验证相应结果。

（四）最小成本分析

当现有证据显示中药或中医诊疗方案与对照方案，对重要健康产出的改善程度相同或近似时，可以采用简化的经济性评价方法，单纯比较中药或中医诊疗方案与对照方案间的成本差异。在健康产出没有显著差异的前提下，成本最低的方案就是具有经济性的方案。

（五）增量分析

在药物经济学评价中，成本－效用分析及成本－效果分析都是基于增量分析原则开展决策评价的（图 5-4）。增量分析（incremental analysis）是将待比较的药物或诊疗方案放在成本及健康产出两个维度进行分析。如果目标方案相对于对照方案而言，成本更低且效果更佳，说明目标方案相对于对照方案来说是绝对优势方案（dominance），即处于Ⅳ象限。如果目标方案与对照方案相比，成本较高且效果较差，表明目标方

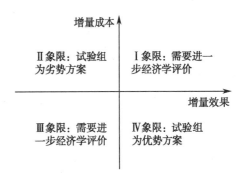

图 5-4　成本－健康产出结果象限图

案相对于对照方案而言为绝对劣势方案（strictly dominance），即处于Ⅱ象限。若目标方案与对照方案相比，成本效果均增加或降低，目标方案相比对照方案是否具有经济学优势，需要进一步结合阈值或意愿支付价格展开讨论（处于Ⅰ、Ⅲ象限）。

增量分析的主要产出指标为增量成本效果比（incremental cost effectiveness ratio, ICER），即目标方案与对照方案成本之差和效果之差的比值。在药物经济学评价中，判断ICER 值是否可以接受，需要引入一个阈值 λ。如果 ICER 值小于阈值，则目标方案相较于对照方案更具有经济性；如果 ICER 值大于阈值，则对照方案相较于目标方案更具有经济性。

目前，中国对于 QALYs 意愿支付阈值尚无统一标准，WHO 推荐选择 1~3 倍人均GDP 作为判断方案是否具有经济性的参考阈值。使用时需注意，不同疾病或健康状态下，QALYs 的阈值可能会发生变化，即评价感冒药物或肿瘤药物应选用不同的阈值。同时，中国的经济发展存在区域性不平衡的问题，各省市间人均 GDP 存在较大差异。在评价同

一疾病的治疗药物时，不同地区应选用本地区相应的阈值，如评价结果用于北京市的卫生经济决策，则应当选用北京市的人均 GDP 作为阈值。

三、评价方法的选择

中成药上市后临床研究经济性评价的主要目标，是探索、证实中药或中医诊疗方案的临床应用价值，为合理用药提供依据。因此，推荐选择成本－效果分析和成本－效用分析作为中成药上市后临床研究经济性评价的主体方法。

中医诊疗方案相对于西医学，遣方用药的目标在于获得患者整体健康状态的改善，而非单个临床指标或症状的短期变化。中医的优势病种主要为慢性非感染性疾病、功能性或退行性病变、原因不明或病因复杂等情况，因此成本－效用分析是比较适用于中成药上市后临床研究经济性评价的方法之一。在具体评价时，还需考虑评价疾病、目标人群证候、中成药特性、可选用的指标等问题，合理选择评价方法并设计相应研究方案。

第六节 差异性和不确定性分析

一、差异性分析

差异性（variability）是指已明确的、可能影响评价结果，源于治疗背景相关参数信息的差异。差异性是无法完全避免或消除的，其产生的原因可能是地区、背景的差异（如治疗方案差异、就医环境差异、支付方式差异）或患者临床特征（人口学、疾病特征）异质性等。评估地区或背景差异对结果的影响，建议采用情景分析或敏感性分析。降低及评估患者临床特征异质性，可以分别在方案设计及统计分析两个阶段采用亚组分析方法（表 5-2）。

二、不确定性分析

（一）不确定性分析的对象

开展药物经济学评价时，研究人员需对过程中可能存在的不确定性（uncertainty）进行分析。不确定性主要来源于方法学不确定性、参数不确定性和模型不确定性，存在于经济性评价的每一个阶段。首先，药物经济学的研究设计、研究角度、成本与健康产出测量、贴现、统计分析等方法学内容尚未完全统一，会出现方法学不确定性；其次，由于样本量小或样本代表性差等抽样误差会导致参数不确定性；最后，模型结构稳定性与实际贴合度、模型假设的合理性、数据源质量、模型的分析方法等会带来模型不确定性（表 5-2）。

表 5-2　差异性和不确定性推荐处理方法

分类	原因	处理方法
差异性	地区、背景差异	情境分析、敏感性分析
	患者异质性	分层分析、亚组分析
不确定性	方法学、模型不确定性	情境分析、DSA
	参数不确定性	DSA、PSA

（二）不确定性分析的方法

1. 情境分析（scenario analysis）

情境分析多用于探索方法学不确定性及模型不确定性。明确不同情境的定义，分别带入相应情境所需的研究假设、参数取值及分析方法，讨论并阐述各情境分析结果及情境之间的差异。

2. 敏感性分析（sensitivity analysis）

敏感性分析用于评估参数不确定性，可基于确定型敏感性分析（deterministic sensitivity analysis, DSA），如单因素、多因素、极值分析法等，也可以基于蒙特卡洛模拟开展概率敏感性分析（probability sensitivity analysis, PSA）。借助确定型敏感性分析，可进一步探索参数在一定范围内变化对模型结果的影响程度。

最常用的确定型敏感性分析是单因素敏感性分析，即一次仅改变某个单一变量的取值，其余变量的取值不变，检验此单一变量对研究结果的影响。单因素敏感性分析的运用前提是所有变量的变化是相互独立的。参数取值的变化范围可以是参数基础值的 95% 置信区间、最大值和最小值，或者同类型研究中参数估计的上下限。单因素敏感性分析结果可通过龙卷风图（tornado diagram）展示（图 5-5）。

概率敏感性分析是用于探索决策分析模型中因参数不确定、参数分布多样及各参数之

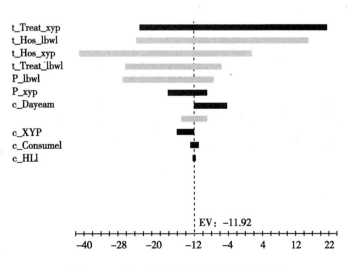

图 5-5　单因素敏感性分析结果龙卷风图

间相互影响等，出现复杂不确定性的首选方案。概率敏感性分析可同时考虑多个参数在取值范围内变化对结果的影响。分析过程中，应可能纳入全部的模型参数，同时充分说明参数的概率分布形式、分布参数和蒙特卡洛模拟选取的迭代次数的原因及合理性。概率敏感性分析的结果通常可用于计算 ICER 的置信区间，其结果以 ICER 散点图（图 5-6）或者成本 - 效果可接受曲线（图 5-7）展示。

药物经济学评价中，建议同时开展并报告确定型敏感性分析及概率敏感性分析的结果。

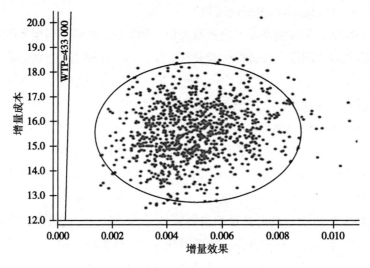

图 5-6　蒙特卡洛模拟结果的散点图

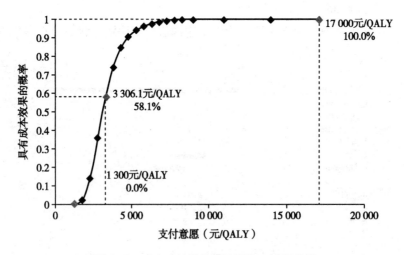

图 5-7　成本 - 效果分析结果的可接受曲线

第七节 报告规范

一、规范化撰写药物经济学评价报告的重要性

尽管药物经济学评价在全球的应用及推广已有三十多年的历史，但是其研究设计及报告的质量仍存在不少的问题。随着国家医疗改革对于药物经济学应用的重视，以及医保目录调整对于药物经济学材料的需求，决策者需要对提交的药物经济学报告进行审核，因此规范化撰写必不可少。规范化撰写有利于整个研究过程的公开透明，使得同行的研究者对评价结果进行评估；也有利于审稿人更快速、清晰地了解研究过程。

二、药物经济学评价报告质量评价量表及应用

国际药物经济学与结果研究协会（ISPOR）是领先的全球科学和教育组织，致力于健康经济学和结果研究及其在改善健康的决策中的应用。其宗旨是促进健康经济学和成果研究的卓越发展，以改善全球健康决策。ISPOR 制订了"卫生经济学评价研究统一报告标准"（The Consolidated Health Economic Evaluation Reporting Standards, CHEERS），该量表包含 title and abstract, introduction, methods, results, discussion, other 六个部分，共 24 个条目，由 ISPOR 的专家小组研发（表 5-3）。

表 5-3 卫生经济学评价报告标准（CHEERS）清单

section/item 部分 / 条目	item 条目编号	recommendation 建议
Title and abstract 标题和摘要		
Title 标题	1	Identify the study as an economic evaluation or use more specific terms such as "cost-effectiveness analysis", and describe the interventions compared. 确定研究是一项经济学评价或使用更具体的术语如"成本效果分析"，并描述比较的干预措施。
Abstract 摘要	2	Provide a structured summary of objectives, perspective, setting, methods (including study design and inputs), results (including base case and uncertainty analyses), and conclusions. 对研究目的、研究角度、背景、方法（包括研究设计和输入的参数）、结果（包括基线情况和不确定性分析）和结论提供一个结构化的总结。
Introduction 前言		
Background and objectives 背景和目的	3	Provide an explicit statement of the broader context for the study. Present the study question and its relevance for health policy or practice decisions. 为研究提供一个更广泛而明确的背景说明；提出研究问题及其与卫生政策或实践决策的相关性

续表

section/item 部分 / 条目	item 条目编号	recommendation 建议
Method 方法		
Target population and subgroups 目标人群和亚组	4	Describe characteristics of the base case population and subgroups analyzed, including why they were chosen. 描述要分析的人群和亚组的基线特征，包括为什么选择他们
Setting and location 研究环境和地点	5	State relevant aspects of the system(s) in which the decision(s) need(s) to be made. 说明与国家相关的需要做出决策的系统或部门。
Study perspective 研究角度	6	Describe the perspective of the study and relate this to the costs being evaluated. 描述研究角度和与之相关的要评估的成本。
Comparators 比较对象	7	Describe the interventions or strategies being compared and state why they were chosen. 描述要比较的干预或策略并陈述为什么选择它们。
Time horizon 时间范围	8	State the time horizon(s) over which costs and consequences are being evaluated and say why appropriate. 陈述要评估的成本和效果的时间范围，并说明为什么它适用
Discount rate 贴现率	9	Report the choice of discount rate(s) used for costs and outcomes and say why appropriate. 报告成本和结果使用的贴现率的选择，并说明为什么其适用。
Choice of health outcomes 健康产出的选择	10	Describe what outcomes were used as the measure(s) of benefit in the evaluation and their relevance for the type of analysis performed. 描述评价中使用什么作为健康收益测量指标及其与之相关的分析类型。
Measurement of effectiveness 效果的测量	11a	Single study-based estimates: Describe fully the design features of the single effectiveness study and why the single study was a enough source of clinical effectiveness data. 基于单项研究估计：充分描述单一效果研究的设计特征，并说明为什么单一研究是临床疗效数据的充分来源。
	11b	Synthesis-based estimates: Describe fully the methods used for identification of included studies and synthesis of clinical effectiveness data. 基于多项研究估计：充分描述研究的纳入标准及临床疗效数据的整合方法。
Measurement and valuation of preference-based outcomes 基于偏好的结果测量和评价	12	If applicable, describe the population and methods used to elicit preferences for outcomes. 如果适用，描述偏好测量的人群和方法。

续表

section/item 部分 / 条目	item 条目编号	recommendation 建议
Estimating resources and costs 资源和成本的估计	13a	Single study-based economic evaluation: Describe approaches used to estimate resource use associated with the alternative interventions. Describe primary or secondary research methods for valuing each resource item in terms of its unit cost. Describe any adjustments made to approximate to opportunity costs. 基于单项研究的经济学评价：描述与可选择的干预有关的资源使用的估计方法。描述按照单位成本评估每一资源条目的主要或次要研究方法。描述接近机会成本所作出的任何调整。
	13b	Model-based economic evaluation: Describe approaches and data sources used to estimate resource use associated with model health states. Describe primary or secondary research methods for valuing each resource item in terms of its unit cost. Describe any adjustments made to approximate to opportunity costs. 基于模型的经济学评价：描述与模型健康状态有关的资源使用的估计方法和数据来源。描述按照单位成本评估每一资源条目的主要或次要研究方法。描述接近机会成本所作出的任何调整。
Currency, price date and conversion 货币，价格日期和转换	14	Report the dates of the estimated resource quantities and unit costs. Describe methods for adjusting estimated unit costs to the year of reported costs if necessary. Describe methods for converting costs into a common currency base and the exchange rate. 报告估计的资源数量和单位成本的日期。如果有必要，描述将估计的单位成本调整到报告年份的方法。描述将成本转换为通用货币单位的方法及其汇率。
Choice of model 模型的选择	15	Describe and give reasons for the specific type of decision-analytical model used. Providing a figure to show model structure is strongly recommended. 描述使用的特定决策分析模型并给出理由，强烈建议提供一个模型结构图
Assumptions 假设	16	Describe all structural or other assumptions underpinning the decision-analytical model. 描述支持决策分析模型的所有结构或其他假设.
Analytical methods 分析方法	17	Describe all analytical methods supporting the evaluation. This could include methods for dealing with skewed, missing, or censored data; extrapolation methods; methods for pooling data; approaches to validate or make adjustments (such as half cycle corrections) to a model; and methods for handling population heterogeneity and uncertainty. 描述支持评价的所有分析方法，包括：处理偏态、缺失值或截尾数据的方法；外推的方法；合并数据的方法；证实或调整数据（如半周期修正）到模型中的方法和处理人群异质性和不确定性的方法。

续表

section/item 部分 / 条目	item 条目编号	recommendation 建议
Results 结果		
Study parameters 研究参数	18	Report the values, ranges, references, and, if used, probability distributions for all parameters. Report reasons or sources for distributions used to represent uncertainty where appropriate. Providing a table to show the input values is strongly recommended. 报告所有参数的值、范围、分布（如果使用）和参考文献。报告不确定性分析中参数分布的依据或来源。强烈建议提供一个表格来显示输入的参数值。
Incremental costs and outcomes 增量成本和结果	19	For each intervention, report mean values for the main categories of estimated costs and outcomes of interest, as well as mean differences between the comparator groups. If applicable, report incremental cost-effectiveness ratios. 每个干预，报告主要的成本和效果的平均值及比较组间的均数差。如果可以，报告增量成本效果比。
Characterizing uncertainty 不确定性分析	20a	Single study-based economic evaluation: Describe the effects of sampling uncertainty for the estimated incremental cost and incremental effectiveness parameters, together with the impact of methodological assumptions (such as discount rate, study perspective). 基于单项研究的经济学评价：描述抽样不确定性对增量成本和增量效果参数估计的影响及方法学假设（如贴现率、研究角度）的影响。
	20b	Model-based economic evaluation: Describe the effects on the results of uncertainty for all input parameters, and uncertainty related to the structure of the model and assumptions. 基于模型的经济学评价：描述所有输入参数的不确定性对结果的影响和与模型结构和假设有关的不确定性。
Characterizing heterogeneity 异质性分析	21	If applicable, report differences in costs, outcomes, or cost-effectiveness that can be explained by variations between subgroups of patients with different baseline characteristics or other observed variability in effects that are not reducible by more information. 如果可以，报告可以通过亚组间基线特征的不同或其他可观察到的用更多信息无法缩小的变化来解释成本、效果或成本效果的差异。

续表

section/item 部分/条目	item 条目编号	recommendation 建议
Discussion 讨论		
Study findings, limitations, generalizability, and current knowledge 研究发现、局限性、适用性及当前的认识	22	Summaries key study findings and describe how they support the conclusions reached. Discuss limitations and the generalizability of the findings and how the findings fit with current knowledge. 总结关键的研究发现并描述它们如何支持得出的结论，讨论这些发现的局限性和适用性及这些发现如何符合当前的认识。
Other 其他		
Source of funding 资金来源	23	Describe how the study was funded and the role of the funder in the identification, design, conduct, and reporting of the analysis. Describe other non-monetary sources of support. 描述研究受到的资助和资助者在定题、设计、实施和分析报告方面的作用。描述其他非货币支持的来源。
Conflicts of interest 利益冲突	24	Describe any potential for conflict of interest of study contributors in accordance with journal policy. In the absence of a journal policy, we recommend authors comply with International Committee of Medical Journal Editors recommendations. 描述任何潜在的研究贡献者与期刊政策的利益冲突。在期刊政策缺乏的情况下，我们建议作者遵从国际医学期刊编辑委员会的建议。

第六章

获益－风险评估

第一节 概述

一、获益－风险评估的定义

对药物效益和风险的权衡贯穿于药品的整个生命周期，不仅在研发阶段是首要考虑因素，更是上市后监测审评的重要环节。

效益是指药品给个体或群体带来的正面结果，包括疗效、预后以及对生命质量等的影响。风险是指药品负面情况发生的可能性，包括药物不良反应，药物误用、滥用等情况。而药物获益－风险评估是指针对不同的可选择药物，对其效益和风险因素进行赋权和比较性评价，其结果是药物能否作为一种治疗手段的核心。

药物获益－风险评价是就药品对病患和公共卫生所产生的效益以及药品不良事件带来的风险进行综合分析的方法。无论从患者和医生，还是从研发机构、制药公司或药品监管部门的角度出发，确保药品的效益始终大于风险至为重要。

二、开展中成药上市后获益－风险评估的重要性

（一）医药卫生政策、法律法规的要求

2015年我国启动药品审评审批制度改革。《中华人民共和国药品管理法》规定："国家对药品管理实行药品上市许可持有人制度。药品上市许可持有人依法对药品研制、生产、经营、使用全过程中药品的安全性、有效性和质量可控性负责。"

《"十四五"国家药品安全及促进高质量发展规划》指出，我国药品安全性、有效性、可及性仍需进一步提高，全生命周期监管工作仍需完善。完善药品安全治理体系，加快国际人用药品注册技术协调会指导原则落地实施。建立健全药物警戒体系，贯彻落实药物警戒质量管理规范，持续推进上市后药品安全监测评价技术的研究与应用。促进中医药传承创新发展，引导药品上市许可持有人主动开展已上市中成药研究与评价。

《药物警戒质量管理规范》（GVP）中多次提到"获益－风险平衡"，风险评估应当考虑药品的获益，获益－风险的综合评估以批准的适应证为基础，结合药品实际使用中的风险开展。

（二）中医药国际化的需要

近年来，中药药物警戒逐渐引起关注，尤其是中药注射剂的不良反应、含毒性药材以及一些含特定药材成分的中成药对重要脏器损伤受到国内外关注，甚至一些欧洲科学组织质疑中医药的安全性和有效性。

我国是中西医医疗并行的国家，已上市中药品种繁多，其中不少品种疗效确切，使用安全方便。但相比西药的单组分组成，中药组分、作用机制和作用靶点复杂，有一大部分中药因早期研发科学技术水平有限以及早期上市审批制度的不完善，上市后在广泛人群使

用中存在安全性、有效性不确切等问题，这决定了开展已上市中药获益－风险评估的重要性和迫切性。

（三）不能照搬西药模式

中药自身特点决定了中成药上市后获益－风险评估方法或体系的构建对于已有方法的借鉴必须经过一个有中医药特色化的过程。

第一，在制备生产方面，药品原料药质量、炮制方式、制备工艺、助溶剂等赋形剂可能引起安全性问题，比如药品不良反应聚集性事件。

第二，在药品说明书方面，部分中成药药品说明书存在功能主治宽泛，或安全性信息项（如不良反应、禁忌证、注意事项等）信息缺失的情况，会影响药品临床安全、合理用药。

第三，在人用经验方面，中医药根据中医药、民族医药理论体系开展疾病的诊疗防治，历史悠久；中医药处方中君臣佐使、七情和合、配伍禁忌等特点，诊疗中辨证论治、整体观念、三因制宜、方证相应等特点，都显著区别于西药。

第四，在治疗适应证（证型）方面，辨证论治决定了中成药的适应证要明确疾病及证型。中药的适应证往往不限一种疾病，基于不同病机的变化同病异治。若同一疾病不同证型治疗用药错误，可能导致疾病加重的风险。

第五，在疗效评价方面，中药疗效不仅体现在具体疾病症状体征的治疗，有时对于患者生存质量的改善有重要作用；证候类中成药异病同治，其获益往往是针对一组症状的多种疾病症状或体征的改善和治疗。另外，中药治疗感染性疾病不易产生耐药性，治疗慢性疾病、功能性疾病具有西药所不能及的疗效。

第六，在中药药物警戒方面，传统药物警戒毒性分级、用药警戒思想和中毒解救思想与现代药物警戒思想强调的主动防治不良反应的理念相得益彰。

因此，科学、客观地开展突出中医药特色的上市后中药获益－风险评估任重道远。

第二节　国内外获益－风险评估体系

不同角色（如监管机构、申办方、研究者、患者）基于不同的决策环境进行获益－风险评估，所考量的获益点、风险点以及获益－风险平衡点也有差异。欧美国家药品获益－风险评估起步较早，在过去的 20 余年中，药品获益－风险评估的方法发生了转变，从一个非结构化的、主观的、不一致的过程转变为一个更结构化的、客观的过程。以下介绍欧美药监部门的获益－风险评估框架：

一、欧盟获益－风险评估框架

欧洲药品管理局（EMA）人用医药产品委员会效益风险评估工作组 2012 年 5 月发表的基于 Pr OACT-URL 框架的描述性效益风险评估方法，主要分为 8 个步骤（表 6-1）。

表 6-1　Pr OACT-URL 实施步骤

步骤（steps）	内容（content）
1. 问题界定（problem formulation）	相关指标；待满足需求；核心临床试验的目的
2. 目标（objectives）	一套包括有利与不利影响作用的标准，例如临床疗效和安全性结果
3. 替代方案（alternatives）	对照治疗方案和常规治疗方案
4. 结果（consequences）	所有作用的大小和其可取性或严重性；能在"效果列表"中罗列最好
5. 权衡（tradeofls）	关于效益风险平衡的判断，和判决的理由；该步骤可使用多准则决策分析（MCDA）或类似方法
6. 不确定性（uncertainty）	寻找各种来源的因素
7. 风险考量（risk attitude）	影响风险考量的考虑因素，例如未满足的需要，可能因利益相关者而异
8. 相关的不良反应（linked decisions）	与过去类似的决定的一致性和对未来决定的影响

2020 年 EMA 发布了新的审评报告模板，审评报告模板中获益–风险评估章节由 8 部分组成，分别为：治疗学背景（疾病、可获得治疗和未被满足的临床需求、关键临床试验设计），有利效应，有利效应的不确定点和限制，不利效应，不利效应的不确定点和限制，效应表（展示有利效应和不利效应的具体数据，见表 6-2），获益–风险评估和讨论（有利和不利效应的重要性、两者平衡、获益/风险平衡的其他考量因素），结论。新模板中效应表被用于所有新药上市注册申请和扩展适应证申请的获益–风险评估。

表 6-2　EMA 获益–风险评估效应表

效应	简短描述	单位	治疗	对照	不确定性/证据强度	参考资料
有利效应						
不利效应						

二、美国获益–风险评估框架

美国食品药品监督管理局（FDA）2019 年 6 月将获益–风险评估框架表作为决策工具应用在公开征求意见的新综合审评模板中。获益–风险评估框架表主要围绕疾病背景分析、目前治疗选择、获益、风险及风险管理 4 个维度的证据和不确定点进行评估，进而得出获益–风险结论，形成药品的综合审评报告。

2021 年 9 月 FDA 发布的《新药和生物制品的获益–风险评估供企业用的指导原则（草案）》中，详细描述了获益–风险评估的重要考虑因素（表 6-3），强调提供"实质性证据"，用患者体验数据、额外获益–风险分析等充实获益–风险评估。

表 6-3　FDA 对新药和生物制品的获益 – 风险评估的重要考虑因素

获益 – 风险框架	重要考虑因素
疾病分析	（1）建议适应证的使用背景：预期医疗用途、目标患者群、治疗针对的疾病方面（如症状负担）。 （2）与预期人群最相关或对预期人群影响最大的适应证疾病方面（如发病率、持续时间、患病率、病死率、与健康相关的生活质量、结果的重要差异或亚人群的严重程度）。 （3）该疾病对公共卫生的影响
目前的治疗选择	（1）了解当前批准的治疗和标准治疗，包括疗效、安全性、耐受性和其他限制（如对治疗无反应或不耐受的亚群，治疗与姑息的目的）。 （2）用于预期人群的其他干预措施的有效性和安全性，如超说明书使用的药物或其他非药物干预措施。 （3）对新疗法在疗效、安全性、耐受性、现有治疗负担等方面的医疗需求
获益	（1）临床试验的优势 / 局限性，包括设计以及对评估药物疗效的潜在影响。 （2）研究终点的临床相关性：测量或预测对患者重要的临床结果的能力。 （3）临床获益说明，包括但不限于以下内容： 1）效应的性质（如生存率、严重后果的减少、症状的减少、症状获益与患者的相关性）； 2）效应强弱和相关的不确定性（如置信区间），包括对临床重要性的解释； 3）临床试验人群中治疗效应的分布（例如即使平均反应不大，患者仍能获得较大的益处，如长期生存或症状显著改善）； 4）效应的时间进程和持久性； 5）与其他疗法合用研究时，该药物的益处； 6）获得较大益处的特定亚群。 （4）未满足需求的特定亚群获益（如对现有疗法没有充分反应的患者）。 （5）在所有可能被处方该药物人群已证明的获益的普遍性（例如，临床试验中未广泛研究的老年患者或合并症患者）。 （6）药物的重要特征（如给药方案或给药途径不难接受）
风险和风险管理	（1）关于安全性证据的优势 / 局限性，以及对评估药物风险的潜在影响（如由于数据库规模和 / 或暴露时间有限，缺少重要的亚群）。 （2）观察到的不良事件或安全性信号及其临床重要性，包括以下方面： 1）不良事件的严重性、发生的可能性、可逆性、效应强弱的估计及其不确定性（如置信区间）； 2）预测、监测和 / 或预防不良事件的能力； 3）不良事件对药物依从性的影响和潜在后果。 （3）药物暴露与风险之间因果关系的确定程度。 （4）可能对药物安全性或有效性产生负面影响的产品质量问题的潜在影响。 （5）与临床试验相比，上市后可能出现的预期安全性差异（如由于适当监测的可能性较小，或在安全事件风险较高的患者中使用）。 （6）误用或意外暴露的可能性，以及相关的不良后果。 （7）建议的风险管理方法可能的有效性（如可以采取措施降低风险的临床试验证据）

续表

获益－风险框架	重要考虑因素
关于获益－风险的结论	（1）关于证据质量和力度的总体结论，以及关于获益和风险遗留的不确定性。 （2）治疗背景如何影响获益、风险和不确定性的评估。 （3）获益和风险在总体适用人群的相对重要性，但也要考虑个体患者的观点。 （4）获益和风险发生的时间过程（如考虑可能需要数年才能累积的获益，开始后不久可能发生的不良事件）。 （5）患者和提供者清楚地评估药物益处（如症状缓解、生物标志物改变）的能力，从而影响治疗决定（如果没有达到足够的反应，则停止用药）。 （6）最有可能经历严重不良事件的患者是否也最有可能经历有意义的益处（例如，如果不良事件反映了目标药理学）。 （7）是否可以在产品说明书中充分传递获益和风险，以支持患者和提供者知情的个体获益－风险评估。 （8）是否需要说明书某些内容（如加框警告）和／或 REMS，支持有利的获益－风险评估。 （9）是否需要上市后研究或临床试验，评估已知的严重风险或严重风险信号

无论 EMA 还是 FDA，虽然获益－风险评估的框架存在差别，但都强调结构化，结合疾病背景、临床需求、产品获益、风险特点，综合考量做出判断。定性获益－风险评估可以适用于绝大多数情况，仅有极少数复杂的、创新程度高、特殊适应证（如罕见病）的治疗药物需要进行评估时，使用定量的方法。

三、我国中药获益－风险评估体系

我国药品监督管理局获益－风险评估思路主要借鉴了国际人用药品注册技术协调会（the International Council for Harmonisation of Technical Requirements for Pharmaceuticals for Human Use, ICH）的相关指导原则，尤其在药品监督管理局（National Medical Products Administration, NMPA）成为 ICH 成员后，我国药品审评审批改革不断走向国际化，持续推进 ICH 指导原则在国内转化实施。目前中成药上市后获益－风险评估工作尚处在起步阶段，其评估体系尚未构建。

（一）构建思路

国内学者探索了中成药上市后效益风险评估体系的构建思路，首先，评估指标及权重的确定：通过文献研究方法初步筛选评估指标，通过集结专家经验的方法初步确立评估指标及其优先级或权重。其次，核心分析方法的选择：以某种药物为研究实例，比较不同分析方法的优劣，确定核心分析方法。第三，实例研究：通过药物实例研究比较现有方法与已建立指标评价体系评价之间的一致性，结合专家意见对研究结果进行评价，结合不同角色人群的意见和建议。第四，扩大化的实例研究：通过扩大的实例研究（涉及治疗不同疾病的不同药物）验证已建立的指标体系的合理性，是否需要确立不同疾病的获益－风险评估体系，其评价指标及权重是否根据治疗适应证的不同而存在差异等。

（二）对中药获益的思考

1. 评价指标的选择

中药的临床疗效指标既存在西医学的疾病指标，又存在中医证候相关指标，还有生活质量等生命状态改变指标。病证结合是目前受到广泛推广的模式，即是西医辨病的基础上对患者所处特殊状态进行本质判断，许多学者认为西医"辨病"与中医"辨证"的结合，有利于反映疾病及患者状态，以及中西医两种医学的优势互补，进而有利于提高临床疗效。

中医药存在结局指标多、指标测量工具混乱、缺少终点指标等问题，对中医药复杂疗效指标的研究越来越受到大家的关注。

构建病证结合模式下的核心证候指标集，核心证候指标集可以涵盖特定疾病最常见的证候类型及每种证候应当报告的核心症状/体征。

构建以证统病研究模式下的中医核心证候指标集，以证候的最小单元，对于临床常见的复杂证候进行自由组合，但是可能无法突出特定疾病的特征性症状/体征。

2. 西药疗效评价方法对中药的适用性

西医评价方法对中医"证"的疗效评价多数时候是不适用的，如借鉴痊愈、显效、有效、无效、恶化等不同等级的模糊概念来判断疾病的痊愈与否。整体观念和辨证论治是中医理论体系的基本特点，中医和西医对疾病疗效的标准存在差异，在一些情况下，西医疗效评价标准不能完全体现中医药疗效。

中医治疗以调整阴阳动态平衡为重点，"阴平阳秘"则为痊愈，综合分析患者生理与心理感受，调整患者身心状态，"以平为期"。相较于西医微观结构改变和异常指标恢复，中医最终的痊愈标准是机体阴阳恢复平衡，症状消失。当在机体处于"阴平阳秘"状态，若某检测指标仍处于异常，此亦认为痊愈。相反，若仅指标恢复正常，机体仍处于阴阳失衡状态，则为未愈。西医治疗以"对抗"为主，从还原论角度出发，注重微观指标、病理和影像学证据，即使患者仍存在部分自觉症状，若理化指标或微观结构正常则视为痊愈。

以临床价值为导向，中医药理论、"人用经验"和临床试验"三结合"的中药审评证据体系，有助于推动建立与中药临床定位相适应、体现其作用特点和优势的疗效评价标准，"三结合"模式也为中成药上市后获益－风险评估开拓了思路。

3. 以患者为中心的获益－风险评价

患者是疾病或状态经验的专家，他们是医疗结果的最终利益相关者，患者体验数据可以在整个药物生命周期的获益－风险评估的几乎每个方面。目前多数中医药上市后临床有效性临床试验对患者报告结局（patient-reported outcome, PRO）的重视不足，以 PRO 为导向的方案将方便申办方、受试者利益方等对 PRO 的要素进行评估。进一步优化以患者为中心的医疗理念，高质量的 PRO 试验结果将有助于确保患者的意愿可以体现到获益－风险评估、共识决定、标签声明、临床指南和卫生政策中。

对于目前药物治疗重视病因学治疗而忽视患者的生存质量和患者的社会性的问题，将生存质量测评和循证医学思想以及研究方法引入到中医药疗效评价研究中，从多维度充分反映患者生理、心理功能、精神状态、社会关系、经济与社会环境条件，使中医药疗效评价达到客观化和定量化，凸显中医药治疗的临床优势，成为现在许多学者研究的一个重要内容。

4. 各种模型和分析方法的使用

各种模型和分析的方法也引入多维度多层次的中医临床疗效评价中，如层次分析法，针对多层次结构的系统，用相对量的比较，确定多个判断矩阵，最后综合出总权重，并且排序，用于构建中医药病证结合的多层次疗效评价指标；模糊综合评价方法对多属性的评价对象从多个方面进行系统性和整体性的评价，用整体反映中医药的综合疗效等；数理统计方法主要是应用其主成分分析、因子分析等方法对一些对象进行分类和评价，可反映各类评价对象之间的依赖关系，开展临床获益的综合评价。

（三）对中药风险的思考

1. 风险评估的一般考虑

开展评估安全风险，分析影响因素，描述风险特征，判定风险类型，评估是否需要采取风险控制措施等，风险评估应当考虑药品的获益。应当分析可能引起药品安全风险、增加风险发生频率或严重程度等的原因或影响因素，如患者的生理特征、基础疾病、并用药品，或药物的溶媒、储存条件、使用方式等。

对药品风险特征的描述可包括药品与不良事件组合描述、风险发生机制、频率、严重程度、可预防性、可控性、对患者或者公众健康的影响范围，以及风险证据的强度和局限性等。

风险类型分为已识别风险和潜在风险。对于可能会影响产品的获益－风险平衡，或者对公众健康产生不利影响的风险，应当作为重要风险予以优先评估。当不良反应的性质、特征、严重性或结果与持有人药品说明书中的描述不符时，应当认为是非预期不良反应。未预期、未识别或管理不当的药物相互作用，是引发严重不良反应的一个重要原因。潜在风险可以通过收集同功效药品、组分相似药品，以及动物实验中的安全性信息来分析。

有学者通过构建已知风险等级－充分性矩阵来评价药物上市后安全性已知风险。目前，学术界对中成药上市后安全性研究类型的证据等级划分尚未达成共识，但可根据已经开展的安全性研究的类型来评价证据的充分性。安全性研究类型有：①前瞻性安全性主动监测；②SRS 数据分析；③前瞻性队列研究及其系统评价；④RCT 及其系统评价；⑤Ⅳ期临床研究；⑥基于数据库的回顾性分析；⑦病例对照研究；⑧病例系列；⑨个案报道；⑩真实世界人用史研究；⑪非临床安全性研究。

2. 民族药特色风险的考虑

中药、民族药持有人应根据中医药、民族医药相关理论，分析处方特点（如炮制方式、毒性成分、配伍禁忌等）、临床使用（如功能主治、剂量与疗程等）、患者机体等影响因素。

具有中医特色的风险指标是中药获益－风险评估不可忽视的内容。中药寒热温凉、升降浮沉的药性理论，炮制配伍减毒的传统药物警戒思想和"有故无殒"的中医体质理论等有助于中医药特色风险指标的分析。以某种含淫羊藿、补骨脂为主要成分的治疗骨质疏松症的口服中成药为例分析，除风险的一般考虑外，还可能有以下风险的考虑：

（1）从药物组成和药性理论分析：淫羊藿性辛、甘，温，《骨质疏松症中西医结合诊疗指南（2019）》中提示含有淫羊藿类的治疗药物对于阴虚火旺者不宜使用；补骨脂在最新版《中华人民共和国药典》中不属于毒性药材，但是有文献研究显示其具有潜在肝毒性，肝毒性主要集中在补骨脂素、异补骨脂素、补骨脂酚等成分的研究上。有研究显示，补骨脂素和异补骨脂素均显示出植物雌激素样作用，而肝脏是其靶器官，临床不良反应也主要集中在肝损伤呈性别差异，这就提示在临床使用中可能需要考虑不同性别患者之间的安全性的差异。

（2）从配伍减毒警戒思想分析：与药物中其他不同组分的配伍对人体的安全性有差异。如基于免疫应激介导的特异质肝损伤模型拆方研究发现，含有淫羊藿和补骨脂的口服中成药肝损伤严重程度弱于单纯淫羊藿、单纯补骨脂造成的肝损伤，淫羊藿和补骨脂与续断、知母、地黄、丹参配伍有减轻肝损伤作用，其中丹参的配伍减毒效果最好。

（3）从"有故无殒"和中医体质理论方面分析，不同体质人群对药物的耐受性有差异。有学者对某地区全人群健康大数据记载的病例进行筛选统计，估算某含有淫羊藿、补骨脂治疗骨质疏松症的口服中成药肝损伤粗发生率，属罕见范畴，肝损伤总体发生水平低于其他骨病用药，说明该药物可能在极少数易感个体引起特异质肝损伤，但发生风险低于其他常用骨病药物，临床应用提示该药物要注意避免在免疫应激患者中应用。

3. 对风险管控的考虑

常规风险控制措施包括修订药品包装、标签、说明书，改变药品包装规格，改变药品管理状态等。中药药品说明书多数存在安全性信息相关项的缺失，获益－风险评估有助于药品说明书安全性信息项的修订。

特殊风险控制措施包括开展医务人员和患者的沟通和教育、药品使用环节的限制、患者登记等。需要紧急控制的，可采取暂停药品生产、销售、使用等措施。当评估认为药品风险大于获益的，持有人应当主动申请注销药品注册证书。

第三节　常用模型

结构性步骤化的定性评价框架结合定量评价方法逐渐成为各国专家的共识，在复杂情况下使用定量方法作为决策证据的补充，可以灵活地从不同角度整合获益－风险，客观反映药品评价结果，提高评价流程的透明度和评价人员的决策水平。目前，开展药物获益－风险评估的方法多达40余种，理论依据较为充分的定量方法主要有多准则决策分析模型、随机多准则可接受度分析模型、贝叶斯框架等。

一、多准则决策分析模型

（一）模型原理

多准则决策分析（multi-criteria decision analysis, MCDA）具有同时评价多种获益和风险指标的能力。MCDA 模型的工作原理是将效益和风险指标以决策树的形式呈现，然后将各药物治疗方案的指标数据转化为相应偏好值，并考虑决策者对指标的偏好权重，再结合指标偏好值和权重计算每个方案的综合评分，最终依据评分大小做出决策。

（二）实施步骤

目前采用的 MCDA 模型实施框架主要有两种：一是 EMA 推荐使用的实施框架，该框架内容由英国利物浦大学的 Dodgson 等于 2009 年提出；二是 2016 年国际药物经济学和结果研究学会（International Society for Pharmacoeconomics and Outcomes Research, ISPOR）制定的框架。可以将 MCDA 实施框架分为三个阶段共 8 个步骤。

第一阶段为建立决策环境和指标评价体系，包括步骤 1 和 2。

步骤 1：建立决策环境。建立决策环境包括确定评价目标、评价对象及评价涉及的利益相关者等内容。评价目标是指综合评价对比各药物治疗方案的效益和风险，以促进临床合理用药。评价对象指待评价的药物治疗方案，一般涉及 2 个及以上的方案，且须明确各方案所涉及药物剂量、适应证及联合用药等情况。评价涉及利益相关者是指与药物研发、授权、销售等相关的特定人群，包括政府人员、医生、患者和医药企业研发人员等。

步骤 2：建立指标评价体系。指标评价体系的构建包括确定评价维度、评价指标以及指标呈现形式等内容。一般从有效性、安全性等评价维度出发，选择与临床结局相关的疗效和安全性指标分别作为效益和风险指标。然后将指标聚集在层次结构中以决策树的形式直观地呈现出指标之间以及指标与药物决策之间的关系。

第二阶段为数据收集处理和价值量化，包括步骤 3、4、5、6。

步骤 3：各药物治疗方案指标数据收集。指标数据主要来源于临床随机对照试验（randomized controlled trial, RCT）或经 Meta 分析合并后 RCT 数据。

步骤 4：各药物治疗方案的指标评分。对指标进行评分是将无法进行直接比较的数据进行无量纲转化，需利用价值函数（value function）将各指标数据转化为 0 ~ 100 之间的偏好值。其中，0 表示对药物治疗方案评价的最差值，100 表示对其评价的最优值。

步骤 5：指标赋权。即为各指标分配一个数值以反映其在药物决策中的相对重要性。目前，指标赋权法以摇摆赋权法（swing weighting）应用最多。此外，离散选择实验、层次分析法、问卷调查法等亦可进行指标赋权。

步骤 6：价值量化。根据每个药物治疗方案的评分值和指标权重，按照以下公式，计算效益值、风险值以及效益风险总值。

第三阶段为结果评价和报告解读，包括步骤 7 和 8。

步骤 7：敏感性分析。该步骤是检验 MCDA 模型评价结果是否对指标权重变化敏感以及权重设置是否合理，以此评估研究结果的稳定性。敏感性分析通常在 Hiview3 软件中实现，研究者可通过调节权重大小观察评价结果的变化。一般而言，若权重需要较大幅度的变化才能改变评价结果，则说明评价结果对权重的变化不敏感，权重设置合理，评价结果较稳定。

步骤 8：解读结果并撰写获益－风险评估报告。此步骤主要是对 MCDA 模型评价结果的临床意义进行解读，若效益大于风险，决策者应针对相应药物治疗方案开展定期获益－风险评估以更新其临床用药的效益风险情况；若风险大于效益，决策者应立即对相应药物治疗方案采取限制使用甚至药品撤市的措施。该报告将作为利益相关者决定是否继续使用该方案的依据和参考。

（三）优缺点

应用 MCDA 需要详细了解利益相关者的偏好，且假设指标之间相互独立。MCDA 可以较为全面地评价各个获益－风险指标，易于理解、便于应用，在上市后的疫苗安全性监测、不同药品的选择、不同药品的剂量使用上都得到很好的体现。

存在的主要问题是，按照设置好的权重和指标评分，最终得出的是点估计的结果，未解决数据来源于抽样的不确定性和获益－风险线性相加等问题，评价结果的不确定性较大。在 MCDA 框架下，结合蒙特卡罗模拟可对各个获益－风险指标得分进行分布拟合，通过模拟过程重复抽样可获得显著性水平下的效应风险总差值的置信区间。

二、随机多准则可接受度分析模型

（一）模型原理

随机多准则可接受度分析模型（stochastic multicriteria acceptability analysis, SMAA）作为 MCDA 的延伸。

SMAA 模型的原理是采用加法形式的效应函数，对某药品所有指标的权重和指标值求和。SMAA 模型评价获益风险结果的主要指标为可接受度（rank acceptability index）与置信度（confidence factor）。假设患者偏好信息完全未知，不确定的各指标权重作为随机变量形成总体权重空间，且假定呈均匀分布。某指标结果发生率作为属性值，假定其服从 Beta 分布的先验分布，根据临床数据资料调整 Beta 方程的参数，获得 Beta 后验概率分布，即获得各指标属性值的概率分布，最后运用 JSMAA 软件进行蒙特卡罗模拟和计算，主要获得以下数据指标：①a 药品排名为 n 的可接受度，可表示为使某药品排名为 n 的权重空间体积与总体权重空间体积的比值；②中心权向量，在使 a 药品成为获益－风险评价结果最优的权重空间内最可能的某一权重，相当于该满足条件的权重空间的重心；③置信度，属性值的获取存在抽样误差，置信度即在该中心权向量下获得某药品最优解的概率。

（二）优缺点

相比于传统 MCDA 模型，减少了评价者价值偏好对决策的影响，不需要决策者对决策指标主观赋予权重。可以在不知道精确的属性信息和权重信息的情况下帮助决策者找出最好的方案。SMAA 模拟随机权重与属性值，通过概率分布描述属性值和权重不确定性，不为评价框架提供单一固定的分数和权重值，而是通过逆权重空间分析，判断出最优的方案。为探索权重空间内所有可能的权重组合，主要应用于权重或属性值完全缺失、部分缺失的决策问题。

存在的问题是，SMAA 的原理较为复杂，应用难度较大，对于权重分布和效用函数要求较高。有学者基于混合治疗获益比较（maxed treatment comparion，网络 meta 分析）应用 SMAA 模型进行肠促胰素类降糖药的获益－风险评估，因为网络 meta 分析尽可能充分利用已有的临床证据进行综合分析，解决由于临床证据不足造成的不确定性问题，它可作为 SMAA 框架中的组合方法。相较于 MCDA 模型，SMAA 模型同样需要确定评价准则，分别确定具体的获益指标和风险指标，但 SMAA 的数据来源可以更加多源。

三、层次分析法

（一）模型原理

层次分析法（analytic hierarchy prcess, AHP）属于多准则决策分析方法的一种，是在公共卫生领域选择方面有潜在应用的一种方法。其原理是将待评价药物分解为各个组成因素，将这些因素按支配关系构成递阶层次结构，通过两两比较的方式确定统一层次中各个属性的重要性，经过综合计算各层因素相对重要性的权值，得到最低层（方案层）相对于最高层（总目标）的相对重要性次序的组合权值，以此作为评价和选择方案的依据，确定不同药物的相对重要性总排序。层次分析法比较适合于具有分层交错评价指标的目标系统，而且目标值又难于定量描述的决策问题。

（二）实施步骤

步骤 1：建立层次结构模型。将决策的目标、考虑的因素（决策准则）和决策对象按它们之间的相互关系分为最高层、中间层和最低层，绘出层次结构图。最高层是指决策的目的、要解决的问题。最低层是指决策时的备选方案。中间层是指考虑的因素、决策的准则。对于相邻的两层，称高层为目标层，低层为因素层。

步骤 2：构造判断矩阵，按相对重要性评分并得出权重值。制定各层次评分标准，采用相对尺度以尽可能减少性质不同的诸因素相互比较的困难，提高准确度。把所有因素两两相互比较，两两比较结果构成的矩阵称作判断矩阵，准则层对目标层构建对比矩阵，准则层指标之间构建对比矩阵。

步骤 3：进行一致性检验。应用层次分析法时，在计算归一化权重系数后，应检验计算得出的权重系数是否符合逻辑。通常用一致性指标 CI 检验相对优先顺序有无逻辑混乱，一般认为，当 $CI < 0.10$ 时，可能无逻辑混乱，即计算得的各项权重可以接受。为了度量不同阶判断矩阵是否具有满意的一致性，还需引入判断矩阵的平均随机一致性指标 RI 值。当阶数大于 2 时，判断矩阵一致性指标 CI 与同阶平均随机一致性指标 RI 之比称为一致性比率，记为 CR。当 CR < 0.10 时，即认为判断矩阵具有满意的一致性。

步骤 4：敏感性分析。在多属性决策分析中，通常决策者需要知道决策结果的稳定性，也就是需要知道决策信息的变化对方案排序结果的影响程度。敏感性分析即检查改变输入数据或参数对结果变化的影响，层次结构中相对较小的变化可能会导致不同的结果。

（三）优缺点

层次分析法中每一层的权重设置最后都会直接或间接地影响结果，而且在每一层中的每个影响因素对结果的影响程度都是量化的，比较清晰明确，计算比较简单，这种方法可用于无结构特性的系统评价。

存在的问题是，它是在备选方案中选择最优方案，不能为决策提供新的方案；另外使用层次分析法可能会因为定量数据较少，定性成分多，不易被信服。

四、贝叶斯框架

贝叶斯框架尽可能考虑各种不确定性，并以连贯性的定量概率呈现结果，常与定量评价框架组合。基于假定的先验分布，利用累积数据修正模型参数，提供决策模型的后验概率分布，不断更新认知过程并优化决策。Costa 等针对获益和风险的度量结果往往具有不同类型的抽样分布（例如连续性的获益观测值和二分类的风险观测值），建立整合药品获益和安全性数据的贝叶斯联合建模和联合评估框架，介绍基于多元数据联合建模的广义线性混合模型和 copula 边际回归模型，解释个体水平上获益和风险数据之间的复杂关系，提高结局事件获益 – 风险的解释水平。

随着药品的不断应用，其获益和风险指标可能发生变化，ICH E2C（R2）提出应综合临床试验及其他来源的可用信息进行定期获益 – 风险评价。囊括直接和间接相关的所有可用数据的网络 Meta 分析同样可作为贝叶斯框架中的组合方法。有学者提出将所有可能的数据源有效整合并进行基于贝叶斯 meta 分析的全面获益 – 风险评价框架，以实现动态有效地比较不同药品的可接受度。

五、NNT/NNH 与 QALYs 方法

NNT（number needed to treat）是指为了避免 1 例不良事件发生必须治疗的患者数，其数学表达式为：NNT=1/ARR，其中，ARR（absolute risk reduction）为事件发生率的减少，即对照组事件发生率与治疗组事件发生率之差。NNT 值越小表示该干预措施疗效优于对照措施的程度更高，NNT 可用于比较相同疾病间不同干预措施的效应量大小。

NNH（number needed to harm）是指每治疗 N 例患者就（才）会发生 1 例因治疗所致的不良事件，其数学表达式为：NNH=1/ARI，其中，ARI（absolute risk increase）表示事

件发生率的增加，即治疗组事件发生率与对照组事件发生率之差。NNH 通常用于估计因治疗所致的不良事件发生的可能性，NNH 值越小，提示该药物出现药物不良反应的概率越大。NNT 仅评价干预措施获得的效益，不考虑相关不良事件是否存在；NNH 仅评价干预措施带来的不良反应风险，不计算疗法的效益问题。

NNT 和 NNH 是 2 个常用的衡量临床治疗效果和指导临床决策的指标，NNT 评价干预措施的获益，NNH 评价干预措施的风险，两者常用于量化临床试验中临床相关的获益和风险作用大小，NNH 与 NNT 比值被称为被帮助或被损害的可能性（LHH），可以权衡治疗的相对受益和风险，指导临床治疗药物的选择。在药品不良反应风险评估中，NNH 和 NNT 是一个简单直观反映不良事件发生频率的指标，但分别反映获益与风险，且仅能以某一个获益指标与风险指标相比较，不适用于多个获益－风险指标的综合评价，且未考虑临床上获益－风险结果的相关性，也不能做到对各个获益－风险指标进行权衡。尽管如此，由于其直接利用人数描述结果，易于理解且便于交流，仍是临床医师描述获益－风险常用的指标。

质量调整生命年（QALY）作为调整的期望寿命对不同健康状况的患者进行评价，主要应用在时间因素作为重要指标的评价中，因此在慢性病、癌症等药品获益－风险评价中较为常用。作为将获益和风险结合后的均衡指标，可直接用于不同方案的评价。评价基于利用多种方法衡量药品带来的随时间推移逐渐累积的健康状态效用和风险之间的平衡，从而对药品的使用做出决策。

近年，我国陆续有学者使用 SMAA 模型、MCDA 模型、AHP 法等对抗抑郁药、治疗骨性关节炎西药物、肠促胰素类降糖药、抗过敏性鼻炎药等进行了风险效益评价。随着对中药药物警戒的重视，国内学者陆续开展了对中成药风险获益的定量研究，近年对含毒性药材中成药（如乌头类、斑蝥类、雷公藤制剂等）、中药注射剂（如双黄连注射液）的获益－风险评价陆续有文章发表，主要基于 MCDA 模型开展。

第四节 研究案例

国内有学术团队开展了乌头类中药的获益－风险评价。以川乌、草乌、附子为示例，将数据挖掘与 MCDA 获益－风险评估、定性与定量分析、传统古籍记载与现代临床报道有机结合，形成多途径、多层次、多角度的综合评价方法。通过构架问题、建立获益－风险评价标准、结果初评、明确不确定因素等步骤，探索适合中药获益－风险评估的研究模式。

乌头类中药用药历史悠久，始载于《神农本草经》。现行《中华人民共和国药典》（简称《中国药典》）收载的该类品种主要为川乌、草乌、附子，川乌源于毛茛科植物乌头的干燥母根、草乌源于同科北乌头的干燥块根，两者均有大毒，炮制后入药，功效祛风除湿、温经止痛；附子是乌头子根的加工品，有毒，功效回阳救逆、补火助阳、散寒止痛。

川乌、草乌、附子中含有双酯型生物碱，0.25 mg 就能引起明显的心脏毒性、神经系统毒性反应等，临床用药备受争议。

一、乌头类中药风险 – 效益表现

从东汉至清代 130 余部传统医书、方书、本草、民族志中梳理出有关川乌、草乌、附子的本草记载 200 余条、处方 7 000 余首。数据挖掘其临床应用的风险、效益表现，同时围绕传统药物警戒"识毒 – 用毒 – 防毒 – 解毒"实践体系对数据进行分类，建立风险警戒框架（图 6–1）。

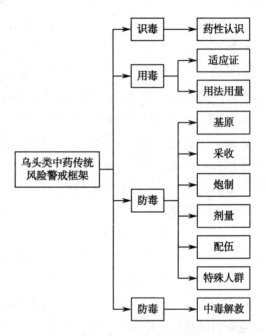

图 6-1　乌头类中药传统风险警戒框架

（一）乌头类中药的风险

历代医药学家对乌头类中药的风险认识相近。《神农本草经》虽未明言乌头、附子的毒性，但统归为下品。《淮南子·缪称训》首次提出了"天雄、乌喙，药之凶毒也，良医以活人"，此后均记载其有毒或有大毒。《本草纲目·卷十七》载"草乌头、射罔，乃至毒之药，非若川乌、附子，人所栽种，加以酿制，杀其毒性之比"，明晰不同品种乌头类中药毒性大小顺序依次为草乌、川乌、附子。此外，古籍中还描述乌头类中药可致堕胎、杀禽兽、令人心膈闷乱、发狂、发火、烂五脏等中毒表现。

（二）乌头类中药的效益

乌头类中药适应证广泛、疗效确切。含川乌、草乌、附子的处方 7 000 余首，约占检索处方总量的 8.6%，应用比例相对较高；其中超过 60% 的处方中含有附子。纳入处方多用于诸风、顽痹以及脏腑虚寒证等治疗，处方用量上限与《中国药典》规定差异不大，90% 附子内服用量小于 14.87 g/d，川乌、草乌小于 3.14 g/d。Apriori 算法挖掘常见配伍显示，乌头类中药喜与当归、甘草、干姜、桂心、防风等配伍使用，既考虑到药物协同作用、提升药效，又可配伍减毒、缓和药性。

二、乌头类中药风险 – 效益评估

基于 MCDA 风险 – 效益量化评估模型，以患者为中心，针对不同的适应证（疾病）、用量、疗程、联合用药、目标人群等，采用 Rev Man 5.2 软件分别综合不同适应证的随机对照试验 Meta 分析的有效性和安全性信息，构建决策树（图 6–2），使用应用 Hiview 3 软件以及 Crystal Ball 蒙特卡洛模拟计算川乌、草乌单独应用与联用西药的效益值、风险

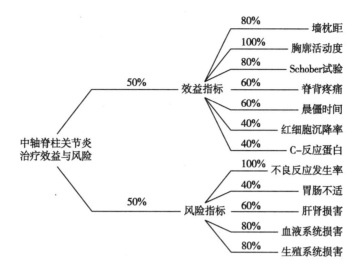

图 6-2　中轴脊柱关节炎治疗的效益－风险评价指标决策树

值、效益－风险总值。结果显示川乌、草乌、附子在多种疾病的治疗中均具有较好的效益与较低的风险，临床应用的风险－效益关系具有一定优势。

川乌、草乌治疗强直性脊柱炎（axial spondyloarthritis, ax-Sp A）患者临床获益优于雷公藤、优于常规化学药品治疗效果，用药风险明显低于化学药品、低于雷公藤，综合用药获益与风险，川乌、草乌治疗强直性脊柱炎的风险－效益总值高出雷公藤 41, 95%*CI*〔35.67, 46.23〕，且 100% 产生差异。

川乌、草乌治疗类风湿关节炎（RA），川乌、草乌联用西药的效益高于其单独应用（效益差 = 15, 95%*CI*〔9.72, 20.25〕），但其风险也相对更高（风险差 = 23, 95%*CI*〔15.57, 30.55〕），当效益与风险对 RA 患者同等重要时，川乌、草乌单独应用的效益－风险总值为 58，联用西药为 55（风险－效益差 = 3, 95%*CI*〔-3.28, 9.31〕），单独用药的风险－效益值高于联合用药的概率为 81.43%。获益－风险评估认为：川乌、草乌是 RA 临床治疗手段的重要补充，且当患者对于风险的可接受性较低时，则不推荐中西药联用。其单独应用的风险低于联合常规西药治疗，其获益亦不如联合用药（图 6-3）。

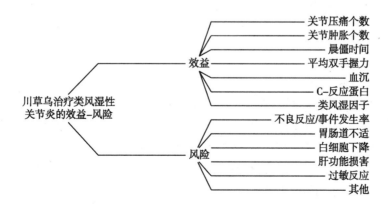

图 6-3　川草乌治疗类风湿关节炎的效益－风险评价指标决策树

三、乌头类中药风险－效益评估结果影响因素

基于传统古籍与现代临床报道梳理可见，乌头类中药临床应用的风险－效益关系并不是一成不变的，随入药品种、病（证／症）、炮制、用量等不同，评估结果也会受到影响。

（一）品种因素

历代记载附子毒性低于川乌、草乌，附子的用药风险较川乌、草乌也更低。

（二）辨证因素

川乌、草乌、附子等药性辛热，急症且辨证有寒者用药获益相对较大。古人有云"勿用之于阴虚内热、血液衰少、伤寒、温病、热病阳厥等证，靡不立毙"，"若血虚生热，热生风者，投之立毙"，因此对于阴虚阳盛、真热假寒证者用药"风险"更加突出。

（三）炮制因素

川乌、草乌、附子生品作为毒性药品管制，炮制后的用药风险明显低于生品。但并不意味着过度炮制，久制毒效皆失，即获益与风险全无，正如《景岳全书》曰："故制附之法，但用白水煮之极熟，则亦全失辣味，并其热性俱失，形如萝卜可食矣。"

（四）用法用量因素

传统古籍处方用量与《中国药典》所载相近，但相对更低，且注重从小剂量起服，或依用药人群、病症严重程度不同调整剂量，中病即止等。当附子用量超出 15 g/d，川乌、草乌超过 3 g/d 时，用药"风险"可能会显著增加。

（五）配伍因素

传统古籍中的"恶、反、畏、杀、忌、伏"、现代文献中的"不宜同用"等都是对药物间不良作用、临床用药风险进行的警示。如金元时期概括的"十八反"之"半蒌贝蔹及攻乌"、"十九畏"之"川乌草乌不顺犀"等提出乌头类中药配伍禁忌，若与上述药物同用，则容易引起乌头类中药安全性问题发生或疗效降低，影响乌头类中药的效益与风险关系。

（六）患者因素

患者机体状态、原患疾病、所处环境等对乌头类中药临床用药表现为安全或是风险也存在一定的影响，《本草纲目》记载："有人才服钱匕即发燥不堪，而昔人补剂用为常药，岂古今运气不同耶？……若此数人，皆其脏腑禀赋之偏……不可以常理概论也。"梳理历代中医中药学著作，可见孕妇、刚愎之人用药风险最大，儿童、老人、虚衰之人应用此类药的风险明显会高于普通成人患者。

中药临床应用的风险－效益评估较化学药品更加复杂，既不能脱离传统中医药理论

的指导，又需要结合现代研究结果。因此，评估过程需要多途径、多层面、多角度融合，即数据挖掘与 MCDA 风险－效益评估模型结合、定性与定量分析结合、传统古籍记载与现代临床实践报道结合，系统、客观地呈现评估结果及其影响因素。同时，针对高风险用药因素建立完善的预警与防范措施，也可以降低用药风险，增加患者获益。总而言之，开展中药风险－效益评价已成为我国药物警戒重要工作内容之一，从临床用药实际出发，规范临床用药，降低用药风险，为临床提供直观、客观的用药建议与指导，满足临床合理用药的需求。

第七章

合理用药评价

第一节　人群的适用性评价

一、人群适用性评价的原则

据世界卫生组织（WHO）统计结果显示，全球有 1/7 的患者因不合理用药而死亡，安全用药已成为备受关注的世界卫生问题。儿童、孕妇、哺乳期妇女、老年人、肝肾功能异常者的用药安全问题为临床面临的难题。其中，儿童因器官功能发育不完善，一些经肝肾代谢的药物的药动学参数与成年人相比差异明显；孕妇和哺乳期妇女需平衡药物治疗与胎儿或婴儿安全的关系；老年人和肝肾功能异常者因其自身生理、病理特点以及免疫等功能的衰退，使机体对药物的代谢能力减弱，易造成药物蓄积中毒，增加 ADR 的发生风险。因此，如何保障以上特殊人群用药安全、合理是目前亟待解决的问题。

合理用药的人群适用性评价应考虑不同用药人群的生理、病理特点，在用药方面的特殊性，人群适用性评价主要考虑以下几方面：①根据中医理论，辨证用药，与辨病用药相结合。中成药是基于特定的中药处方研制而成，有严格的适应证，临床医师需要遵循中医的辨证用药原则进行中成药处方。由于不同疾病病理机制的特异性，还应结合疾病诊断辨病用药。②应根据特殊人群的体质强弱、病情轻重缓急及各种剂型的特点，选择合理的给药途径和剂型。③用药剂量，谨遵药品说明书，或根据相关规则换算剂量，禁止超剂量、超疗程用药。④加强药物警戒，特别对含毒性药物的药品应慎用，加强用药安全性监测。⑤对中药注射剂应严格按照药品说明书的剂量、疗程、使用方法给药，加强药物警戒。

二、特殊人群的合理用药

（一）儿童

儿童正处在生长发育阶段，其肝脏代谢酶活性、肾清除率、脂肪含量、血容量、血脑屏障等与成人存在较大差异。药物对儿童的疗效作用与成人不同，不是简单的"缩小版成人"，而是可能存在一些特殊影响，需要临床医师和药师的特别关注。但是实际上，不仅儿科医生缺乏、儿科专用药少，实际用药还经常出现安全性风险。而且发生在儿童阶段的 ADR 或药害事件往往还会造成后遗效应，可能对患者未来的生理和心理健康都会造成影响。所以，规范儿童合理用药是十分必要的工作。

以首都医科大学附属北京儿童医院 2012 年 934 219 张门、急诊中成药处方为样本，采取回顾性研究方法，随机抽取 2 400 张处方进行分类、分析、点评得出结果，最常见的不合理处方类型分别为适应证不适宜（27.9%）、临床诊断书写不规范（26.2%）、遴选药物不适宜（21.7%）、重复用药（9.7%）和用法用量不适宜（5.2%）。采用回顾性调查方法和分层定比抽样法随机抽查天津市儿童医院 2012 年 1—12 月 1 200 张门、急诊中成药处方，最常见的不合理处方类型分别为临床诊断不规范（66.3%）、用法用量不适宜（19.5%）、适应证不适宜（7.8%）、疗程不适宜（3.5%）和联合用药不适宜（1.4%）。可见儿童合理用药还存在诸多问题。为此，国家专门出台了《中国国家处方集·化学药品与生物制品卷》儿童版，不仅用大量篇幅论述儿童合理用药的相关事项，包括儿童解剖生理、儿童药效学、儿童药动学、儿童用药剂量等，而且对于各个儿童常见病种的药物治疗方案进行规范和指导，为儿童疾病的合理用药提供了参考。

传统中医药理论对于小儿安全用药的认识是明确的，但具体内容较为复杂，也存在一些不理想之处。一方面，由于三因制宜的需要，小儿幼稚娇嫩的特殊机体状态确实需要在处方选药时谨慎，但专门针对小儿的选药用药方法尚未成体系，现有的指导原则都是合并在毒性理论、配伍禁忌理论和妊娠禁忌理论内的一般性内容。另一方面，虽然历代小儿病处方中从不禁用大黄、人参、半夏、朱砂、犀角等毒烈饮片，但是都有其所对应的病证特点、用法用量、停药调护等用药管控的内容，甚至在很早以前小儿是否该用"金石药"本身就是一个存在学术争议的话题。但这些内容并没有得到很好的整理和总结，在现行中医儿科学教材中，基本看不到关于儿童安全合理用药原则、方法和最新研究进展的系统论述和独立章节，而这些恰恰是临床安全合理用药所急需的内容。

儿童合理使用中成药的首要问题，就是药品遴选是否适宜的问题，包括"是否应该用药""用哪一个药"和"用多少种药"这3个层次的问题。其一，不同儿童疾病的药物治疗需求不同，有些疾病需要立即治疗，而有些疾病并不一定需要用药，或者可能只是生长发育过程的"第三态"，甚至对于某些儿童疾病本质的认识都可能存在误解，例如对于一般情况下的小儿发热和新生儿黄疸。所以，点评选药是否适宜的首要环节是考察药物治疗的必要性。其二，如果确定药物治疗，则需要从安全性角度进行药物遴选，尽可能不选择含有毒性饮片、烈性饮片和具有潜在发育毒性饮片（例如人工麝香）的中成药，慎用苦寒药和金石药，对以往医家提出的竹沥、贝母、柴胡等饮片也要警惕，尽可能选择适应证相符度高、药味数目少的中成药品种。应严格遵循中医药基本理论用药，区分不同中成药的药性特征和功效侧重点。例如同样都是外感风热的治疗用药，不同药品的功效侧重点不同，有的侧重于咽喉肿痛，有的侧重于清热导滞，对外感兼停食的效果更好。其三，如果存在联合用药，还需要对药品联用的合理性进行评估，一般而言，除非临床指南明确规定，否则儿童用药品种数越少越好。

（二）妇女（妊娠期、哺乳期）

妊娠期妇女为了促进胎儿的生长和发育，其自身的免疫功能会受到一定的抑制，这时使用的中成药药性应该较温和，谨慎使用药性猛烈的中成药。研究显示，部分妇女在妊娠期使用了药性较猛烈的中成药，可能会增加妊娠期或产后出血的风险，而严重者，则可能危及母婴的生命。产科患者不合理用药表现在产后过早使用寒性或者补益药物。产妇在分娩后初期，其身体功能发生了较大的变化，需要一定的时间进行自我调整，适当地使用促进产褥期恢复的药物，有助于其机体正常功能的修复，而过早地使用寒性药物反而不利于产妇的身体康健。此外，在给予中成药治疗时，应该考虑药物对乳汁分泌的影响，部分产后使用了某些中成药，可能减少乳汁的分泌，进而影响新生儿的生长和发育。

产妇用药应遵照个体化和差异化。病情和体质的差异，会导致用药的差异化。近年来剖宫产的发生率在不断攀升，改变了产科的产妇构成情况。在经阴道顺产的产妇中，由于其恢复相对较快，可根据个体差异，给予补益类中成药。而对于胎膜早破，分娩不满妊娠周期的产妇，其乳汁的分泌功能可能未完善，应尽早给予催乳治疗。对剖宫产产妇，其手术切口位于腹部，子宫出血风险比顺产分娩的产妇高，可给予预防和治疗产后出血的中成药。

哺乳期：妇女产后 30 分钟即可开始哺乳，哺乳期 8~24 个月，其中产后 6~8 周内产妇逐渐恢复孕前状态的时期称为"产褥期"。据报道，50% 以上哺乳期妇女因急性或慢性疾病至少需要使用 1 种药物。该类人群因特殊生理病理特点及药代动力学特点，其用药安全与否直接影响母体及乳儿，用药风险较高，需慎重用药。临床出现 ADR 的有很多是患者自行用药造成，且多存在长期、超剂量的用药现象。如自行服用高丽参、天麻、西红花、苏合香丸等药，自行超剂量服用红参、黄连、藿香正气水、关木通等药，自行且长期服用麝香及何首乌等。哺乳期妇女因产后便秘自行服用何首乌半月余，可发生肝损害反应。

哺乳期妇女用药应遵循兼顾母体及乳儿的治疗原则，慎用影响乳汁分泌的药物，避免大剂量、长期、反复用药，对于用药风险较大的药物应尽量选择其他较安全的药物或治疗手段代替，若须服用副作用较大或具有毒性的药物时，可暂停哺乳。合理调整服药及哺乳时间，用药期间应密切观察乳儿反应，如发现乳儿吐奶、呃奶、吵闹不安等异常表现，应及时停止哺乳并就医。哺乳期妇女用药时要结合现代药理研究结果，慎重选择药物，宜选药性平和之品，慎用或忌用峻烈毒性药物，并注意用药的剂量与疗程。

（三）老年人

随着年龄的增长，人体器官的功能储备趋于减少。老年人共病和合并用药增加，尤其肝肾功能减退，导致药物在机体中的吸收、分布、代谢、排泄发生改变，使老年人容易出现 ADR 和药物相互作用。当老年人肾脏储备能力明显下降时，对各种肾损伤因素的敏感性增高。在应用各种药物时（尤其主要经肾脏代谢和排泄的药物），要首先估算患者的肾功能状况，即使血肌酐在正常范围内，可能肌酐清除率已经下降，有必要调整给药方案，提高用药安全性。

老年人共病较多，临床用药及老年人群适宜性评价应考虑到药物对共患疾病以及合并用药的影响，考虑到不同用药途径是否使用药叠加而超剂量用药，以及老年人认知功能减退，动作精细程度减退，服药的方便程度对用药的影响，可采取简化用药程序的方法避免用药不合理现象，例如使用缓释剂或控释剂，每日服药 1 次，减少记忆错误导致老年人增加或减少服药的机会。

中医理论认为，老年人正气渐衰，气血津液不足，常常兼夹痰浊、瘀血等实邪，多为虚实夹杂之证，中医治疗在祛邪的同时应兼顾人体正气，治疗用攻补兼施之法。因此，在临床治疗用药应顾护正气，少用或不用峻烈之品。在辨病、辨证的前提下，给予扶正祛邪兼顾的中成药。中医药"同病异治""异病同治"的治疗原则符合老年人病证特点，在老年人群中应用广泛。老年人多种疾病集于一身，如果病机、证候一致，可采用一方一药治疗而取得多种病证的疗效，减少患者疾病负担和治疗费用，节省不必要的开支，提高治疗经济性。

（四）肝、肾功能异常者

肝功能和肾功能异常意味着患者的肝脏、肾脏对药物毒性成分解毒、代谢能力下降，对毒副作用的耐受能力降低，比肝肾功能正常者更易于发生 ADR，因此，对肝肾功能异常人群临床用药需要更加谨慎，用药过程中的"禁忌"和"注意事项"更多，才能保证用药安全。

药品需要经过肝、肾代谢，肝肾功能异常人群应选择使用对肝肾功能影响小的药品。药品说明书中明确显示肝、肾功能异常者禁用/慎用，药品说明书或相关医学文献报告对肝、肾功能损害的，均不宜用于肝肾功能异常人群。雷公藤多苷片的药品说明书中明确有急性中毒性肝损伤的 ADR，心、肝、肾功能不全者以及白细胞计数降低者禁用，临床医师在患者有肝功能不全、慢性肾功能不全和白细胞减少症等诊断时应注意不要选择使用雷公藤多苷片。氨基转移酶升高者禁用血脂康胶囊，由于消化不良所导致的睡眠差者忌用枣仁安神液，临床用药注意不要对有氨基转移酶升高的诊断患者开具血脂康胶囊的处方，也不要对有消化不良诊断的患者开具枣仁安神液的处方。

三、注意事项

超说明书用药是特殊人群不合理用药的主要类型，由于儿童用药品种少、剂量研究缺乏，儿科超说明书用药现象频发。回顾性调查 2010 年四川大学华西第二医院儿科门诊患儿超说明书用药现状，分析相关危险因素，超说明书用药发生率分别为 76.59%、40.88%、83.89%。超说明书用药类型主要包括未提及儿童用药信息（35.57%）、适应证（25.44%）和剂量（25.31%）3 种。超说明书用药发生率居前 2 位的年龄段为新生儿（54.35%）和青少年（49.64%）。用药医嘱数居前 4 位的超说明书用药种类依次为：呼吸系统用药（48.12%）、中成药（48.12%）、消化和代谢系统用药（33.36%）、全身用抗感染药（16.27%）。北京大学第三医院门诊儿科处方的超说明书用药数据分析也显示了类似结果，这些超说明书用药中均包括了中成药。妊娠期用药需要考虑到孕妇和胎儿双方面的影响，给用药带来很多困难，中医学中"有故无殒"理论具有重要的指导意义，解决了部分孕妇有病无药的问题，对妊娠期用药应加强安全性监测，谨慎用药、胆大心细，保障用药安全、合理。

对老年人及肝肾功能异常的患者用药应全面考虑，例如糖尿病患者使用中药注射剂应考虑溶媒，尽量用生理盐水，老年患者中有部分体质瘦弱者，体重明显低于正常成年人，用药时药物剂量应进行个体化调整。对肝肾功能异常人群应合理选择药品，注意安全剂量和疗程，中病即止，特别应注意用药安全性监测，定期复查肝、肾功能，或同时服用具有保护肝、肾作用的药物。

综上所述，特殊人群用药是中成药合理用药的重点环节，由于这些人群患者生理、病理以及社会因素，增加了特殊人群用药的复杂性，成为合理用药的难点部分。特殊人群用药不仅存在药品种类少，不合理用药现象严重，同时还存在对特殊人群用药相关的研究、证据支撑少的问题，需要今后加强研究，产学研结合，逐步改善特殊人群用药，保障特殊人群用药有效、安全、合理。

第二节 病证的适用性评价

一、病证适用性评价的原则

中成药在临床应用中取得良好疗效、安全性的首要和关键是药品的功能主治与病证相符，所谓有是病证用是方药，否则不仅谈不上合理用药，而且会导致治疗失败、发生ADR，甚至导致不良结局。因此，药品对病证的适用性评价是合理用药的关键环节。评价的原则应以中成药的药品说明书为依据，从方药组成、功能主治来考量，以循证证据为基础，具体结合所治病证的病因病机、治疗进展、临床需求进行精准用药和评价。

中成药的药品说明书是合理用药评价的法定依据，临床应用应该按照药品说明书标明的功能主治、剂量、疗程进行用药，应结合最新的循证医学证据、患者病证特点、临床用药管理政策等确定个体化的用药方案，从而保证临床用药有效、安全、经济、合理，使患者获益最大化。临床常见的不合理用药之一就是适应证不适用，例如只符合疾病诊断未辨证使用中成药，将散寒解表药应用于风热感冒，将具有活血化瘀作用的药品不考虑病位使应用范围扩大化。有的中成药适应证为某疾病的某一类型某一证候（如慢性乙型肝炎肝纤维化气滞血瘀证），或按照医保管理规定属于限制应用的，都应按照药品说明书规范用药。又如某男性患儿因"失眠"就诊，处方开具小儿豉翘清热颗粒口服。该药功效为疏风解表、清热导滞，用于小儿风热感冒夹滞证的治疗，症见发热咳嗽、鼻塞流涕、咽红肿痛、纳呆口渴、脘腹胀满、便秘或大便酸臭溲黄等，无治疗失眠的作用，这属于无适应证用药，是病证不适用的典型现象，在临床治疗中应避免这类不合理用药。

二、病证适用性的评价方法

根据《中华人民共和国药典临床用药须知·中药成方制剂卷》（2010年版），中成药的合理使用包括辨证论治、辨病论治、辨证辨病相结合三部分内容。这种分类法符合中成药目前的使用现状与实际，也与当前中成药说明书里中西医概念的混合使用相一致。因此，主要从药品的组成，功能主治，应用是否与辨证论治、辨病论治、辨证辨病结合相符合进行病证适用性评价。

具体来看，三种不同的适应证适宜的理想情形如下：①从辨证论治角度看，中医证候信息应该相符，包括八纲辨证、脏腑辨证、六经辨证、卫气营血辨证等方法，例如治疗风寒感冒的药品组成应该主要由散寒解表药物组成，具有疏风散寒解表的功能。治疗暑湿感

冒的药品组成主要是祛湿解表药，具有解表化湿、祛暑和中的功效。治疗肾阴虚证的药品
组成应主要为滋养肾阴的药物，具有滋补肝肾的功效。②从辨病论治角度看，针对一些证
候属性区分度不强的西医疾病，药品组成应具有治疗该疾病的成分，具有治疗该疾病的药
理作用，例如治疗高脂血症的药品，其药物组成应含有降脂成分，具有改善血脂的功效。
③病证结合的治疗药品，应结合以上两个角度，西医疾病与中医证候均应相符，可以针对
疾病某一阶段的病理机制、某一证候进行治疗。例如治疗冠心病气滞血瘀证的药品，组成
应包括理气、活血化瘀的药物，并应符合冠心病的病理机制，具有改善冠心病相关疗效指
标的作用。因此，病证适宜性好一定是符合上述某一种情形，而由于各种因素导致不符合
以上情形，就会被判定为适应证不适宜。

中成药的运用应在中医辨证论治的指导思想下实施，直接地关联着疗效是否良好，以
及预后、ADR等一系列问题。适应证不适宜是许多医院点评中成药处方时发现的主要问
题，大多为辨病方向正确，但辨证的病位、病性方向出现偏差，如诊断为湿热下注引起的
腰痛病而开出具有清肝胆湿热的克癀胶囊，这是病位判断错误则导致整体治疗发生偏倚的
例子。从临床应用方面评价药品的病证适宜性，还应注意剂型应与所治疗病证的轻重缓
急、病位相适应，急症、重症适宜注射剂、口服滴丸、颗粒剂（冲剂），丸剂适用于慢病、
疗程长者。皮肤病治疗多采用贴膏、酊剂、洗剂等，妇科外用治疗可采用洗剂、栓剂、凝
胶剂等。为患者遴选最适宜的中成药治疗疾病，将中成药应用于最适宜的适应证，是合理
用药的关键环节，也是临床用药有效、安全的重要保证。

三、病证的适用性评价的注意事项

中成药病证适用性评价中最常见的问题就是超说明书用药问题，这是临床用药中特别
需要注意的。药物说明书是临床医师开立药物的主要依据。但随着循证医学的日益发展，
药物临床试验周期长、药物说明书更新慢等问题使许多药物说明书中的适应证、用量及用
法远远落后于临床实际应用。超说明书用药在多个学科中是非常普遍的现象。超说明书
用药（off-label drug use）又称"药品说明书外用法""药品未注册用法"（unlabeled uses,
unlicensed uses），是指临床实际使用药品的适应证、给药方法或剂量不在具有法律效力的
说明书之内的用法，包括给药剂量、适应人群、适应证或给药途径等与药品说明书中的用
法不同的情况。超说明书用药现象在国内外临床医疗实践工作中均普遍存在。美国一项研
究显示，约21%的医嘱为超说明书用药，然而超过70%的超说明书用药缺乏科学的证据
支持。

临床上活血化瘀类中成药品种多、使用范围广，此类中成药能有效地消散瘀血、活络
通脉并能够改善微循环，可治疗心肌梗死、冠心病、产后子宫出血、不孕症、创伤、慢性
炎症等疾病。有研究通过回顾性分析调查某市立医院门诊活血化瘀类中成药超说明书用药
情况，根据药品说明书等判断是否为超说明书用药。结果显示，医院门诊活血化瘀类中成
药超说明书用药的现象较普遍，超说明书用药比例达到21.5%，主要以超适应证、超剂量
和超疗程为主。不同科室超说明书用药类型各不相同，妇产科以超适应证为主（42.1%），

骨科以超疗程为主（15.8%），神经内科以超剂量为主（13.7%）。不同职称医师，超说明书用药发生率不同。研究表明，对于某些特殊疾病，说明书上的功能主治、用法用量可能不是最佳治疗方案，医师根据不同的参考证据而制订给药方案，会导致超说明书用药风险不同。还有由于药品说明书存在局限性和临床药物治疗的发展，高级医师会在自身长期累积的临床经验或者相关有权威的文献资料等的基础上进行超说明书用药，以便达到预期的治疗目的。但初级医师临床经验并不充足，在没有相关的证据支持的情况下，应该尽量避免使用超说明书用药，降低 ADR 的发生风险，减少加重病情的现象发生。医院门诊中西医超说明书用药具有差异（$P < 0.01$），且西医开出中成药超说明书用药处方的发生率高于中医，有些西医师认为中成药的毒副作用小、效果慢，可根据自身临床经验，随意地增加剂量治疗，常常会出现超剂量使用中成药；或认为中成药不存在 ADR，可以长期服用，导致超疗程使用。而临床上大部分活血化瘀类中成药都有毒性成分，超疗程使用会蓄积毒性，伤及正气。因此，西医师开具中成药时更要慎重，应按照中成药说明书使用，减少用药的不合理，保障患者的安全。

由于疾病和临床用药的复杂性，风湿性疾病、儿科疾病、重症、肿瘤性疾病等均在各专科领域中发表了多个相关超说明书用药的专家共识。这类患者作为一个特殊群体，接受诊治过程中超说明书用药常常无法避免。目前我国关于超说明书用药的法规不健全，临床医师选择超说明书用药承担的风险大。2021 年《中华人民共和国医师法》第二十九条指出，在尚无有效或者更好治疗手段等特殊情况下，医师取得患者明确知情同意后，可以采用药品说明书中未明确但具有循证医学证据的药品用法实施治疗。临床医师应该时刻评估重症患者的获益及风险，在遵循国家、地方政府及医院有关法规前提下，参考相关专家共识的意见进行个体化治疗。需要强调的是，按照常规说明书可获得较好疗效时，应尽量避免超说明书用药。

第三节　用法用量的合理性评价

中成药需要经过上市前研究，并经新药审批后才能上市，研究者根据上市前的相关研究结果制定药品说明书并经过审评批准，成为该药品使用的重要信息。药品说明书的内容包括药品的品名、规格、生产企业、药品批准文号、产品批号、有效期、主要成分、适应证或功能主治、用法、用量、禁忌、ADR 和注意事项、性状、药理作用、贮藏等内容。说明书是载明药品重要信息的法定文件，是选用药品的法定指南，也是医师、药师、护师和患者治疗用药时的科学依据，同时也是对药品使用合理性评价的重要依据。

中成药的"用法"是根据该药的剂型与特性，注明使用方法如口服、舌下含服、注射、外用，使用节点如饭前、饭中或饭后等。"用量"如无特殊标注，一般是指体型正常成人的用药剂量，有些儿童用药标注了儿童用量。包括每次用药剂量、用药次数及每日最大用量。中成药的用法用量在药品说明书有明确的标示，是使用中成药的重要参考依据。

在参考说明书的同时，具体到每一位患者用药时还需要根据患者的具体情况综合给予考虑。如用药者为老年人，因老年人吸收、排泄等生理功能有所减弱，因此一般情况下老年人用药量应较成人小，一般是成人用量的四分之三。肝肾功异常者，不宜使用可能对肝脏或肾脏造成损伤的药物，即使可以用药，其用药量有时也需要根据药品的性质和肝肾功能的具体情况做相应的调整。儿童用药尽量使用标示有儿童用法用量的药品。

中药饮片的用法用量：以药典或炮制规范中所列出的药物的性味归经、功能主治和用法用量范围作为重要依据。因中药饮片处方组方较灵活，具体处方时还需要综合考虑配伍减毒、炮制减毒，以及根据患者的年龄、身体状况、发病情况、发病季节、体质特点、给药方法等因素综合考虑用量。但对于毒性饮片或作用峻烈的中药饮片，在使用时需要严格控制剂量，因疾病治疗需要必须超量使用时，应在医生的严密监护下使用，以保证患者用药安全。

一、用药方法的评价

（一）评价给药途径选择的合理性

给药途径的选择应根据患者的身体状况、疾病的轻重缓急、药物的特性等因素合理选择给药途径。一般情况下应遵循"能口服给药的，不采用注射给药；能肌内注射给药的，不选用静脉注射或静脉滴注给药"的原则，合理选择给药途径。对于需要长期用药的患者，应尽量选择使用方便、对患者伤害小的给药途径。例如饮食正常的高血压患者，疾病状态平稳，该药有口服剂型，口服吸收良好，应首选口服剂型；首选注射给药剂型则用药途径不适宜。相反如果给吞咽困难、昏迷、病情危重的患者，如给予胶囊或片剂口服，则患者难以吞咽，甚至会因服药导致窒息，则此种剂型的选择也属用药不适宜。对于儿童特别是幼童因吞咽问题，不宜使用较大形状的片剂或胶囊，以免发生危险。同样出现吞咽困难的患者或容易出现呛咳的老年人用药时也应特别注意选择适宜的剂型。

（二）评价药物剂型设计的合理性

对于药物研发者在设计药物剂型时也要综合考虑药物的性质、药物治疗疾病的特点，药物使用的便利性和患者用药的顺应性等因素综合考虑，研制适宜的药物剂型。否则将药物制成不当的剂型即使通过评审，临床也难以推广使用。当药物的有效成分水溶性良好，口服给药能很好地吸收，在进行剂型设计应首先考虑口服给药剂型。研制一个慢性疾病治疗药物，需要长期用药，应首选便于患者长期用药、无创的给药剂型。

（三）评价药物剂型与给药途径是否相符

不同的剂型给药途径和方法有所不同。如果给药方法与药物的剂型不相符，不仅起不到应有的疗效，还可能给患者造成伤害。如将口服液误做注射用，将会给患者造成严重伤害。而将不能掰开使用的缓释制剂研碎口服，可能因药物的迅速释放，导致短时间内药物浓度过高，出现用药风险。把外用剂型内服也是常见的错误给药方式，应避免发生此类错误。

如在临床上经常可以看到因医生笔误将外用膏药写作口服的情况发生，医生处方后也应注意仔细进行检查避免书写错误，药师要加强处方审核，以免患者错误用药。有些患者误将栓剂口服，属药物剂型与给药途径不符，对于特殊剂型以及患者对药物使用不理解的需要医生和药师加强对患者的用药教育，保证正确用药。

（四）评价给药方法的合理性

应当根据药物的性质、药品说明书以及患者的身体状况，详细列出该药品的用药方法，如口服、皮下注射、肌内注射、静脉注射、静脉滴注、外用、喷雾吸入、肛门塞入等。尤其是不同适应证需采用不同的给药方法者，须分别列出，以免达不到用药目的和疗效。

评价特殊剂型的用法是否得当：如麝珠明目液是药粉与溶媒分别包装，使用前应将药粉与溶媒混合后再滴眼，仅用溶媒而不加药粉则难以发挥作用，屡有发生患者仅用溶媒点眼后投诉药无效的问题，原因在于用药方法错误。

评价中药注射剂的用药方法是否得当：给药途径是否合理应重点给予审核和评价，如肌内注射或静脉注射配制方法、溶媒选择、溶媒用量、药液浓度、滴注速度、给药持续时间等。

例如柴胡注射液为肌内注射药，有文献报道因将柴胡注射液误做静脉给药，导致不良后果，此为给药方法错误。有文献报告因柴胡注射液与庆大霉素注射混合注射致过敏性休克，柴胡注射液与安痛定注射液混合注射导致过敏反应、心律失常等 ADR。中药注射剂与其他注射剂混合滴注，给药浓度过高，滴注速度过快等均是导致中药注射剂出现不良事件的重要原因。

评价特殊剂型如气雾剂、栓剂、外用制剂的使用是否得当：如银黄平喘气雾剂，是由麻黄、白果、苦参、黄芩等药味经加工制成的气雾剂。具有平喘、止咳、祛痰作用。用于哮喘（包括支气管哮喘、喘息性支气管炎以及其他原因引起的哮喘），喘咳气促，痰鸣痰稠，咳出不利，胸闷胁胀，口渴喜饮，喘甚则汗出，不能平卧，舌红苔腻，脉滑数者。用时将该药倒置，喷头圆孔对准口腔，在用力吸气的同时，立即按阀门上端喷头，药液成雾状喷入口腔，闭口数分钟。一次喷 3～4 次，7 日为一疗程。每次使用宜间隔 3～4 小时。国外曾有患者在用西药喷雾剂治疗哮喘时，将药物像喷香水一样，喷在腋下、耳后，这样的用法很难达到治疗目的。

（五）评价给药频次合理性

给药频次需要根据药品的半衰期或者人体药代动力学试验数据来确定，但是，中药成分复杂，作用多靶点，基本上根据人用经验来确定。一般的口服药用于慢性病为每日2～3 次。如为急性病，可以根据病情酌情增加次数，中药注射剂在急危重症的使用上常常为每日 1~2 次。如每日 1 次给药的缓控释制剂，给予每日 2 次或 3 次给药方法是不适宜的。而每日给药 3 次的药物，仅给药 1 次也可能达不到疗效。诸如此类用药问题属用药过度或用药不足。

（六）评价给药时机的合理性

口服给药需要根据病情需要，确定不同的服药时间：如饭前服、饭后服、餐间服、空腹服、睡前服、隔夜服等。注意给药时机，能够更好地发挥药效，减少药物的副作用。一般情况病在胸膈以上者如眩晕、头痛、目疾、咽痛等宜饭后服；病在胸膈以下，如胃、肝肾等脏疾患，则宜饭前服；补益药空腹服有利于药物的吸收，并减少滋腻碍胃的副作用；驱虫药空腹服可更好地发挥驱虫作用；治疗疟药宜在疟疾发作前的 2 小时服用；安神药宜睡前服。对于急性病、呕吐、惊厥及石淋、咽喉病可将中药煎汤代茶频服，以使药力持续。因药物不同，根据药物的性质和治疗的疾病不同，送服药的方法也有所不同，如温服、热服、冷服、顿服、频服等方法。需要根据患者的具体情况、药物的性质具体问题具体分析，在最优时机给药以达到最佳治疗效果。

（七）评价特殊人群用药的合理性

1. 妊娠期妇女使用中成药

妊娠期妇女必须用药时，应选择对胎儿无损害的中成药。妊娠期妇女使用中成药，尽量采取口服途径给药，应慎重使用中药注射剂；根据中成药治疗效果，应尽量缩短妊娠期妇女用药疗程，及时减量或停药。

尽量避免使用可能导致妊娠期妇女流产或对胎儿有致畸作用的中成药，为妊娠禁忌。此类药物多为含有毒性较强或药性猛烈的药物组分，如砒霜、雄黄、轻粉、斑蝥、蟾酥、麝香、马钱子、乌头、附子、土鳖虫、水蛭、虻虫、三棱、莪术、商陆、甘遂、大戟、芫花、牵牛子、巴豆等。

妊娠期慎用的药物应充分评估用药利弊，当用药后利远远大于弊时方可使用，否则不宜使用。这类药物多数含有通经祛瘀类的桃仁、红花、牛膝、蒲黄、五灵脂、穿山甲、王不留行、凌霄花、虎杖、卷柏、三七等，行气破滞类的枳实、大黄、芒硝、番泻叶、郁李仁等，辛热燥烈类的干姜、肉桂等，滑利通窍类的冬葵子、瞿麦、木通、漏芦等。

2. 儿童使用中成药

儿童使用中成药应注意生理特殊性，根据不同年龄阶段儿童生理特点，选择恰当的药物和用药方法，儿童中成药用药剂量必须兼顾有效性和安全性。

儿童用药应首选说明书中明确有儿童用法用量的药品。应根据儿童年龄或体重结合病情给予相应的用药剂量。如果无儿童专用中成药应结合具体病情，在保证有效性和安全性的前提下，根据儿童年龄与体重选择相应药量。

含有较大的毒副作用或作用峻烈成分的中成药，或者含有对小儿有特殊毒副作用成分的中成药，应充分衡量其风险 / 收益，只有利远大于弊时方可使用。必须应用时，也应注意剂量和疗程，并加强监测。

儿童用药种类不宜多，应尽量采取口服或外用途径给药。慎重使用注射剂，必须使用时应加强监测。

3. 老年人、肝肾功能不全者、严重心脏疾病者使用中成药

老年人、肝肾功能不全者、严重心脏疾病者等，需要仔细评估患者的病情，以及用药的可能风险，进行药物的选择和给药方法的调整。

二、用量的合理性评价

（一）评价用量的合理性

中药用量是否合理关系到患者用药安全性和有效性。临床上主要依据所用药物的性质、患者的病情来确定中药的具体用量。

1. 从药物的性质评价用量的合理性

中药饮片用量：①如果中药饮片质优药力充足者，用量不必过大。②中药饮片的质地：一般来说，花叶类质轻的药，用量宜轻；金石、贝壳类质量的药物量宜重；鲜品一般用量可稍大，干品药材用量稍小。临床上经常可以看到有些医生处方开具竹茹、通草等质轻的饮片一剂药中多达数十克，这样不仅浪费中药资源，还可能影响煎出效果。③如果中药药性较弱、作用温和、药味较淡，用量可稍重；而药性峻烈，作用强烈，药味较浓的药，用量则宜轻。④重点应看中药饮片有毒无毒，无毒者用量变化幅度可稍大；有毒者应将剂量严格控制在安全范围内，并加强用药监测。⑤使用作用峻烈药物或毒性药时，宜从小量开始，并且应中病即止。

2. 从患者的病情评价用量的合理性

需要注意因人、因时、因地制宜，辨证施治。既要注意药品说明书的用量，更要注意结合患者身体状况、病情的轻重缓急、用药后的反应进行综合考虑。甚至同一名患者在疾病的不同阶段用药方法可能都有所差异。如对于气阴两亏，脉虚欲脱的心悸、气短、四肢厥冷、汗出、脉欲绝的患者，使用生脉注射液静脉滴注，可快速起效，根据患者病情危重的情况，可以取剂量范围内的高值，而当患者转危为安时，剂量可以适当降低，直至停药，如果病情需要继续使用且病情稳定时，可以采用序贯疗法，使用口服剂型。

（二）评价给药剂量的合理性

对于有明确使用剂量的，应慎重超剂量使用。有使用剂量范围的中成药，老年人使用应取剂量偏小值。如果患者病情需要并根据患者的用药效果调整用量而超出药品说明书范围时，应详细说明给药方案及原因，并加强用药后的监测方法等。

（三）评价含毒性成分的中成药或中药饮片用量的合理性

含毒性中药的中成药安全范围较小，过量容易引起中毒，因而要严格控制剂量。既要注意每次用药的剂量，也要注意用药时间的长短，防止药物在体内蓄积引起中毒。还要特别注意个体差异，如孕妇、老人、儿童、体弱者要考虑机体特点。使用含毒性成分的中药，通常从小量开始，逐渐加量，而需长期用药的，必须注意有无蓄积性，可逐渐减量，或采取间歇给药，中病即止，防止蓄积中毒。

（四）评价特殊人群用药量的合理性

一般老年、小儿、妇女产后及体质虚弱的患者，用药量宜少。药品说明书明确注明儿童用法用量时应遵照说明书使用。有些药物未明确标注儿童用法用量，经过评估药物的成分对儿童无伤害时，一般 5 岁以下的小儿用成人药量的 1/4，5 岁以上的儿童按成人用量减半服用。病情轻、病势缓、病程长者用量宜小；病情重、病势急、病程短者用量宜大。

有些药物的剂量分为负荷量及维持量；用药时从小剂量开始逐渐增量，以便得到适合于患者的剂量。

（五）评价给药疗程的合理性

当中成药有明确疗程规定时应注意合理的用药疗程，医生处方时，应注意每日用药剂量和用药疗程。有些药物长期大量应用可能对肝肾功能有影响，应注意加强用药过程的监测。如含有黄药子的中成药长期大量应用可能导致肝功异常，加强安全性监测，既可以保证疗效，也可以保证患者用药安全。如果已知超过常规剂量或疗程，应在评估其用药风险和效益基础后方可使用，并加强监测，以保证用药安全和有效。

三、用法用量评价案例

案例 1：女性，78 岁，因气阴两亏，心悸，医生处方生脉注射液，每次口服 10 ml，每日 3 次。该处方属剂型选择不适宜。如果临床需要可以选择生脉口服液、颗粒等其他口服剂型。

案例 2：女性，65 岁，诊断为骨关节病，医生处方活血止痛膏，每次 1 贴，每日 2 次口服。该处方为用药方法错误，为医生笔误将外用药作为口服。

案例 3：男性，76 岁，诊断为跖骨痛，医生处方治伤软膏，每日 2 次，每次用量 10 g。该药说明书的用法为每日 1 次或隔日 1 次。在无特殊说明情况下，该患者处方给药频次和一次用量均过大。外用软膏用药量需要结合皮损面积或需要用药的面积来估算。一般可用"指尖单位"来估算用药量。一指尖单位是指药物挤出后从示指指尖覆盖到第一指间关节的软膏或乳膏的量，约为 1 g 的药量。一指尖单位可以涂满体表两个手掌大小的面积。

案例 4：男性，90 岁，因便秘，医生处方当归龙荟片 0.5 g×24 片 ×20 盒，每次 4 片，每日 2 次。该处方评价：对于 90 岁的老人，该处方剂量过大、疗程过长。当归龙荟片常规用法用量每日 2 次，每次 2 片，对于 90 岁老人应取剂量偏小值，但处方剂量为常规剂量的 2 倍，且用药时间 2 个月，可能因泻下作用过强对身体造成伤害。服泻下药后，注意观察大便次数、性状、色泽等，以免泄泻过度，服药后如出现腹痛、腹泻或恶心呕吐等毒性反应，应立即停药。服药后大便次数增多且不成形者，应酌情减量。该药偏寒凉，而对于小儿、年老体弱及脾胃虚寒者慎用。

第四节 联合用药的合理性评价

一、中成药联合用药的原则

根据国家中医药管理局颁布的《中成药临床应用指导原则》（国中医药医政发〔2010〕30号）中明确指出中成药联合用药原则、《中药注射剂临床使用基本原则》（卫医政发〔2008〕71号）等相关指导原则，合理进行药物的联用。

中药与中药可以联合应用的情形：当疾病复杂，一个中成药不能满足所有证候时，可以联合应用多种中成药。多种中成药的联合应用，应遵循药效互补原则及增效减毒原则。一些病证可采用中成药的内服与外用药联合使用。

在药物联合应用时尤其要注意中药注射剂与其他药物联合使用：当两种以上中药注射剂联合使用时，应遵循功能主治功效互补及增效减毒原则，符合中医传统配伍理论的要求，并且无配伍禁忌。但应注意联合用药时的给药方法。如确需联合使用时，应谨慎考虑中药注射剂的间隔时间以及药物相互作用等问题。

中药与西药联用：应首先考虑中药与西药之间是否有配伍禁忌。两药无配伍禁忌时方可联合应用。当中药与西药联合用药且给药途径相同的，应分开使用。

中药注射剂的联合用药：应谨慎联合使用。如果中西药注射剂确需联合用药，应根据中西医诊断和各自的用药原则选药，充分考虑药物之间的相互作用，尽可能减少联用药物的种数和剂量，根据临床情况及时调整用药。

中西注射剂联用时，尽可能选择不同的给药途径（如穴位注射、静脉注射）。必须同一途径用药时，应将中西药分开使用，谨慎考虑两种注射剂的使用间隔时间以及药物相互作用，严禁混合配伍。

相同给药途径时，一般情况下应间隔给药，以免发生药物相互作用，如理化性质改变等。只有明确知道两药之间不存在相互作用，方可同时服用。

二、中药与中药联合用药时的用药评价

评价联合用药是否合理主要从安全性、有效性、经济性等方面加以评估。

（一）安全性

详细了解联用药物所含的成分，评估是否存在药性峻烈的或含毒性成分的药物联合用药，特别要注意分析毒性成分的剂量和患者的用药量，评估患者用药的风险，保证患者用药安全。

两种中成药联用时需要评估所含的药味之间是否存在十八反、十九畏。配伍禁忌的问

题应予避免。可以利用药物间的相互作用进行合理配伍用药，遵循增效减毒的原则。

两种或两种以上中药注射剂或中西药注射剂联用时，不仅要评估药物成分之间的相互作用，还需要评估给药方法的正确性。中药注射剂与其他药物联合应用时，应注意严禁混合配伍，注射剂间应加间隔液，避免在共用同一条通路时发生药物相互作用。

多种药物联合应用时注意评估是否会因作用过强产生不良作用：如多种抗凝药联合应用导致的出血，需要及时调整剂量或减少用药品种。

（二）有效性和经济性

是否存在重复用药：中成药与中成药联合用药时需仔细分析药品组成，单一药物可以达到治疗目的时，不必加用其他药物。一般情况下功能相同或基本相同，且两药多种成分相同，则不宜叠加使用。以免造成医疗资源的浪费。在进行联合用药的评估时应重视联合用药是否能使患者获益。

（三）经济获益

如果联合用药能够降低副作用并节约医疗资源则是有益的。如器官移植患者在使用免疫抑制剂如他克莫司时，可能引起肝损伤，常联合应用某中成药进行保肝。研究发现该中成药不仅具有肝脏保护作用，同时可以增加他克莫司的血药浓度，因此可以合理降低他克莫司的给药剂量，既能达到治疗目的，又可以节约医疗资源，每年可以为患者节约1.4 万～2.5 万元医疗费。

三、中西药联合应用评价

（一）评价联合应用的临床获益性

首先应明确中西医双重诊断，坚持中医辨证与西医辨病相统一，应符合以上中药、西药单独应用的治疗原则和规范，同时符合中西医结合治疗的基本模式。中西药联用应起到增强疗效、降低毒副作用的协同作用。例如肿瘤患者化疗时使用扶正补益类中药，可增强机体免疫功能，减轻化疗药的不良反应。

（二）评价中西药联用的适宜性、作用强度、副作用

中药与西药联合应用，不是简单相加，需要根据患者情况适度联用，做到"药简力专"，多种药物联用可能出现作用过强的副作用，也可能因不良相互作用导致减效增毒的情况，应予以避免。

如血脂康和普伐他汀片联用，血脂康是红曲的提取物，具有健脾消食、除湿化痰、活血化瘀功能。但其降脂有效成分主要为类他汀成分，如果与普伐他汀同用，可能因疗效相加毒性相加而出现问题，如果必须联合应用，应在既保证疗效，又保证安全性的情况下适当调整剂量。尤其需要注意对血清氨基转移酶和肌酸磷酸激酶的影响，可能加重肝损伤或

肌溶解的不良反应。

银杏叶片、金纳多片、葛根素注射剂联合应用：金纳多片按西药审批，银杏叶片按中药审批，虽然两者审批的方式不同，但是两者均为银杏提取物，两种药物长期大量同用可能导致出血风险。同时使用葛根素制剂，可能因抗凝作用过强增加出血的风险。

对于癌痛患者应用氨酚羟考酮联合新癀片，其中氨酚羟考酮每片含对乙酰氨基酚 325 mg，常规日用量 4 片含对乙酰氨基酚 1.3 g；对乙酰氨基酚日限量为 2 g；新癀片根据 2015 版《中国药典》每片含吲哚美辛 5.8～7.8 mg，常规日用量 12 片含吲哚美辛 94 mg；吲哚美辛日限量 150 mg；两药均含有非甾体抗炎药，两药足量使用，会超过非甾体抗炎药日限量，且根据 2019 年 NCCN 癌痛治疗指南，也不建议两种非甾体抗炎药联合使用，可以根据两药特点选取其中一种药物。

（三）评估中、西药联合协同作用强度，避免作用过强

合理的中西药联用能起到增强疗效、降低毒副作用的目的。但不合理联用，可能因理化性质发生改变，以及中西药相互影响而出现与用药目的无关的非预期的作用，导致联合用药后 ADR 发生率增高的后果。随着中西药联合应用研究的深入，以及通过对中西药的理化性质的深入了解，有些不合理联用可以避免。而中西药联用后因对药物代谢酶、药物吸收、代谢、排泄产生的影响，以及因药代动力学参数的变化导致的药物相互作用，出现的配伍禁忌，或者两者因产生协同或拮抗作用，导致药效过强或过弱而影响疗效的发挥，甚至产生不良后果的情况往往比较隐秘，需要认真观察与分析。

（四）重点评估中药与治疗窗窄的西药联合应用的安全性和有效性

如果西药的治疗窗窄，受各种因素影响较大时，应注意监测患者用药后的反应。可能的情况下，应监测西药血药浓度的变化或副作用的发生情况，以保证用药安全有效。如华法林需要监测用药后的国际标准化比值（international normalized ratio, INR），地高辛、他克莫司、环孢素等药物在使用时均需要进行血药浓度监测。药物与药物或药物与食物之间也可能发生相互作用，加强监测，保证疗效和安全性是非常有必要的。

地高辛与六神丸合用，使地高辛的作用增强，可能引起频发性室性早搏。华法林治疗窗比较窄，过量易导致各种出血，而过低则达不到治疗效果。中药与华法林联用时需要注意监测华法林国际标准化比率 INR，能增强抗凝作用的中药与华法林联用时需要降低华法林的剂量。能增强华法林抗凝作用的中药：丹参及其制剂（如复方丹参片、复方丹参注射液），可通过抑制血小板聚集，增加凝血因子Ⅲ和纤维蛋白溶解的活性，并可降低华法林的清除率，使华法林的抗凝作用增强。当归与华法林联用可使 PT 和 INR 值增加。当归与华法林相互作用的机制可能是当归中也含有香豆素类衍生物。银杏制剂可通过抑制血小板激活因子，使血小板聚集减少，与华法林联用能增强出血的危险性。黄连、黄柏中含的小檗碱能竞争结合血浆蛋白，使游离的华法林增加，抗凝作用增强。当患者服用华法林时需要注意询问是否同时使用了丹参及其制剂（如复方丹参片、注射剂）、银杏制剂、含当归

的制剂，以及含黄连、黄柏的药物。如果是应注意华法林标准化比率的变化，必要时可以降低华法林的剂量，在保证临床疗效的情况下精简药物，或评估单纯应用中药的临床疗效可行性。

（五）评估是否会产生不良相互作用

中西药联合用药时，需要分析两者间是否发生理化性质改变，产生不良相互作用。此外是否发生有临床意义的药物相互作用，如影响药物代谢动力学参数的改变，影响药物吸收、分布、代谢、排泄，影响药物代谢酶；以及是否产生有临床意义的药效学或毒理学改变。

相同给药途径给药时，药物之间可能发生相互作用，还需要仔细分析评估联合用药的风险，评估两者之间是否有相同的毒副作用，以免毒副作用过强对患者造成伤害。

在进行联合用药评估时，需要注意各种药物的成分以及给药方法。

如口服药物通过胃肠道吸收，药物甚至食物可以影响另一些药物的吸收。从西药和中药所含的成分及其物理化学性质相互作用的分析，可以避免一些不合理配伍的发生。如含钙、铝、铜、铁、镁、铋等金属离子较多的中药与四环素类联用时，可能与多种金属离子形成不溶性配位化合物，使四环素类药物血药浓度下降，抗菌作用降低。而与异烟肼等抗生素联用，可能产生螯合效应，影响药物的吸收，降低药效。含鞣质较多的中药可与蛋白质，金属盐如铅盐、铜盐、钙盐、钡盐、铁盐等，生物碱，抗生素，维生素等产生沉淀。含酸性成分的中药如山楂、五味子、乌梅、山茱萸、女贞子及山楂丸等可酸化尿液，影响一些西药在肾小管内的重吸收和排泄，从而影响药效的发挥，或直接发生酸碱反应，使中药或西药失去作用。如抗酸药、氨茶碱、氨基糖苷类抗生素、红霉素、磺胺类药物等西药与酸性较强的中药联用，疗效可能降低，甚至毒性增加，如果含酸性成分较多的中药与磺胺类药物联用，可能使磺胺类药物尿中排泄减少，容易出现结晶尿。中西药配伍后也可能产生有毒物质，使毒性增加。如含朱砂的中成药如朱砂安神丸、紫雪丹、七厘散、苏合香丸等，如与溴化物、碘化物、亚铁盐、亚硝酸盐同服可产生有毒的溴化汞和碘化汞，引起赤痢样大便，导致药源性肠炎。

（六）评估含西药成分中成药与西药是否有相同的成分

含西药成分中成药与西药联合用药时，应注意详细了解药物的相关信息，分析中成药中所含的西药成分是否与联用的西药有相同成分或同类成分。避免重复使用含有相同或同类成分的西药，以免因药效过强而导致发生不良反应。同时还要注意所使用的中成药中西药成分的作用以及不良反应、用药禁忌等。

比如治疗糖尿病的中成药如消渴丸、消糖灵胶囊、糖维胶囊等含有西药格列本脲。如果再联用格列本脲类西药或随意加大剂量，可能因降糖作用过强导致低血糖甚至出现严重的低血糖休克，这样的联用应予避免。此外精制银翘解毒片、复方小儿退热栓、抗感灵片、感冒灵胶囊、银菊清解片、菊蓝抗流感片、金羚感冒片等治疗感冒的中药中含有解热镇痛药、抗过敏药、抗病毒药等；国家不良反应中心发布过《关注中西药复方制剂的用药风险》（第 67 期《药品不良反应信息通报》），其中有多例因服用含西药成分的中成药以及西药出现不良反应的案例：一例因同时服用感冒清片（含马来酸氯苯那敏、对乙酰氨基酚、穿心莲叶）、维 C 银翘片（含马来酸氯苯那敏、对乙酰氨基酚）、扑尔敏片（含马来酸氯苯那敏）、清火栀麦片（含穿心莲）出现 ADR 的案例，分析原因为同时合并使用多种含有相同成分或功效类似的药品，造成组方成分超剂量使用或引起毒性协同作用。

其他含有西药成分的中成药如降压中药脉君安片含有氢氯噻嗪 1.5 mg/ 片，珍菊降压片每片含有盐酸可乐定 0.03 mg、氢氯噻嗪片 5 mg、芦丁 20 mg。降压避风片每片含有盐酸甲基丙炔苄胺 10 mg/6 片、氢氯噻嗪 15 mg/6 片等。止咳平喘中药止喘灵气雾剂、肺气肿片、喘息灵胶囊、化痰平喘片、良园枇杷叶膏、小儿止咳冲剂、止咳祛痰颗粒、小儿止咳糖浆、支气管炎片、消咳宁片等含有麻黄碱、氯化铵、盐酸克伦特罗成分等等，在临床用药评价中应重点进行联合用药尤其是与西药联用时的风险。

中药与中药、中药与西药合理联用起到增效减毒作用时，可以进行联用。但是不合理的联合应用可导致药效过强或降低，甚至产生有害物质，引起药源性的疾病，这样的联用应予避免。

第五节 处方点评要点

一、中药处方点评的依据

处方点评是近年来在医院管理系统中发展起来的用药管理形式。通过医院对医生处方用药进行综合统计分析，从不同层面和不同角度对处方的合理性进行分析。

处方点评是根据相关法规、技术规范，对处方书写的规范性及药物临床使用的适宜性（用药适应证、药物选择、给药途径、用法用量、药物相互作用、配伍禁忌等）进行评价，发现存在或潜在的问题，制定并实施干预和改进措施，促进临床药物合理应用的过程。实施处方点评制度的目的是提高处方质量，保障患者用药安全、经济、有效。

中药处方点评依据：从政策层面应可依据卫医管发〔2007〕53 号《处方管理办法》、卫医管发〔2010〕28 号《医院处方点评管理规范（试行）》，国中医药医政发〔2010〕57 号《中药处方格式及书写规范》、相关管理部门的要求如基本药物使用、国家集采药品使用、医保药品使用等相关管理要求开展工作。

处方点评从技术层面可以依据药品说明书、中医诊疗指南、西药诊疗指南、临床路径、专家共识等，对处方进行技术层面的点评。

二、中药处方点评的方法

中药处方包括中药饮片处方、中成药（含医疗机构中药制剂，下同）处方。目前，中药处方点评已成为各级医院开展中药合理用药的重要组成部分。处方点评依据《医院处方点评管理规范》中的不规范处方、用药不适宜处方和超常处方的评价标准对处方进行合理性评价。

（一）处方规范性的评价

1. 中成药处方的书写

应当遵循以下要求：

（1）按照中医诊断（包括病名和证型）结果，辨证或辨证辨病结合选用适宜的中成药。

（2）中成药名称应当使用经药品监督管理部门批准并公布的药品通用名称，院内中药制剂名称应当使用经省级药品监督管理部门批准的名称。

（3）用法用量应当按照药品说明书规定的常规用法用量使用，特殊情况需要超剂量使用时，应当注明原因并再次签名。

（4）片剂、丸剂、胶囊剂、颗粒剂分别以片、丸、粒、袋为单位，软膏及乳膏剂以支、盒为单位，溶液制剂、注射剂以支、瓶为单位，应当注明剂量。

（5）每张处方不得超过 5 种药品，每一种药品应当分行顶格书写，药性峻烈的或含毒性成分的药物应当避免重复使用，功能相同或基本相同的中成药不宜叠加使用。

2. 中药饮片处方的书写

应当遵循以下要求：

（1）应当体现"君、臣、佐、使"的特点要求。

（2）名称应当按《中华人民共和国药典》规定准确使用，《中华人民共和国药典》没有规定的，应当按照本省（区、市）或本单位中药饮片处方用名与调剂给付的规定书写。

（3）剂量使用法定剂量单位，用阿拉伯数字书写，原则上应当以克（g）为单位，"g"（单位名称）紧随数值后。

（4）调剂、煎煮的特殊要求注明在药品右上方，并加括号，如打碎、先煎、后下等。

（5）对饮片的产地、炮制有特殊要求的，应当在药品名称之前写明。

（6）根据整张处方中药味多少选择每行排列的药味数，并原则上要求横排及上下排列整齐。

（7）中药饮片用法用量应当符合《中华人民共和国药典》规定，无配伍禁忌，有配伍禁忌和超剂量使用时应当在药品上方再次签名。

（8）中药饮片剂数应当以"剂"为单位。

（9）处方用法用量紧随剂数之后，包括每日剂量、采用剂型（水煎煮、酒泡、打粉、制丸、装胶囊等）、每剂分几次服用、用药方法（内服、外用等）、服用要求（温服、凉服、顿服、慢服、饭前服、饭后服、空腹服等）等内容，例如："每日 1 剂，水煎 400 ml，分早晚两次空腹温服"。

（10）按毒麻药品管理的中药饮片的使用应当严格遵守有关法律、法规和规章的规定。

（二）处方剂量的点评

中成药、中药饮片的用法用量应当按照药品说明书规定的常规用法用量或《中华人民共和国药典》规定使用，特殊情况需要超剂量使用时，应当注明原因并再次签名。在实际工作中，中药超剂量应用的情况并不少见，说明书或《中华人民共和国药典》规定用量是否满足中医辨证论治需求，一直是中医药界争论的热点。我们在进行点评中，应根据具体情况进行分析，尤其是含有毒性饮片的中成药以及中药饮片应注意其用法用量，如骨伤科、风湿科中药多含有毒性饮片，包括川乌、草乌、马钱子、水蛭等，这些药品的药性和潜在的毒性会比较剧烈和明显，在临床使用时对患者证型和机体状态的选择性更强，超剂量使用时容易出现 ADR，是处方点评关注的重点。同时，中药饮片处方的药味数和剂量也应斟酌配伍应用，避免大处方造成医疗资源浪费。

（三）重复用药的点评

《北京市医疗机构处方专项点评指南》指出，重复用药的常见情况有：同一种药物重复使用、药理作用相同的药物重复使用、相同作用机制的同类药物合用。比较两种中成药的适应证是否相同或相似，是处方点评判定重复用药的主要依据之一，也是评价用药合理性的主要依据之一，如常见的复方丹参滴丸与速效救心丸的重复联用；除了比较适应证是否重复之外，组方药味是否重复也是判定重复用药的主要依据之一，这种重复用药的评价方法也存在不同侧重点，例如可以考察重复的药味数目，可以考察重复的药味数目占全部药味的百分比，也可以考察重复的药味在处方中的地位，君、臣药是否重复、剂量多少、是否具有较强的毒性或烈性等特殊因素。如脉血康胶囊、脑血康胶囊和活血通脉胶囊联用，因主要成分均为水蛭，因此属于重复用药。谨慎使用同时含有两种相同毒性成分的中成药，避免两种以上含相同毒性成分的中成药同时使用。2017 年北京市中医管理局、北京市卫生和计划生育委员会发布的《关于加强中成药合理使用管理的通知》中也明确指出"原则上同一张中成药处方开具的中成药不超过 2 种，同一亚类中成药只能开具 1 种。"

（四）其他不适宜处方的点评

其他不适宜处方还包括：适应证不适宜、遴选药品不适宜、药品剂型或给药途径不适宜、联合用药不适宜、有配伍禁忌或者不良相互作用等情况。点评时应注意区别。如"遴选药品不适宜"是指患者有使用某类药物的指征，但选用的药物相对于老年、儿童、孕妇等特殊人群，以及肝、肾功能不全的某些患者，存有潜在的 ADR 或安全隐患等情况。如医生诊断患者为尿道炎，热毒壅盛证，处方开具鹿血 1 g 等其他药物，鹿血性热，阴虚火旺或者有实火的人都要忌服，患者热毒壅盛，不宜服用鹿血，这种情况便属于遴选药品不适宜；再如注射剂开成口服给药、栓剂开成外敷、外用药品用法写为口服、肌内注射药品开成静脉注射，属于给药途径不适宜。

开展处方点评时，也要注意处方点评与临床评价相结合，处方点评与安全性监测相结合，处方点评与临床疗效评价相结合。通过处方点评促进药物安全合理使用。

（五）中药处方点评的案例

案例1：患者男，59岁，诊断为2型糖尿病，消渴病，气阴两虚证。处方开具芪蛭降糖胶囊，每次2.5 g，每日3次，口服，天芪降糖颗粒，每次1.6 g，每日3次，口服，处方点评认为芪蛭降糖胶囊（黄芪、地黄、黄精、水蛭）与天芪降糖胶囊〔黄芪、天花粉、女贞子、石斛、人参、地骨皮、黄连（酒蒸）、山茱萸、墨旱莲、五倍子〕同属益气养阴类，均用于2型糖尿病气阴两虚证，属于重复用药。

案例2：患者男，50岁，诊断为心律失常；心悸病；卫气营血证候类，开具心通颗粒，每次10.6 g，每日3次，口服，心悦胶囊，每次0.6 g，每日3次，口服，处方点评认为心悦胶囊、心通颗粒缺少临床相应诊断。均用于冠心病心绞痛，无心悸、心律失常适应证。

案例3：患者女，83岁，诊断为冠状动脉供血不足，胸痹心痛病，脑梗死，血脉瘀阻证。处方开具速效救心丸（40 mg×180丸）每次400 mg，每日3次，口服，开具10盒，处方问题：①用法用量不适宜：速效救心丸的用法用量为含服，每次4~6丸，每日3次；急性发作时，每次10~15丸。该处方用法为口服不适宜，且患者非急性发作，用量为每次10丸，每日3次，用药超剂量，不适宜。②超疗程用药：无特殊情况下，门诊处方超过7日用量，急诊处方超过3日用量，本例患者为慢性病、老年病可延长处方用量，但不应超过30日用量，处方用药天数为60日。

案例4：患者20岁男性，诊断为感冒，医生给予黄芪片0.41 g×60片×8盒，每次1.23 g，每日3次，感冒清热颗粒6 g×10粒×2盒。每次6.0 g，每日3次，服用6日。评价为用法用量不适宜。黄芪片、感冒清热颗粒使用频次超限。

案例5：广州一名大四学生参加完学校运动会，出现排黑便及呕吐症状，送医院治疗病情趋稳。随后主治医生多次以每次4 g的药量服用云南白药，1日用量达12 g，12小时之内便出现手足抽搐、口吐白沫、持续高热，经抢救无效死亡。云南白药用法用量为每次0.25~0.5 g，每日4次，每日用量2 g。该案例对于年轻患者用药剂量过大。因云南白药含有草乌，过量使用可能导致中毒。

第六节 研究案例

一、研究背景

阿司匹林等抗血小板药物的临床应用是心血管疾病治疗领域的里程碑，目前成为心血管疾病防治的重要手段，在冠心病心绞痛的一级预防中，阿司匹林被广泛推荐使用。但是，抗血小板药物随着应用时间的延长及"双重"甚至"三重"抗血小板药物的联用，其ADR（如抗血小板药物抵抗或出血风险）也有所增加，因此，探索更加安全、高效的抗血小板治疗药物一直是预防血栓及心血管疾病临床治疗研究的热点和迫切的关注点。中医认为冠心病的主要病机是心脉瘀阻，中西医学在对动脉粥样硬化易损斑块的防治方面，有着稳定病变、"通其血脉"的共同看法。但目前冠心病心绞痛中西药联合治疗方案较为繁杂，往往只是根据症状与体征主观判断相应的临床疗效，缺乏客观指标，鲜有结合分子生化指标评价联合用药的效果，尚未阐明活血化瘀中药及抗血小板药之间的关系。

二、研究目的

有学者以活血化瘀药丹参类中药注射剂联合抗血小板药阿司匹林治疗冠心病心绞痛为示范，旨在形成"HIS 真实世界证据－系统评价与 meta 分析－pRCT 确证"证据链；并基于网络药理学分析揭示丹参类中药注射剂治疗冠心病心绞痛（尤其改善阿司匹林抵抗）的作用靶点和通路，进一步阐明机制，为节约社会医疗资源助力。

三、研究方法

基于 HIS 真实世界医疗电子大数据，拟发现丹参类中药注射剂与阿司匹林联合用药的关联关系；进行循证医学系统评价，并开展 pRCT 临床试验，以国际通用的血小板聚集评价指标——血栓弹力图作为主要疗效指标，以确证丹参类中药注射剂对冠心病心绞痛（尤其阿司匹林抵抗患者）改善 AA% 敏感度的疗效和安全性，形成"HIS 真实世界证据→系统评价与 meta 分析→pRCT 确证"证据链；并对生物数据进行基于模块的网络药理学分析，旨在揭示丹参类中药注射剂治疗冠心病心绞痛（尤其改善阿司匹林抵抗）的作用靶点和通路。

四、研究结果

（一）获得联合用药疗效和安全性的真实世界证据

基于中国中医科学院中医临床基础医学研究所构建的全国大型三甲医院的信息系统 HIS 真实世界数据仓库进行分析，通过对在所有使用丹参类中药注射剂的患者（14 191 例）中，提取冠心病心绞痛患者（1 605 例），对来自多家医院的多源异构数据进行标准化，进而采用关联分析进行丹参类中药注射剂联合用药规律分析，通过真实世界研究方法（RWS）发现，丹参类中药注射剂与阿司匹林联用治疗冠心病心绞痛的支持概率为 50.16%，获得了来自真实世界数据（RWD）的真实世界证据（RWE）。

（二）进行基于随机效应模型与固定效应模型的系统评价

采用基于随机效应模型和固定效应模型的 meta 分析，对丹参类中药注射剂与冠心病心绞痛指南推荐用药的联合使用进行系统评价，确证了丹参类中药注射剂与阿司匹林联合用药的疗效及安全性，获得结论：丹参类中药注射剂联合阿司匹林等常规用药治疗冠心病心绞痛在心电图、症状等改善方面优于仅用常规用药，且未增加出血风险，获益大于风险，具有临床价值。

（三）以血栓弹力图为主要疗效指标开展 pRCT 临床试验

血栓弹力图（thromboelastogram, TEG）是反映血液凝固动态变化（包括纤维蛋白的形成速度，溶解状态和凝状的坚固性，弹力度）的指标，其原理在于模拟人体内环境下凝血 - 纤溶整个过程，通过物理方法将血块弹性强度转换成图形，直观判断血凝情况并分析成因，弥补了比浊法血小板检测结果的不足，目前被用于指导抗血小板药的使用。

项目采用 pRCT 临床试验，由国医大师陈可冀院士作为牵头人，覆盖全国南北方、涵盖中西医医院的 4 家医院作为临床中心，患者需满足符合慢性稳定型心绞痛 II 级诊断标准、符合中医心血瘀阻型诊断标准、入选时年龄 35 ~ 75 岁等条件，排除有家族或个人出血性疾病史者，血小板计数 $< 100 \times 10^9/L$ 或 $> 450 \times 10^9/L$ 者，血红蛋白 $< 90 \, g/L$ 者，近 2 周服用活血化瘀类中药或其他抗血小板、抗凝或非甾体抗炎药等影响血小板聚集的药物者，近 2 周内有外伤或外科手术史者，以及患有重大疾病、脏器功能不全的特殊人群等。对符合纳入标准的患者采用分层区组随机方法，令每家医院的纳入患者按 1 : 1 : 1 的比例随机分配到丹参类中药注射剂组、阿司匹林组、两药联合用药组等 3 组，疗程 10 天，采用血栓弹力图血小板图检测 AA% 等作为主要指标，同时进行比浊法 AA% 检测，并观察安全性评价，旨在对活血化瘀中药丹参类中药注射剂治疗冠心病稳定型心绞痛联合用药时，对改善抗血小板药阿司匹林抵抗的疗效进行评价。结果发现，丹参类中药注射剂联合用药组，尤其对于阿司匹林抵抗患者（AA% < 20%），AA% 治疗后的敏感率最高（$P < 0.001$）；在心绞痛中医症状 VAS 评分方面，丹参类中药注射剂联合阿司匹林治疗组的中医症状改善明显优于单用阿司匹林组 [MD = 1.71, $P = 0.032 < 0.05$, 95%CI（0.15 ~ 3.27）]。试验过程中，无 ADR 发生，且治疗 1 个月随访，患者无出血倾向。

（四）基于生物大数据对中医用药精准定位的机制阐释

运用网络药理学方法进行联合用药的机制研究，揭示丹参类中药注射剂与阿司匹林联合用药治疗稳定型心绞痛（stable angina pectoris, SAP）的作用机制，尤其是对阿司匹林抵抗和出血风险的作用机制。从 Genecards, STITCH, DisGeNET 数据库获取丹参类中药注射剂、阿司匹林及稳定型心绞痛的相关基因；采用 Agilent Literature Search 文献搜索软件构建生物分子网络；经 AP、MCODE 和 MCL 3 种方法对生物网络进行模块识别，将丹参类中药注射剂、阿司匹林和 SAP 的分子网络分别导入 AP、MCODE 和 MCL，利用 3 种不同的方法对网络进行模块识别，最终选择熵值最小的模块识别结果进行分析；通过 DAVID 软件进行相关 KEGG 通路识别，对富集分析得到的 P 值进行 Benjamini 多重检验校正，最终认为校正后 P 值 < 0.05 的 GO terms 和 KEGG 通路为模块表达出的显著的生物功能和信号通路。获得结果：丹参类中药注射剂和阿司匹林对 SAP 分子网络的覆盖率分别为 45%、92%、62.56%，联合用药的覆盖率为 71.64%。两种药物共同参与的 SAP 相关信号通路包括 JAK-STAT 信号通路和 MAPK 信号通路等；丹参类中药注射剂单独参与的 SAP 相关信号通路包括 VEGF 信号通路和 1 型糖尿病信号通路，揭示联合用药中活血

化瘀药丹参类中药注射剂一方面在抗炎症反应和抑制动脉粥样硬化发展方面有对阿司匹林的疗效增强作用；另一方面丹参类中药注射剂通过对血小板聚集、内皮细胞及糖脂代谢等相关信号通路的调节，能够降低高血糖引起的阿司匹林抵抗；并通过对血管内皮功能的调节降低阿司匹林的出血风险。

从而揭示丹参类中药注射剂通过对血小板聚集、内皮细胞及糖脂代谢等相关信号通路的调节，能够降低高血糖引起的阿司匹林抵抗；通过对血管内皮功能的调节降低阿司匹林的出血风险，实现了为彰显中药在联合用药中的机制内涵提供了方法借鉴。

五、研究结论

该研究确证了丹参类中药注射剂在联合用药中的疗效和安全性，为科学、合理、规范、安全用药、节约社会医疗资源提供了循证证据，进一步明确了中成药品种的获益人群，为出现血小板药物抵抗的冠心病心绞痛患者精准应用活血化瘀药物提供了科学证据。

第
八
章

特殊人群用药研究

第一节 老年人群用药

一、老年人生理病理特点

随着年龄增长，老年人的药物吸收、分布、代谢和排泄都发生一系列的变化，表现出与成年人不同的特点。由于药物吸收的速度和机体内环境、药物性质、药物剂型和给药途径有关，而老年人的肠道、胃液酸度比较低，会对一些弱碱、弱酸性药物的分解造成影响，从而影响中成药的吸收。在药物分布方面，药物在机体各个部位转运的过程与衰老程度有关。由于老年人体内脂肪增加、细胞含水率减小，从而使得脂溶性药物的分布容积相应增加，半衰期延长。因此，老年人临床用药的次数和剂量应该比青壮年小。在药物代谢方面，肝脏是人体主要的药物代谢器官，肝脏重量会随年龄的增加而减轻。60 岁以上老年人的肝脏重量大概占其体质量的 1.6%，同时年龄增加会使得肝血流量减小，超过 60 岁的老年人，其肝血流量下降比例高达 45%，由于肝脏微粒体酶原本的活动延长并迟缓，因此临床药物的作用延长。在药物排泄方面，人体药物清除的器官主要是肾脏。年龄的增加会使得肾血流量和功能性肾单位量减少，药物的清除速度减慢，同时血药浓度增加，会出现毒性反应。如果老年人喝水过少，也会对药物排泄造成影响。如果摄入的蛋白量过少，老年人尿液一般会是碱性，在碱性尿液中碱性药物会发生再吸收，使得血浆中一些药物的浓度增加，延长了半衰期，导致中药在老年人体内的蓄积中毒。在药物耐受性方面，老年人尤其是女性对临床药物的耐受性比青壮年较低。当很多中药不减量而联合使用时，容易发生胃肠道症状或其他 ADR。

中医学认为人的衰老始于发育的鼎盛时期，《素问·上古天真论》记载女子"五七，阳明脉衰，面始焦，发始堕"，男子"五八，肾气衰，发落齿槁"，《灵枢·天年》"四十岁，五脏六腑、十二经脉皆大盛以平定，腠理始疏，荣华颓落，发颇斑白，平盛不摇，故好坐"。在生命的全盛时期后，由于机体受到内外环境诸多复杂因素的影响，五脏六腑的功能减退并引起一系列生理变化，包括心主血运、肺主呼吸、脾主运化、肝主疏泄、肾主藏精等功能的失常，以及气血津液循环的失调。老年人发病的病因病机具有自身特征，主要包括：①五脏虚损，虚证为多。老年人脏腑功能虚损，尤其以脾肾之虚为主要内因，导致一病未愈，他病又生；一脏有病，又累及他脏。②气血两亏，正虚易感。老年人阴阳失调，气、血、津液均有不足，易招致外邪侵袭而发病。③兼证常见，多痰、多瘀、多风。老年人脾肾俱虚，水湿停留易成痰饮，气滞痰阻易成血瘀，受邪化热易致风动，故老年病多痰多瘀多风。④情志易伤，肝气郁滞。老年人由于多方面因素易造成情志变化，加之肝失柔养，每遇精神刺激后易导致气机逆乱，进而累及多脏器紊乱。

老年人群用药进行临床评价必须考虑到老年期生理病理特点，了解老年人用药的特殊性，才能对老年人群用药做出科学、合理的评价。

二、老年人用药特点

老年人普遍存在多病共存（multimorbidity）与多重用药。根据《居家（养护）老年人共病综合评估和防控专家共识》，共病是指≥2种疾病同时存在于患者的状态，包括躯体疾病和精神心理疾病。共病是一种普遍问题，在全部患者中的占比达25%，在慢性病患者中的占比超过50%，且与年龄存在密切相关性。在健康管理学体系中，共病一般多指慢性病，如高血压、糖尿病、冠心病等，而在老年人群中还包括老年综合征与老年病，如阿尔茨海默病、衰弱、营养不良等。多种疾病之间可以关联，也可能互不相关。

老年人共病带来的直接影响是多重用药，临床医生用药所依据的临床实践指南通常以治疗单一疾病为目的，参与研究的患者多整体健康状况良好、年龄较低，未能考虑到疾病与疾病间作用、疾病与药物间作用以及药物与药物间作用，且许多ADR没有或未被完全发表，由于共病老年患者常在多个专科处就诊，在现有的诊疗模式和制度下极易导致多重用药。患者同时使用5种及以上的药物进行治疗的状态，或因适当或不适当治疗导致的药物数量增加或使用更多种类药物的现象。多重用药的主要弊端在于增加ADR风险，从而导致患者住院或死亡。

多重用药包括西药与西药、中成药和中成药及中药饮片，以及中、西药的合并用药。这些药品的功效、主治不同、剂型也可能涉及多种，药物组成成分、代谢更是千差万别，评价老年人群用药应该充分认识老年人的用药特点。

三、老年人群用药临床评价的要点

特定用于老年人群的中成药是比较少的，一般药品在开展老年人群的中成药上市后评价时，除有效性、安全性之外，对药品经济性、适宜性、可及性，应综合考量。

（一）有效性

针对老年人群多种疾病共存的特点，不仅应考虑本药对本病的疗效，还要考虑对共患疾病的疗效或影响，以及与治疗其他共患疾病的药物之间合并用药的问题。不仅要考虑到中药之间的合并用药，还要考虑到中成药与西药之间合并用药问题，同时，还要考虑到不同途径给药、多靶点协同作用取得疗效的问题。如一种治疗冠心病的中成药在缓解冠心病心绞痛的同时，对冠心病的危险因素如高血压、高血脂等有改善作用，或同时对缺血性脑血管病有良好疗效，则这个中成药更适合于同时罹患这些疾病的老年人群，在有效性方面更具有优势。

（二）安全性

中成药的安全性评价采用多源证据，包括毒理学试验、主动监测、自发呈报系统数据、HIS数据、基于文献的安全性评价等。应重视老年人的生理病理特点，重点关注剂量、疗程、用法用量。肝肾功能常有增龄性降低，对肝肾功能有影响的药物应加以特殊关注。

通过ADR的特征可以评价药品的安全性，如ADR的严重程度、是否能够耐受、是否可自愈、ADR救治的难易程度、有无后遗症、ADR发生率、知情程度、是否可以预防等。如果 ADR 发生率低、临床表现轻微、不影响重要脏器功能，停药后可自行缓解或对症治疗可很快痊愈，说明该药品的临床安全性良好；反之，则说明其安全性较差。

老年人群用药对联合用药的安全性应注意与中药联合用药、与西药联合用药、不同剂型，对于含有有毒中药成分的中成药应重点关注。

（三）经济性

老年人收入减少，常常多种疾病共患，应用于老年人群的中成药应具有良好的经济性。评价经济性可从价格、患者自付比例、与同类药相比的性价比高低来衡量。价格水平可以用药品平均售价在人均可支配收入或人均 GDP 的占比来表示，价格相对较低、患者自付比例低、与同类药相比具有较高性价比的中成药具有更好的经济性。

（四）适宜性

随着年龄增长，老年人常常表现出各系统功能、认知、操作技能等下降，同时多病多药共存，服药次数太频繁或每次服药量太大，会给治疗带来诸多不便，因此，针对老年人群的适宜性评价尤为重要。

1. 药品特性与用法是否方便患者使用

剂型直接影响给药途径，关系到能否顺利实施治疗。剂型和剂量单位是影响患者方便用药的重要因素。如治疗冠心病心绞痛急性发作的中成药，滴丸剂型适宜性比较好，优势在于舌下含服能够快速起效，危重患者不能吞咽时也可以实施治疗。控释剂型除了能够保持稳定的血药浓度，因为用药次数少，减少遗忘服药或操作不便带来的用药障碍，更适合老年人。单次用药数量太多、每日服药次数太多会影响老年人用药。如每次服药胶囊 6~8 粒，每日 3 次以上，容易影响老年人服药意愿。药品外观、有无异味异嗅也可能影响服药意愿，如有些药物老年人需要减量应用，药品是否方便可分、片剂是否有划痕方便分剂量。用药方法难易程度也直接影响用药，比如栓剂、灌肠剂、滴眼剂等是否需要特别培训用药方法，是否需要他人协助给药，疗程是否适当。疗程过长会影响治疗依从性，使患者难以完成疗程而影响临床疗效。这些都是评价老年人群适宜性要考虑的因素。

2. 安全性和经济性的影响

ADR 发生率、ADR 是否可耐受以及救治难度会影响安全性评价。疗程治疗费用是否可承受、纳入医疗保险和基本药物目录的情况、报销的比例、药品成本 – 效果比等也会影响经济性的评价。

3. 药品说明书等药品信息

药品说明书的专业术语是否准确、内容是否全面、表述是否清楚、字体大小是否易于阅读也应考虑。企业和药品的宣传/说明材料是否恰当，是否有专门针对患者的宣传材料。

4. 供应与贮藏是否方便

药品是否能够方便购买；有无特殊携带与保存条件如冷藏、冷冻、避光等；药品方便携带程度，如体积大小、是否受温度影响、是否便于携带不怕碰撞，也直接影响老年人用药的适宜性。

（五）可及性

老年人退休后经济收入降低，多属于社会保障群体，老年人群用药的可及性应考虑中成药的价格水平、老年人群经济上的可负担性。应从药品销售范围是否广泛，在地理及程序上是否方便购买，剂型和运输、贮藏要求是否适合基层考量可获得性。

总之，对老年人群用药的评价应充分考虑老年人群的生理病理和用药特点，兼顾有效性、安全性、经济性、适宜性和可及性。

第二节 儿童用药

一、儿童用药再评价的背景及目的

儿童用药的研发存在诸多限制，如儿童发育药理学的特点及对最小规格剂量单位和剂型辅料添加剂等的限制、儿童反馈能力及依从性差、儿童临床试验机构少、研发伦理的要求、儿童用药研发投入产出比值大等因素，使得儿童用药研发多是通过数据外推和／或建模模拟等方法预测儿童给药方案后，在目标治疗人群中进行有限样本量的试验验证，或者不再进行验证。其上市前通常并未开展完整系统的临床研究，其上市前确定的给药方案能否在真实医疗世界的实践中获得预期的获益风险比便变得不确定。加之上市后中药普遍存在适应证宽泛、临床定位不明确、儿童临床用药因为多是儿童成人共用药而长期处于超说明书状态等问题，不仅影响药物疗效，而且会导致临床中的误用或滥用。因此通过其上市后的临床试验及真实世界数据采集，评价其临床精准定位、安全性及有效性等就格外重要。

二、儿童发育药理学特点及其对儿童用药的影响

儿科人群尚处生长发育阶段，其解剖、生理结构与脏器功能，特别是肝、肾、神经和内分泌功能与成人差异较大，不仅如此，不同年龄阶段发育的变化对药物在体内的吸收、分布、代谢、排泄也有很大的影响。如新生儿基础产酸和胃分泌功能弱，胃 pH 值水平相对成人较高，直到 2～3 岁稳定到成人水平，而这种差别可直接影响口服药物的稳定性与解离度，如使弱酸性的药物解离度增大而减少胃黏膜对其的吸收，从而为达到该药的有效血药浓度，需要改变口服剂量。而临床上用药剂量的改变常常会导致其他问题如最小规格剂量单位的再分零，由此也会带来诸多问题，如剂量常常不能够精准控制、药物污染变质、暴露原料药导致用药时的刺激性增加而使儿童服药依从性降低、剂型对规格剂量单位再分零的限制等，最重要的问题仍是由此带来的有效性与安全性能否达到预期目的。

儿童心理较成人亦有不同，如服药具有一定的被动性，对有刺激的药物及给药途径会

有一定的抗拒心理，从而需考虑用药剂型及给药途径的合理性。此外，辅料、添加剂等可能对正在发育的器官产生不同程度的影响，不同年龄儿童之间亦可能有不同的暴露量，从而需考虑目标年龄段人群、适应证、治疗持续时间等选择适合的辅料与添加剂。

三、儿童用药现状及相关政策、技术指导原则

当前，我国儿童用药适宜品种少、适宜剂型和规格缺乏、药物临床试验基础薄弱；药物说明书中，儿童用药信息如功能主治、用法用量、疗程、ADR 及禁忌证、药效学及毒理学等缺乏或不明确，种种原因导致临床中的不规范用药如超说明书用药以及不合理用药。加之处于生长发育期儿童独特的生理生化特点，其肝脏、肾脏等器官尚未发育成熟，对药物反应性、敏感性及耐受性特殊，与成人相比更易受 ADR 的影响。因此上述的儿童用药现状亟待采取措施予以解决。

基于儿童用药现状，国家出台了一系列政策性文件保障儿童用药。2014 年国家卫生和计划生育委员会等六部门颁发了《关于保障儿童用药的若干意见》，这是首部对于儿童用药的综合性指导文件。文件针对我国儿童用药存在的问题从促进研发创制、加快申报及审评、确保生产供应、强化质量监管、推动合理用药、确保质量安全、完善体系建设、提升综合能力等环节，对保障儿童用药提出了具体要求，并提出对已上市品种，要求药品生产企业及时补充完善儿童临床试验数据。之后陆续出台的政策如《关于改革药品医疗器械审评审批制度的意见》《临床急需儿童用药申请优先审评审批品种评定的基本原则》《关于解决药品注册申请积压实行优先审评审批的意见》《关于加强儿童医疗卫生服务改革与发展的意见》，以及一系列《鼓励研发申报儿童药品清单》等，均明确提出对儿童用药实行优先审评审批的程序及相关工作要求，儿童用药保障政策体系初步形成。

到目前为止，我国没有专门针对儿童药品的法律法规，关于儿童药品的有关规定大多分散在多部药品的法规中。2019 年 8 月 26 日，新修订发布的《药品管理法》，明确规定国家采取有效措施，鼓励儿童用药品的研制和创新，支持开发符合儿童生理特征的儿童用药品新品种、剂型和规格，对儿童用药品予以优先审评审批。这是第一次将"儿童用药"正式写入法律，这条鼓励药企研制开发儿童药物的法律条款将成为"儿童用药法制化"的第一步。

随着中国加入人用药品注册技术要求国际协调会议（ICH），包括儿科用药在内的所有药品研发迈出了与国际接轨的步伐。技术指导原则如《儿科人群药代动力学研究技术指导原则》《儿科人群药物临床试验技术指导原则》《成人用药数据外推至儿科人群的技术指导原则》《儿科用药非临床安全性研究技术指导原则》《儿科用药临床药理学研究技术指导原则》《真实世界研究支持儿童药物研发与审评的技术指导原则（试行）》规范了儿童药物研发与审评，对儿科用药产业产生了显著的推动作用。

四、儿童用药再评价与真实世界研究

随机对照试验（RCT）是评价药物临床疗效的金标准，但其存在诸多不足，如研究结

果外推性差、采取的替代终点具有局限性、数据的可信度依赖于流程的设计与实施、某些疾病领域传统 RCT 难以实施、研发成本过高。大数据的发展以及传统中医药与真实世界研究天然的契合，使得真实世界研究成为传统 RCT 的补充与支撑，应用于包括药物上市后再评价在内的诸多领域。

2020 年 1 月，国家药监局发布了《真实世界证据支持药物研发与审评的指导原则（试行）》，指出真实世界研究产生的真实世界证据可应用于包括上市后再评价等多个环节在内的药物监管决策，而在儿童用药领域，利用真实世界证据支持适应证人群的扩大也是药物监管决策可能适用的情形之一。

2020 年 8 月，国家药监局发布了《真实世界研究支持儿童药物研发与审评的技术指导原则（试行）》，指出真实世界研究用于我国儿童药物研发的常见情形：①批准用于我国儿童的新活性成分药品的上市后临床安全有效性研究；②境外已批准用于成人和儿童、我国已批准用于成人的药品，采用数据外推策略申报用于我国儿童；③我国上市的临床常用药品，使用超说明书用药数据支持适应证扩展至儿童应用；④真实世界研究作为罕见病单臂研究的历史或外部对照；⑤其他情形如扩展或精细化人群、完善或修改给药操作或流程、药品卫生经济学或生活质量研究等。可见真实世界研究在儿童用药上市后再评价中大有可为。

五、儿童用药再评价的技术方法

儿童用药因其品种少，其开展药物评价应以常见病、常见药为先。优先选择在临床中广泛使用的、疗效确切的、再评价需求急迫的中成药作为评价对象，在治疗病种的选择上应以常见病、重大疾病、大规模流行病为再评价重点，以贴近临床实际需要。上市后再评价应以其药品说明书为主要依据，结合临床真实诊疗世界的应用，着重评价其临床精准定位、安全性及有效性、经济性及用药依从性等。为精准临床定位，可集中选择一到两个主要治疗适应证作为重点再评价对象，其评价内容不应照搬或与新药Ⅰ、Ⅱ、Ⅲ期临床试验雷同，应深入考虑所研究中药品种与同类药品比较所具有的优势。

安全性再评价是首要评价内容。其研究方法有文献评价、数据挖掘、临床研究、药物监测。ADR 的监测方法有自发报告监测、医院集中监测、处方事件监测和流行病学研究方法等多种方式。药品上市后的有效性评价应在确保其安全性的前提下进行，其研究方法有描述性研究、分析性研究和试验性研究。常采用药物流行病学和临床试验相结合的方式，根据其评价目的而选择不同的研究方法。目前临床试验常采用级别较高的随机对照试验来说明药物的安全性和有效性，但其存在一定的局限性如观察时限较短、样本量小。在儿童药物的安全性评价中，应特别注意长期用药对儿童生长发育的影响，如某些神经作用药物可能潜在影响智力发育、某些细胞毒药物会对性成熟和性功能造成永久损害，真实世界的研究及信息采集因其长期的评价时限，为儿童用药的评价开拓了思路。如儿科危重症、早产儿或新生儿疾病的药物研发中，真实世界数据可作为单臂研究的历史或外部对照。

评价药物的安全性与有效性，可从以下角度考虑：最小规格剂量单位再分零、特殊剂量信息如最大剂量和最小剂量、给药剂量或频次的优化（如根据体表面积或体重）、给药时间间隔及疗程、剂型因素如透皮给药、辅料及添加剂等的使用、合并用药如合并西药、药物与食物共用、患儿合并肝肾功能损害、扩大用药年龄范围以及涉及低龄儿童和需要特殊关注的儿童、扩大适应证、超说明书用药现象、长期治疗疗程的疗效以及对生长发育的影响、生活质量研究等。以上评价角度可因儿童发育药理学独特的特点及真实世界的使用情况等因素，与成人用药有所差异。

儿童用药经济性再评价应本着服务于临床的原则，以安全性和经济性为前提，开展与治疗同一病证药物之间的差别比较。评价过程中，应考虑到实际临床应用中的真实情况。

儿童用药依从性再评价可从给药途径/剂型与年龄的关系、药物特性因素（如适口性、易吞咽性、外观）、给药剂量如给药体积和片剂给药数量、给药频率和疗程、给药装置、实际给药方式及其痛苦和不适、给药父母/看护人的使用便利性等角度考虑，结合儿童年龄阶段生理心理发育特点，评价其用药的可接受性。

六、儿童用药再评价的注意要点

儿童用药临床评价应确保符合伦理，应在充分知情同意的前提下，遵循风险最小化和痛苦最小化原则。应在试验前将相关信息（包括可能发生的 ADR）告知受试者及其家属并征得其同意。应对已获得的受试药物的非临床和临床安全性数据进行分析，对潜在风险进行预估，如恐惧、疼痛、与父母家庭分离、采血量和采样频率等。在临床试验方案中应针对潜在风险建立风险控制计划，包括药源性 ADR 预警和处理预案。疗程较长的品种，需对具有儿科特点的安全性予以高度重视，需注重观察其对生长发育的指标，如身高、体重、X 线骨龄、各器官的变化（如听觉神经、视路）性激素、行为量表等的影响，除观察症状、体征、一般情况如肝肾功能外，还应进行血药浓度监测。

临床试验设计和真实世界的研究需考虑到儿童不同年龄阶段有不同的生理心理发育特点，遵循"样本量最小、标本最少、痛苦最小"的原则，采取不同的研究方法。如儿童临床试验的分层因素主要是年龄，建议按照用药的年龄段进行分组。如果没有年龄段用药信息，可参考 ICH E11 或其他指导性文件的年龄分组，综合考虑儿童发育生理学和疾病特点进行分组。如根据疾病高发人群选择人群及进行年龄分层；如果药物的清除器官以及清除器官的发育特征已明确，可依据清除途径显著改变的"转折点"进行年龄分层。

样本量的估计是临床试验设计的关键点之一。Ⅳ期临床试验属于上市后再评价范畴，《药品注册管理办法》要求试验组受试者至少达到 2 000 例。非Ⅳ期临床试验应根据前期临床研究数据的支持，根据统计学要求估算样本量。除了设定Ⅰ、Ⅱ类错误的允许范围外，还要根据临床意义，确定优效/非劣效界值。应在保证结论可靠性的前提下，利用最少的受试者达到试验的目的。

Ⅳ期临床试验前期可以设置导入期，不仅为洗脱可能存在的药物，更重要的是医-患-家长配合，建立合理的生活制度及饮食习惯，并且提高患儿的用药依从性。

评价过程中，对照药物的选择可以是安慰剂，但需考虑到儿科人群使用安慰剂的伦理问题，如缓解治疗基础上的延迟用药不会产生严重后果，可考虑采用安慰剂对照，或含安慰剂和阳性药对照的三臂试验设计。但更多情况是已有明确治疗效果的其他有效治疗方法和药物。若试验药物预期无法替代公认有效的药物时，可考虑联合 / 加载试验设计。

第三节　孕哺乳期妇女（分娩期）用药

随着社会的发展和进步、人民生活水平的提高，优生优育的观念进一步深入人心，我国生育政策调整后，特殊人群的用药问题，尤其是孕妇及哺乳期（分娩期）妇女安全和合理用药问题，一直是全社会及医药护人员关注的焦点问题，生殖健康日益受到家庭和全社会的关注。

据 WHO 报道，86% 的女性在妊娠期服用药物，平均每个孕妇接受 2～9 种处方药，其中 40% 为抗菌药。73% 的处方是由产科医生开出的，12% 的处方是由全科医生开出的，3% 是由助产士开出的，79% 的孕妇平均服用 3.3 个处方药。50 多万个不良事件中，7 111 例婴儿与儿童不良用药反应有关。其中 1/5 是因母亲在妊娠期、分娩期或哺乳期用药所致的，3% 左右的新生儿出生缺陷与药物干预有关。美国平均每年有 243 例 2 岁以下的儿童由于围产期用药而死亡，100 例（41%）发生在妊娠的第 1 个月中，204 例（84%）发生在 1 年内。因此，用药前严格评估药物对母体胎儿、新生儿的影响是保证合理用药的前提。

妊娠期和哺乳期（分娩期）是妇女一生中的特殊时期，由于胎儿处于发育过程，各器官发育未完善，孕期如用药不当，对孕妇、胎儿、新生儿可能产生不良影响。目前随着母乳喂养比例不断上升，也需要考虑哺乳期用药的安全性和毒性的问题。充分了解妊娠期、哺乳期（分娩期）的药代动力学特点，掌握药物对胚胎、胎儿、新生儿有影响及影响程度等非常必要。

一、妊娠期妇女药物动力学特点

（一）妊娠母体的药物动力学特点

妊娠母亲由于新生命的孕育，其心血管、消化、内分泌等系统都出现各种各样的生理变化，此时对药物的吸收、分布、代谢和排泄都出现了与正常人不同的改变。

1. 血液循环系统

妊娠期间血容量增加，以适应增大的子宫和增大的血管系统的需求。血容量从妊娠初期开始增加，孕中期增加最快，至孕第 30～34 周达到高峰，孕晚期速度减慢，至最后几周达到平稳状态。妊娠期间由于机体的变化、血容量的增加等使循环系统的负荷增加，心脏和循环系统发生显著改变。心脏因妊娠期子宫增大发生位移，大血管轻度扭转，心排出量增加。血浆蛋白水平缓慢下降，使药物的蛋白结合率下降，游离的药物水平可在短时间内增高，造成瞬时药效增大，往往在用药量不大的情况下出现毒性反应。由于妊娠母体血浆量增加，血中总药浓度比非妊娠时要低，如采取与非妊娠时相同间隔的服药频次，其药效要相对减弱，故妊娠期妇女的服药间隔应相对缩短。

2. 内分泌代谢系统

妊娠 20 ~ 24 周时心排出量可增加 20% ~ 50%。随着心排出量的增加，肝血流量也随之增加，受肝血流依赖型代谢的药物可受到影响。妊娠期孕酮增多能增加肝细胞色素 P_{450} 等代谢酶的活性，从而增加药物的清除。

3. 泌尿系统

肾血流与肾小球滤过率从妊娠 4 个月开始上升，肾血流量增加 35%，肾小球滤过率增加 50%。经肾排泄的药物与代谢物的肾清除率可上升，故妊娠母体按非妊娠时的常规用药量时的血药浓度可偏低，妊娠高血压时，孕妇肾功能受影响而药物排泄减少，妊娠晚期仰卧位时肾血流减少，造成肾排泄药物减慢。

4. 消化系统

妊娠母体可出现消化道蠕动减弱，药物在消化道内滞留时间延长，使药物在消化道的吸收率上升，早孕反应可导致药物吸收缓慢减少。

5. 呼吸系统

妊娠妇女由于肺潮气量和每分钟通气量明显增加，心排出量和肺血流量也增加，可使呼吸道吸入给药经肺泡摄取的药量增加。

（二）胎盘药物动力学特点

胎盘中含有大量的能影响药物代谢的酶，妊娠 8 周的胎盘便能参与药物的代谢。药物透过胎盘靠母体对药物的单纯扩散，扩散的速度遵循 Fick 法则：即母体 - 胎儿的水平与胎盘表面积成正比，与胎盘的内膜的厚度成反比。药物转运的部位在胎盘的血管合体膜，妊娠晚期血管合体膜的面积仅为妊娠早期的 1/10，而绒毛面积却为中期妊娠的 12 倍，故随着妊娠月份的增长，其药物的转运能力也随之增加。药物的脂溶性、分子量、离子化程度、母体与胎儿体液中的 pH 值不同等都会影响药物的通透速度，其脂溶性高、分子量小、离子化程度高的药物容易透过。由于胎儿的体液较母体偏酸性，故弱碱性药物透过胎盘在胎儿体内易被离解，胎儿血液中的药物浓度可比母体高。

（三）胎儿药物动力学特点

1. 药物的吸收

多数药物经胎盘转运进入胎儿体内。也有一部分药物经羊膜转运或胎儿尿中排出的药物进入羊水，被胎儿吞饮，进入胃肠道被吸收到胎儿体内，形成羊水 - 肠道循环。不论羊水 - 肠道循环，还是经胎盘转运进入胎儿体内的药物，在未进入胎儿全身大循环前，大部分药物都先经过肝脏，故胎儿也可出现首过效应。

2. 药物的分布

胎儿肝脏、脑器官相对较大，血流量多，药物进入脐静脉后，60%～80% 随血流进入肝脏。脐静脉血还可经门静脉或静脉导管，进入下腔静脉而达到右心房，减少药物在肝内代谢。由于胎儿的血脑屏障功能较差，药物易进入中枢神经系统。胎儿血浆蛋白含量较母体低，故进入组织的游离型药物较多。但与胎儿血浆蛋白结合的药物不能通过胎盘向母体转运，可延长药物在胎儿体内停留时间。

3. 药物的代谢

胎儿的肝脏是药物代谢的主要器官，与母体相比，其代谢能力很低。尽管肝脏中有催化氧化、还原和水解反应的酶类，但胎儿肝脏线粒体酶系统功能低，分解药物的酶系统活性也不完善，如药物与葡萄糖醛酸结合的能力仅为成人的 1%。故对某些通过这一结合而解毒的药物如水杨酸盐等易中毒。胎儿对药物的解毒能力较低，药物的解毒主要靠胎盘转运，从胎儿重返母体，再由母体解毒。

4. 药物的排泄

肾脏是药物排泄的主要途径，而胎儿的肾小球滤过率很低，经肾脏排泄药物的功能甚差。故易延长药物及其代谢产物在胎儿体内的滞留时间。也有某些药物（如地西泮等）经过代谢后降低了原有的脂溶性，不易通过胎盘屏障而使之降低了运转到母体血中的速度，可造成在胎儿体内积蓄。尤其当胎儿体内药酶受母体应用的药物或食物添加剂的诱导作用，使胎儿体内一些芳香烃类化学物质转化为活性代谢物，可引起胎儿的毒性或致畸反应。

二、妊娠期妇女用药特点

随着社会发展和进步、人民生活水平的提高，优生优育理念深入人心，胎儿、新生儿和儿童的健康成长日益受到家庭和整个社会的关注。不合理用药会对妊娠期胚胎、胎儿、新生儿造成不良影响。如妊娠早期的胎儿畸形（反应停、雌激素、甲氨蝶呤）；神经系统抑制和神经系统损害（产程中镇痛药吗啡、哌替啶）；溶血（临产期使用某些药物如抗疟药、磺胺药、硝基呋喃类、脂溶性维生素 K），还有氨基糖苷类抗生素致胎儿永久性耳聋及肾损害、四环素牙，噻嗪类利尿剂可引起死胎、胎儿电解质紊乱，摄入过量维生素 D 导致新生儿血钙过高智力障碍、维生素 A 缺乏引起新生儿白内障，分娩前应用氯霉素引起新生儿循环障碍和灰婴综合征等。

（一）药物对胎儿的影响

胚卵分裂增殖：为受精后 1～2 周内，受精卵尚未种植于子宫内膜，一般不受母体用药影响；受精 2 周后，受精卵刚刚种植于子宫内膜，胚层尚未分化或分化程度不高，对药物高度敏感，极易受到药物损伤；如受损严重可造成胚胎死亡而发生极早期流产；受损不严重，可完全修复并继续发育不产生影响或无影响。

器官发育期：妊娠 3 周～3 个月内，为药物致畸敏感期。受精 3～8 周，胚体（胚胎）

迅速发育发生一系列复杂变化（原始的头部和外耳、四肢和手掌、心脏等器官形成），胚胎对药物等大多数的敏感原都很敏感，用药不当主要表现为结构畸形并伴随胚胎死亡和自发性流产。受精 8~12 周，是胚胎发育的重要阶段，各器官高度分化，迅速发育，细胞快速分化增殖，易受到干扰和抑制，因此对药物的敏感性极高，称"高敏感期"，用药不当可造成流产、先天畸形或永久性缺陷（神经系统的畸形多发生在妊娠第 15~56 天，心脏的畸形多发生在妊娠第 20~40 天，眼部的畸形多发生在妊娠第 24~39 天，四肢的畸形多发生在妊娠第 36~55 天）。

胎儿形成期：妊娠 3 个月至足月。胎儿发育至 16 周以后，胎儿绝大多数器官已经形成，药物致畸的敏感性降低，但是牙、中枢神经系统、免疫系统、生殖系统在整个妊娠期间持续分化发育，易受药物不良影响，导致各器官发育迟缓和功能异常。其他器官一般不致畸，但根据致畸因素作用强度及持续时间也可以影响胎儿的生理功能和生长发育。妊娠 28 周以后几乎所有的药物都能通过胎盘到达胎儿体内，同时由于许多器官是同时形成的，所以一种药物也可造成多发畸形。

（二）药物对胎儿危害的分类

随着社会的发展，竞争压力过大、职业危害、环境污染、晚婚晚育及孕妇年龄偏大，导致妊娠期合并慢性病及妊娠特有疾病的发病率明显升高，孕期和产前、产时用药增加。在我国很多孕妇认为西药不良反应大，中药（包括中成药）没有任何副作用或者较小，调查发现妊娠妇女使用中药的比例最高（52.38%）。其实中药也有一定的毒副作用，特别是中成药中含有多种中药成分，可能毒副作用更为复杂，无论西药还是中药，如果不合理用药对胎儿会造成不良影响及畸形儿发生率增高。妊娠期用药危险性分级系统（pregnancy risk category system）是评估药物在妊娠期使用危险性的重要工具。

1. 西药对胎儿危害

全球现有美国食品药品监督管理局（FDA）、澳大利亚药品评估委员会（Australian Drug Evaluation Committee, ADEC）和瑞典已批准药品目录（Swedish Catalogue of Approved Drugs, 瑞典语缩写为 FASS）制定的 3 个妊娠期用药危险性分级标准。FDA 根据动物研究和人类对照研究进行分级；ADEC 与 FASS 类似，根据药物是否广泛使用进行分级。特别是 FDA 将药物对胎儿产生的影响及危害分为 A、B、C、D、X 共 5 个级别，在全球广泛使用。

（1）A 级：在人类进行过病例对照研究，妊娠 3 个月应用未发现对胎儿有害，且随后 6 个月也未发现对胎儿有害的证据，可能对胎儿影响甚微。常见的药物如维生素等。

（2）B 级：在动物繁殖性实验研究中发现对胚胎有一定影响，但在人类中尚未有相关研究证实，或在动物繁殖性研究中表现出的 ADR，在妊娠 3 个月妇女中未得到证实（其后 6 个月也未显示对胎儿有害的证据）。常见的药物如青霉素类、头孢菌素类抗生素等。

（3）C 级：尚无较明确的动物实验及人类试验研究证据，或虽在动物实验研究证实其对胎儿有不良反应（致畸或杀死胚胎），但尚未在对照组中证实。此类药物只有在权衡对妊娠妇女的益处大于对胎儿的危害后，方可应用。

（4）D级：已证明对胎儿有危险性，但对妊娠妇女利大于弊，且必须使用，如受到死亡威胁或患有严重疾病，应用其他药物无效时。

（5）X级：已证实对胎儿有严重危险性，妊娠或即将妊娠的妇女禁用此类药物。

2. 中药对胎儿危害

中药从传统毒性（大毒、小毒），妊娠禁用、忌用、慎用，妊娠药食两用的药材来区分，有其安全性等级区分意识，但是孕哺乳期妇女（分娩期）安全用药尚缺乏深入研究，参照西医现代研究进展，对妊娠期安全用药现状进行分类研究。

（1）A级：安全性较高药食两用药物。此类药在生活中常作为食材或调味料，如粳米、大葱、生姜、紫苏等，可适当服用，或出现感冒、便秘等轻度不适时可作首选。

（2）B级："界限不明确"药物。此类药无明确文献、临床和实验室证据证明其安全性，或现有证据存在矛盾。既不是药食同源药材，也没有证据证明其生殖毒性或致流产作用，需要根据新的临床认识或实验证据不断定位，如多数补益中药党参、黄芪，还有地黄、黄芩、白术等。

（3）C级：慎用药物。此类药既不具有禁用药的强烈毒性和明显致畸作用，也不具有忌用药的强烈致流产作用，但有传统中药的活血化瘀、破气消滞、清热泻下、辛温走窜等功效，影响胎儿正常发育可能性大，在病情必须使用的情况下对证谨慎使用。如半夏、桂枝、枳壳、黄连、栀子等。

（4）D级：忌用药物。此类药具有明显堕胎、致流产作用，但缺乏致畸、致突变的毒性研究及证据。如药性强烈的活血化瘀类药、历代医家用于终止妊娠的药物。使用后有明确的致流产作用，其他方面的不良影响较少。如牛膝、水蛭、虻虫、大黄、芒硝、附子等。

（5）X级：禁用药物。实验研究证实药物或其中某一类化学成分具有明确或较显著的致畸、致突变或致死胎作用，或古今公认的毒性中药（包括含有毒饮片的中成药）。此类药物使用后直接会对胎儿发育造成不可逆转的影响，甚至导致母体的健康受损，不论如何采用辨证施治方法，此类药物都禁止使用。如作为孕妇危险的抢救用药使用，应在使用后终止妊娠。如雄黄、砒霜、斑蝥、马钱子、蟾酥、麝香等。

随着中医药知识的推广和普及，越来越多的妊娠期妇女和家人认为中药及中成药更天然、安全，选择中医药治疗妊娠期疾病。研究显示早孕期间除了叶酸、维生素和矿物质以外，中成药使用最多，整个妊娠期中药和中成药的使用占首位（78.73%），这些药主要用于保胎和治疗上呼吸道感染。而中成药说明书中未标明孕妇用药宜忌的中成药占41.9%。应该强调中药的使用要遵照《中国药典》、《中成药临床应用指导原则》、药品说明书，并结合现代循证药学研究等，指导妊娠期安全合理用药。另外须注意在不同孕周、不同年龄、不同炮制方法、不同剂型等情况下使用中药（含中成药）要进一步科学规范研究，尽量避免或减少妊娠期用药的潜在危险。

三、妊娠期用药原则及用药指导

（一）用药原则

妊娠期要在专业医、护、药人员指导下安全合理使用处方药，孕妇不要随便使用非处方药，其原则如下：

1. 慎用药物

尽量不要用药，不是确实需要尽量避免用药。

2. 正确选用药物

根据孕周大小（胎龄大小）用药，孕 12 周以内慎重选择用药；必须用药时选择对母亲、胎儿健康有最大好处和最小危险的药物，根据药物分类分级，尽量选用 A 类药食同源的药物。

3. 合理用药

尽量选用临床证实应用时间长、副作用小及不良反应少的疗效肯定的老药，避免使用临床资料少和不了解的新药；严格掌握用药剂量，应选用最小有效量，最短有效疗程，避免大剂量、长疗程，在医生评估病情得到控制后，应及时减药或停药；应尽量单一用药，当两种以上药物有相同或相似疗效时，应选用对胎儿危害小的药物，避免联合用药。

4. 其他

用药前应仔细阅读药品说明书，对于提及孕妇禁用的药物不应使用，禁止使用已肯定致畸的药物；对于提及孕妇慎用的药物，应在医生指导下进行应用，孕妇不要随意使用非处方药，妊娠期间需要服用的所有药物，均应在咨询医生后方可使用。

5. 避免疏忽用药

烟酒、麻醉药均属药物范畴，可对胎儿造成危害，妊娠期应避免接触。

（二）用药指导

（以皮肤病、心血管及妊娠合并症为例）

1. 妊娠期皮肤病用药指导

妊娠期常伴各种皮肤病，包括炎症性疾病如玫瑰糠疹、痤疮、荨麻疹、银屑病、红斑狼疮；皮肤感染性疾病如病毒感染、细菌感染、真菌感染、疥疮等；接触性皮炎等。为避免对胎儿产生不利影响，选择药物治疗非常重要。如抗真菌感染：如果真菌感染仅涉及小面积皮肤，局部使用抗真菌药物即可。但如果皮肤感染面积大或感染涉及头发或甲组织，则通常需要一定疗程的全身给药。制霉菌素（B 类）局部使用可以有效治疗皮肤或黏膜的念珠菌感染，且不被吸收，在整个妊娠期均可使用，可以作为口腔、肠道、阴道黏膜表面念珠菌感染的药物。大量数据表明，制霉菌素阴道给药不会产生胚胎毒性或致畸作用。抗细菌感染：对于妊娠期皮肤细菌感染，使用局部抗生素杆菌肽（C 类）、莫匹罗星（C 类）、新霉素、多黏菌素 B 等未显示致畸作用，但缺乏有关研究，目前认为对于孕妇是比较安全的。抗病毒感染：对于孕期尖锐湿疣，采用三氯乙酸以及物理治疗如液态氮冷冻疗法是安全的。抗寄生虫感染：孕期寄生虫感染如疥疮与虱子等，首选外用扑灭司林（B 类），全身吸收少，副作用小。治疗过敏性皮肤病：外用皮质类固醇激素是治疗孕妇过敏性皮炎的首选药物。外用他克莫司（C 类）和吡美莫司（C 类）可作为皮质类固醇的替代药物，未见对孕妇造成不良影响的报道。对于患有难治性过敏性皮炎的孕妇，口服中等剂量的类固醇较为安全，环孢素也是一个选择。如强的松、强的松龙、地塞米松、氢化可的松、曲安西龙等，妊娠前 3 个月内应用属 D 类，中后期属 C 类。皮肤消毒剂：目前未见妊娠期局部使用酒精消毒剂发生中毒的报道，推荐使用酒精（乙醇）进行局部消毒。在完整的皮肤、伤口、黏膜以及体腔内使用局部消毒剂如聚乙烯吡咯酮碘，碘可能会转移到胎儿体内，会导致胎儿甲状腺功能失调。孕期只能小范围和短期使用含碘的消毒剂，应避免使用含碘溶液清洁体腔。氯己定可用来对怀孕女性的皮肤和黏膜进行消毒，该药还是有效的产前阴道和外阴消毒剂，以及剖宫产术切面前腹部消毒剂。怀孕期应避免使用具有神经毒性的苯酚衍生物六氯酚。孕期禁用含汞消毒剂。小范围、短期使用龙胆紫、结晶紫以及利凡诺（用于皮肤脓性感染）等药物是可行的。

2. 妊娠期心血管用药指导

妇女妊娠 40 周左右，期间因心血管病用药很难避免，选用药物是较复杂、难掌握的。钙离子拮抗剂以硝苯地平最常用。早期动物试验显示其可使母体血压降低、子宫血流减少，引起胎儿低氧血症及酸中毒、发育不全的报道，大量的动物试验和临床观察证明，硝苯地平是较为安全的一种药物。口服硝苯地平对妊娠高血压综合征（妊高征）妇女的微循环障碍及胎盘血流有明显改善，同时能有效抑制宫缩，延长孕周，预防早产。大量长期应用对母婴可有一定的不良影响，应用本药时应严密观察母婴的 ADR。硝酸酯类药物常用于高血压和冠心病的孕妇，药物极易透过胎盘，对妊高征及胎儿急性宫内窘迫症有良好的效果，应用是安全的，但若孕妇血压偏低应慎用。抗心律失常药普罗帕酮，该药较安全，对母体及胎儿快速性心律失常均可应用，尤其是对伴有胎儿水肿的室上性心动过速效果较好，长期应用应检测母体及胎儿的 ADR。

3. 妊娠期及合并症用药指导

妊娠高血压综合征、慢性高血压：妊娠合并高血压疾病的处理原则与未孕时不同，需权衡降压药对子宫胎盘血流量和胎儿的影响，在孕期较合适降压药物有 B 类的拉贝洛尔，无致畸作用，口服不会减少胎盘血流灌注，反而有利于胎儿宫内生长。妊娠合并糖尿病：B 类的胰岛素（皮下注射）不宜透过胎盘，是孕妇并发糖尿病者最安全的降低血糖的药物。在胰岛素不能使用时（过敏），孕期也可口服格列苯脲。妊娠合并甲状腺功能亢进：病情较轻者，一般不用抗甲状腺药物治疗，病情重者可用抗甲状腺药物治疗。首选丙基硫氧嘧啶，因为该药透过胎盘屏障的比例更小。

四、分娩期用药原则及用药指导

（一）用药原则

1. 尽量减少不必要的干预　分娩是生理过程，通常不主张用药，只有在产程中发生异常情况时才不得不用药。

2. 尽量避免药物性镇痛　推荐非药物性分娩镇痛，减少麻醉、镇痛剂对胎儿的影响。

3. 掌握好用药时间　产程中用药必须注意从开始注射药物到胎儿娩出的时间。胎儿娩出时间一定要避开药物在胎儿体内浓度最高时，尽可能让出生时的新生儿体内的药物浓度处在低水平时。

4. 掌握好用药剂量　许多药物常量使用时无害，过量使用则有不良反应，如宫缩剂、镇静剂、麻醉剂。

5. 分娩期用药要考虑新生儿近期和远期影响。

（二）用药指导

分娩时，在产程中常用的药物有宫缩剂、宫缩抑制剂、镇静剂、麻醉剂等。

1. 子宫收缩剂

是分娩期使用较多的药物，合理使用有利于产程进展，减少分娩期并发症的发生，但使用不当可造成子宫过度收缩，影响胎儿。如催产素（缩宫素）口服无效，可肌内注射、静脉推注、静脉点滴。在胎儿娩出前严禁肌内注射、静脉推注，静脉点滴时应严格掌握用药指征、加强用药监护，根据宫缩随时调节滴数及用量，保持子宫节律性收缩；如滴速太快可致宫缩过强、过频或强直收缩引起胎儿窘迫、胎死宫内、胎盘早剥、子宫破裂等危害；偶见对催产素产生变态反应者。

2. 镇静、止痛剂

为避免母亲分娩时紧张状态，适量使用镇静、止痛剂可以减轻产妇的疼痛与恐惧，对胎儿顺利娩出有利；但用量太大可使产程延长、产程停滞等。如度冷丁（哌替啶）是分娩镇痛常用药，肌内注射 50～100 mg 镇痛 4 小时左右；能减轻疼痛，保证产妇休息，增强宫缩频率与强度和调整不协调宫缩加速产程。可引起新生儿呼吸抑制，其抑制程度和用药剂量及时间有关。故应注意：①不能剂量过大，在短时间内能结束分娩者最好不用，以免引起新生儿呼吸抑制。②血中高峰浓度在用药后的 2～3 小时，为使药物抑制呼吸的 ADR 降至最低，在用药后 1 小时内或 4 小时后娩出胎儿最为理想。地西泮（安定）具有良好抗焦虑、镇静、催眠、抗惊厥和肌肉松弛作用。呼吸和循环功能有短暂的抑制效应，并有轻微的降低体温作用。可用于分娩止痛、抗惊厥，作为妊娠高血压综合征的辅助用药。在分娩过程局部宫颈注射，消除宫颈水肿，并能促进宫颈口扩张。由于胎儿排泄功能较差，药物及代谢产物在胎儿的血浓度较母体高，且在胎儿心脏积聚较多，如分娩前给予孕妇大剂量可致新生儿张力减退、低热、Apgar 评分低、高胆红素血症、对冷应激的反应减弱、神经系统受抑制，偶见皮疹、白细胞减少等。故产程进入活跃期后不宜使用。硫酸镁对中枢神经系统有抑制作用，镁离子可抑制运动神经末梢对乙酰胆碱的释放，阻断神经与肌肉间的传导，从而使平滑肌松弛，是预防和控制子痫抽搐的首选药；治疗妊娠高血压综合征、子痫抽搐时，应注意监测膝腱反射，呼吸频率应大于 16 次 /min，尿量应大于 25 ml/h，如有中毒现象，及时应用 10% 葡萄糖酸钙 10 ml 静脉推注解毒。临产前后应在严密观察下应用，产后预防出血并加强对新生儿的监护。

3. 麻醉剂

分娩时产科手术常用局部麻醉和硬膜外阻滞麻醉，如麻醉剂使用不当可影响新生儿。如临产前用环丙烷、乙醚等，分娩后的婴儿可能产生中枢神经抑制及呼吸抑制。普鲁卡因、利多卡因药物常用作脊椎麻醉或局部浸润麻醉，脊椎麻醉可使母体血压下降、胎盘血流减少、胎儿缺氧；局部大剂量用药亦可引起新生儿中枢神经抑制、新生儿窒息、心动过缓等。

五、哺乳期用药原则及用药指导

（一）药物进入乳汁的机制

药物从母血进入乳腺细胞要经过毛细血管内皮、细胞外液、细胞膜、血浆游离型的低分子量高脂溶性药物，以被动扩散转运进入乳汁，离子化水溶性的药物通过细胞膜小裂孔进入乳汁；另一种为与蛋白结合，通过主动运转方式进入乳汁。

1. 药物的蛋白结合和脂溶性

通过超滤方法，建立数学模型。通过药物已知的血浆蛋白结合率推测药物在乳汁中的蛋白结合率；从乳汁中游离药物的浓度，可精确推算出药物在乳汁中的总浓度。研究指出血浆蛋白结合率越高的药物，转移入乳汁的量就越少，对母乳喂养的婴儿的安全性就越高。脂溶性高、非离子状态和小分子量（100~200）的药物更容易从血浆转运至乳汁中。

2. 乳药 / 血药比

乳药 / 血药比（milk-to-plasma ratio, M/P ratio）是指在药物分布过程中，哺乳期妇女乳汁中的药物浓度与血清中药物浓度的比值。该比值越小，药物进入乳汁的量越少。最早见于 20 世纪 70 年代的对甲状腺切除后的患者使用放射性碘的研究报道。有学者对 M/P ratio 进行了文献研究，纳入 1980—2006 年所有大型数据库收录使用 SSRI（选择性 5 羟色胺再吸收抑制剂，用于产后抑郁的患者）的哺乳期妇女的研究，结果发现，没有证据表明乳药 / 血药比 < 1 的药物可以作为推荐药物，乳药 / 血药比值较高的药物也没有发现对婴儿产生影响。

目前乳药 / 血药比的试验研究较多，这些研究的比值在很大程度上成为了医师选择哺乳期妇女用药的标准。在分析大量临床研究时，有学者发现试验研究中干扰因素多，误差无法避免，而且对已有报道乳药 / 血药比的 154 种药物进行了分类研究，结果揭示了乳药 / 血药比与药物本身的结构在一定的适用区间内具有定量构效关系，可以利用数学模型和分子结构特征预测乳药 / 血药比。

3. 乳汁 pH 值与药物的 pKa 值

有研究哺乳期妇女连续 10 日乳汁表明：哺乳期妇女的乳汁 pH 值在不同个体、不同时间波动于 6.75 ~ 7.42 之间，平均值 7.09，相比血浆的 pH 值 7.4，此值对酸碱类药物非常重要。如酸性药物青霉素类和非甾体抗炎药，有利于在相对碱性血浆中发生离子电离，极少的药物会进入乳汁中。药物的离子型越多，从乳汁中转运到血浆中的药物量就越少，有较高 pKa 值药物通常都有较高的乳药 / 血药比，所以选择较低 pKa 值的药物会更加安全。

4. 药物的半衰期

药物无论是被动扩散还是主动转运，在乳汁 / 血浆中是动态平衡的，即乳汁中浓度与血浆中浓度呈正相关，药物渗透到乳汁中的量取决于母亲的血浆水平；母体血浆中的浓度上升，乳汁中的药物浓度亦开始上升；同理母体血浆浓度下降，乳汁药物浓度亦下降。所以吸入性 β_2 受体激动剂、吸入皮质类固醇和过敏性鼻炎的鼻腔用药等局部用药，由于血浆中药物浓度低，在哺乳期使用都是相对安全的。

（二）用药原则

从药物进入乳汁的机制及已有研究分析，哺乳期妇女如能正确用药，对婴儿的风险可降至最低，将不产生影响。

1. 药物的选择

首先考虑用药的必要性，尽量避免用药。在症状可以耐受时，可采用对因治疗，避免对症用药；能局部给药则避免全身给药。必须用药者，应选择使用分子量大、脂溶性低、半衰期短、乳药 / 血药比低、pKa 值低的药物；对可靠研究结论较少的药物，应尽量避免选择。

2. 服药时间的确定

哺乳期妇女必须用药，应确定合适的服药时间，因乳汁中药物浓度随血药浓度波动。患者可在哺乳后立即用药，保证在下次哺乳时血药浓度已降至最低。口服药物还应考虑食物对药物吸收的影响，应选择母体最快的吸收方式服药，即一般药物空腹服，脂溶性高的药物进食时服。

3. 用药疗程

哺乳是长期过程，如哺乳期必须长期用药，药物对婴儿有较高风险时，应考虑暂停哺乳。如短期用药（呼吸道感染），应尽可能考虑缩短用药疗程，病因消除，应立即停药。

4. 恢复哺乳时间

根据药代动力学，药物在最后一次给药达峰的 5 个半衰期后，血药浓度降至峰值的 3% 左右，此时血浆中仅有微量药物残留，乳药浓度也极微量。如哺乳期妇女用药期间停止哺乳，则可以在停药 5 个半衰期后恢复哺乳。

（三）用药指导

1. 抗生素

不同抗生素自乳汁中排泄差异很大，对乳儿影响均不能忽视。青霉素虽是微量进入乳汁，但仍是致敏的诱因，有引起过敏反应的可能。氯霉素类进入乳汁中的浓度虽不足以造成"灰婴综合征"，但微量即可伤害婴儿骨髓，乳儿出现抗拒吮乳、吸乳，发生呕吐等ADR。氨基糖苷类抗生素（aminoglycoside antibiotics）有链霉素、庆大霉素、卡那霉素、阿米卡星等，对新生儿的第 8 对脑神经和肾脏都有损害应禁用。

2. 喹诺酮类药物

目前临床常用的为诺氟沙星、环丙沙星及氧氟沙星等。动物实验证明，其影响幼龄动物软骨生长，致婴幼儿软骨病变，并有中枢神经毒性作用；哺乳期妇女应禁用，以免影响乳幼儿的正常生长发育。

3. 磺胺类药物

磺胺类药进入乳汁的量相当于乳儿自服药量的 1/3，足以使葡萄糖 6- 磷酸脱氢酶缺乏的乳儿发生溶血性贫血，特别是 6 个月内的婴儿缺乏这种酶，6 个月内婴儿及母亲不能使用该类药物。

4. 硝基咪唑类药物

甲硝唑、替硝唑等为广谱抗菌药物，常用于治疗滴虫性阴道炎及厌氧菌感染，在乳汁中的浓度与血浆浓度相似，能使细菌基因突变率增加，可能具有致畸和致癌作用，对乳儿的安全性未确定，最好不用。

5. 抗结核药

异烟肼为一线抗结核药物，乳汁中药物浓度高于血中浓度，其代谢产物干扰维生素 B_6 代谢。如母体不补充维生素 B_6，乳汁中异烟肼浓度足以引起婴幼儿发生维生素 B_6 缺乏，引起中枢神经系统的损害导致婴儿脑病、癫痫发作或反应迟钝，婴幼儿肝肾功能发育不完善。异烟肼半衰期长，易引起肝脏效应。

6. 镇痛药

吗啡或哌替啶是成瘾性镇痛药，出生后 6 个月内婴儿呼吸中枢对此类药非常敏感，即使吮入含药量低微的乳汁，也易造成婴儿呼吸浅慢甚至呼吸停止，故乳母应禁用此类药物，阿司匹林、吲哚美辛在乳汁中含量多，小剂量安全，长期大量应用易引起乳儿出血、黄疸、酸中毒和惊厥。有报道乳母服阿司匹林引起哺乳儿颅内出血，应慎用。

7. 镇静催眠抗惊厥药

癫痫病乳母服用苯巴比妥、苯妥英钠等抗癫痫药，会使婴儿出现高铁血红蛋白症，致血液缺氧，出现鼻尖、指尖发绀，甚至全身瘀斑、嗜睡和虚脱；服用地西泮可使新生儿体重下降和发生高胆红素血症。故哺乳母亲应避免长期服用这类药物。

8. 解痉药

乳母用阿托品、山莨菪碱、颠茄等，不仅会减少乳汁分泌，而且会使婴儿出现高热、口干、皮肤干热、潮红、瞳孔散大、躁动不安等症状，甚至发生惊厥，即使少量进入乳汁，也可导致阿托品中毒，故哺乳母亲应禁用。

9. 抗甲状腺药

乳母口服甲硫氧嘧啶、丙硫氧嘧啶等，乳汁中药物含量很高，乳儿吸吮后可抑制其甲状腺功能，产生皮疹及引起粒细胞减少等，故哺乳期应禁用。

10. 激素类药物

大剂量雌激素可抑制哺乳母亲的乳汁分泌，小剂量则可引起乳儿的内分泌改变。皮质激素应用于乳母，则可引发婴儿发育迟缓，故乳母应禁用激素类药物，包括口服避孕药。

11. 抗肿瘤药

抗肿瘤药毒性大、副作用多，如硫唑嘌呤、呋喃氟尿嘧啶、环磷酰胺、甲氨蝶呤等抑制乳儿机体免疫和骨髓造血功能，应禁用。

12. 泻药

乳母服用泻药，可使婴儿大便次数增加，故应注意。但可服用液体石蜡，液体石蜡既不会减少乳汁分泌，也不会影响乳儿便次，但不能长期应用，否则会影响维生素 A、维生素 D、维生素 E 的吸收。

13. 中成药

中药制剂含有毒性、大寒大热、活血化瘀作用的草药及中成药都在禁用或慎用的范围之内。如巴豆、斑蝥、大戟、马钱子、麝香、乌头、番泻叶、含汞或铅等的药物都应禁用。桃仁、红花、附子、肉桂、半夏等慎用。复方青黛丸应禁用。有些中药会进入乳汁中，使乳汁变黄、或有回奶作用，如大黄、炒麦芽、花椒、芒硝等应禁用。

第四节　重要脏器功能障碍人群用药

一、目的

安全、有效、质量可控是国内外药品监管的基本原则，也是药品研发的出发点和立足点。由于医学伦理等因素，在中成药上市前的临床研究和相关药代动力学中，一般会将重要脏器功能障碍（损伤）人群排除在外，导致中成药说明书中对于重要脏器功能障碍人群用药指导极少，且多数并无明确标识。临床医生难以系统评估其临床应用风险效益，为临床安全用药提供数据支持。同时，中成药由于其独特的理论体系、复杂的药物成分，多数情况下并不明确的量效关系、量－毒副反应关系，使得相关研究的有效性和安全性数据外推也存在困难。此外，目前重要脏器功能障碍人群用药的上市后研究也开展较少。中成药说明书中关于特殊人群（包括重要脏器功能障碍人群）用药、用药禁忌及注意事项等，信息的来源大多数是收集临床医生按照中成药说明书使用的剂量、使用人群、ADR 报道或基于自发报告的不良事件报告进行归纳整理分析所得安全性数据。

因此，由于药品上市前评价存在难以逾越的局限性和缺乏科学、规范的上市后研究，导致在中成药说明书中，缺乏重要脏器损伤人群用药的疗效及安全性相关数据。但由于重要脏器功能障碍人群的生理原因，这类患者可能与其他无功能障碍正常患者在人体药物代谢过程存在一定差异，导致药效、药理等可能有所不同。药物在重要脏器功能障碍人群中应用风险更高，一旦临床使用不慎，即可能严重危害到患者的身心健康。故重要脏器功能障碍人群的用药安全应是中成药上市后临床再评价中重点关注的研究内容之一。

二、药代动力学特点

（一）肝功能损害患者

肝脏是药物消除的重要器官，许多药物进入体内后在肝脏代谢，因此，肝脏损害可能会对这些药物经肝脏的代谢和排泄产生影响。如对于前药或其他需经肝脏代谢活化者，可使活性代谢物的生成减少，从而导致疗效的降低；对于经肝脏代谢灭活的药物，可使其代谢受阻，原形药物的浓度明显升高，导致药物蓄积，甚至出现严重的不良反应。

肝功能受损对口服且存在首过效应的药物影响较大，可使血药浓度增加，提高生物利用度；可使多数药物血浆蛋白结合率降低，游离型药物浓度增加，从而增加药效或引起毒性效应；由于肝药酶量明显减少或活性降低，使通过肝药酶代谢消除的药物代谢速率和程度明显减退，使原形药浓度升高，消除半衰期延长，从而增加药效或引起毒性效应；肝内淤胆型肝病，由于胆汁流通不畅而影响药物从胆汁排泄，因此主要从胆汁排泄的药物的消除将受到影响。因此，药物和/或其活性代谢物主要经肝脏代谢和/或排泄的，或者虽然肝脏不是药物和/或活性代谢物的主要消除途径，但药物的剂量窗口狭窄等情况下，需考虑进行肝功能损害患者的药代动力学研究或上市后研究，并与健康志愿者的药代动力学或临床研究结果进行比较，为临床合理用药提供依据。

（二）肾功能损害患者

肾损害引起的最明显变化是药物或其代谢物经肾脏分泌的降低，或肾排泄的降低。肾损害也可引起药物吸收、肝代谢、血浆蛋白结合及药物分布的变化。这些变化在严重肾损害的患者可能特别突出，甚至于在肾脏途径不是药物排泄的主要途径时也可观察到这种情况。因此，对可能用于肾功能损害患者的药物，如药物和/或其活性代谢物的治疗指数小、药物和/或其活性代谢物主要通过肾脏消除，由于肾损害可能明显改变药物和/或其活性/毒性代谢物的药代动力学特性，必须通过调整剂量来保证这些患者用药的安全和有效时，需考虑在肾功能损害患者进行药代动力学研究或上市后研究，以期指导临床合理用药。

三、技术方法

（一）基础研究

在中成药上市后研究过程中发现药品可能有导致肝肾功能损害的患者发生毒性反应的风险，或药品需要应用于有潜在风险的肝肾功能损害患者人群，药品高剂量暴露有导致毒性反应的风险，需要再次评价药品在肝肾功能损害患者中的毒性，可采用药代动力学研究设计，评价暴露剂量风险或在这类人群中蓄积的风险，确定维持治疗中的最佳剂量。这类研究人群多为慢性肝脏疾病、慢性肾脏疾病的患者。此外，也可采用动物模型来替代受试者，例如采用肝功能受损的啮齿类动物模型药代动力学属性来评估肝功能、肾功能损伤患者的潜在毒性。筛选更为安全的用药剂量及疗程，探讨毒性的风险因素及预防措施。

（二）安全性研究

在中成药上市后研究再评价过程中安全性评价方法有文献评价、临床电子病历数据（包括 SRS 和 HIS 系统数据）挖掘分析、临床研究、药物监测等。目前荟萃分析是药物上市后安全性再评价中使用最多的研究方法，其归纳和综合了大量研究结果。观察性研究通常是设计用来评估某一类人群与药品暴露量有关的 SADR，或对影响 SADR 因素进行确证和评估，例如给药剂量、暴露时间、患者特征等。因此，临床研究中横断面调查是研究重要脏器功能障碍人群的 ADR 的发生频率的重要再评价研究方法。另外，队列研究能在有试验数据显示有严重安全性风险的情况下，评估一个药品与经常伴随的处方药品的潜在相互作用，或者评价一个已上市药品大剂量是否改变敏感性 CYP2C9 作用物的代谢，也是研究中成药对重要脏器功能障碍人群的影响常用再评价研究方法之一。

（三）有效性研究

在中成药上市后研究再评价过程中有效性性评价方法有文献研究、描述性研究、分析性研究、试验性研究、真实世界研究等。在对特殊人群尤其是重要脏器功能障碍人群患者中进行试验性研究时，是在以有效临床治疗为目的前提下实施，给药方案应在临床药理医师与本专业临床医师的密切合作下进行的用已知有效药为阳性对照的随机试验。研究设计首推随机双盲对照试验，这类设计方法既可防止选择性偏倚、测量性偏倚，亦可防止混杂因素的影响。另外，还有随机交叉试验、前 - 后对照试验、非随机对照试验等。队列研究在治疗慢性病方面由于具有样本群体易得、可以长期随访、允许防治措施的多样化等优势，因此在方法学应用中存在很大潜力，循证医学的证据等级为Ⅱ级。另外，考虑到重要脏器功能障碍人群临床试验风险，为节约研究样本量，也可以采用成组序贯试验、自适应性试验、富集试验设计等设计类型。

四、研究要点

（一）严格遵循中药说明书及国家相关法规

目前国家虽无针对药品上市后再评价的正式法规文件，但颁布过《药品上市后临床试验指导原则（草案）》和《药品再评价管理办法（草案）》，此外，还需遵循《药物临床试验质量管理规范》《中华人民共和国药品管理法》《药物临床试验的一般考虑指导原则》等法规要求去设计试验方案；同时，还应遵循其他再评价药品相关管理办法或指导原则，如

《中药注射剂安全性再评价临床研究评价技术原则（试行）》《肝功能损害患者的药代动力学研究技术指导原则》《肾功能损害患者的药代动力学研究技术指导原则》等。同时，再评价临床研究中药物的用法、用量、功能主治、用药禁忌等应与药物说明书内容相符。

（二）充分评估临床试验的合理性和风险获益

在临床试验设计前，应根据药物处方组成特点，充分考虑药物组方依据的中医药理论、拟定用法用量和人用经验对拟开展临床试验的支持作用；同时，评估确定是否在肝功能和肾功能损害患者中进行研究的必要性及风险获益，如中成药是否有证据表明至少一种主要活性代谢物经肝脏代谢和／或排泄的量占原型药物或活性代谢产物清除量的相当大部分（大于所吸收药物的20%），或经肾排泄，原形药物在尿中的累积排泄量超过了给药剂量的30%，以期确定拟选合适的适应人群、拟定临床定位的临床价值大小，以及能接受的安全性风险，从而综合评估立题依据的合理性。此外，建议经过产品特殊人群再评价顶层设计，把握临床再评价选用何种评价策略和设计方法。

（三）注重人用经验的提示

要收集和关注中成药品种在重要脏器功能障碍人群中使用的经验（人用经验），包括既往汤剂使用的数据和已上市药物或同类药物相关数据，如文献报道的安全性信息数据、既往临床使用过程总收集到的数据，开展的相关临床研究中的数据，不良反应监测中心收集的数据等，应汇总分析出现的不同风险的情形，包括剂量、人群、合并用药、疗程等。人用经验中未见 ADR 报道，不能说明药物安全，而人用经验中已出现的 ADR 均可以作为相关风险信号。建议先完成既往文献系统综述评价，从上市后临床文献评价中寻求证据支持，获得再评价证据支持后，进一步明确中成药上市后在特殊人群临床定位及再评价目的等。

（四）注重研究对象的合理选择

对于重要脏器功能障碍人群的研究对象，其主要目的是要对各种程度的肝功能损害、肾功能损害或其他脏器功能损害患者制定具体的给药建议。因此，一般来说，应优先选择既往在临床中疗效确切的、安全性表现良好，再评价需求急迫的重要脏器功能障碍人群为评价对象。如是考察肝功能损害的研究，人群可参考 Child-Pugh 3 个分级标准（轻度、中度和重度）选用相应患者进行研究。如是考察肾功能损害的研究，人群可参考基于 eGFR 或 CLcr 的肾脏功能分类标准（GFR 轻度下降、GFR 中度下降、GFR 严重下降、终末期肾病）选用相应患者进行研究。其他功能损害的研究，人群可参考选用其他功能性损害分类标准选用相应患者进行研究。

有效性研究无特定要求，研究对象建议可纳入对照受试者和各自分类标准为中度患者的研究设计比较适宜。因为分级为中度患者的研究结果一般也适用于分级为轻度的患者，但是如果需在重度患者中进行研究，应参考产品说明书给药方案和禁忌部分。

（五）注重研究设计目的和设计类型选取

试验设计类型的选取要切合试验目的，一般来说，药品上市后临床再评价常采用真实世界研究、回顾性或前瞻性观察性研究来解决药品在上市后关注广泛用药人群的有效性及安全性问题，在设计类型上可以是队列研究设计、横断面设计、实用性随机对照试验设计等，这类研究与药品上市前治疗效力研究常采用的解释性随机对照试验设计比较，在随机、对照、干预措施、样本量、研究人群、试验质量控制、统计分析等方面都存在差异，在试验方案设计时要注意处理。具体而言，以验证中成药上市后临床有效性为目的者，若中药在上市前已确证对特定人群的有效性，而为了确证在广泛条件人群尤其是重要脏器功能障碍人群这类特殊人群的有效性，应选择实用性随机对照试验设计。若上市前无确切的有效性证据，应在上市后临床再评价时补充，可选择解释性随机对照试验设计。由于肾脏、肝脏等功能障碍人群受试者，多数患者已接受药物方式干预，因此，应根据临床定位、药物特点、前期研究和所选择主要疗效指标的变化特点，设定合理的疗程和观察时点，而且需要更换治疗方式，还应该注重导入期的设定。

此外，如果在重要脏器功能障碍人群这类特殊人群开展中成药上市后临床有效性再评价，考虑到伦理问题，应尽量优先选择已在临床中广泛使用的、疗效确切的中成药作为阳性对照或正常人进行对照。同时，重要脏器功能障碍人群这类特殊人群，尤其是肾功能已受损的人群，其药物代谢能力下降，尤其应关注药物联合使用和长期用药的安全性问题，必要时可考虑是否设计了解血药浓度变化。

（六）注重质量控制和疗效指标一致性

在重要脏器功能障碍人群这类特殊人群开展中成药上市后临床再评价。还应针对参加试验的有关人员进行同期 GCP 培训，临床试验方案培训，并对数据、疗效判断标准进行一致性检验。特别有效性评价应针对主要疗效评价指标如 UACR 检测、24 小时尿蛋白检测、eGFR 估算等，应明确其临床质控要求，应鼓励进行中心实验室检测或采用标准作业程序（SOP）操作要求。

（七）临床试验过程中风险控制

在重要脏器功能障碍人群这类特殊人群中开展研究时，由于其主要代谢途径或主要的消除途径改变，可能伴随药物的抑制，可导致暴露水平的大幅升高，因此，临床过程中出现风险概率比在正常患者中更高。应建立一套完善的药物警戒体系与风险控制计划操作手册，开展风险监测、识别、评估和控制，及时发现存在的安全性问题及风险，主动采取必要的风险管理措施，如调整临床试验方案、主动暂停或者终止临床试验等。还应评估安全性风险管理措施的有效性，确保受试者风险最小化，切实保护好受试者安全。对于药物临床试验过程中出现的安全性风险相关问题，及时将相关风险及管理信息报告药品监督管理部门。

第九章

证候类中成药评价

第一节 概述

药品上市后评价是探讨其在广泛人群中使用的有效性、安全性的必要途径，各国药品监管部门对此均极为重视，这也是药品生产厂家应该承担的义务。尽管国外已有成熟的评价技术和方法，也有相应的研究技术规范可遵循，但国内在此方面研究仍有不足，特别在中成药上市后评价方面，在中医药行业整体范围、研究深度上均有较大差距。除了文化背景、政策法规方面的影响之外，研究技术方法上的特殊性也是其滞后的原因之一。中药新药研发不同于化学药物，学术界普遍认为中药研发是遵循"临床－实验室－临床"的过程，临床上观察到的疗效是研发前提及关键。因此，除安全性评价之外，中成药上市后在广泛人群使用的有效性评价应该是其主要研究内容。因为市场受限，国外几乎没有中医药上市后评价报告，国内这方面研究则方兴未艾。近10年来，这一领域研究主要在安全性再评价，并已取得不少成果。但是，技术方法上仍存在疑难问题，特别是证候类中药新药及其上市后评价，学术界对证候类中药如何评价疗效仍在探讨。

一、证候类中药的概念

证候是对疾病发展到一定阶段的病因、病性、病位及病势等的高度概括，具体表现为一组有内在联系的症状和体征，是中医临床诊断和治疗的依据。证候可以看作是现代医学疾病诊断之外对非健康人的分类方式，目前中医、中西医结合临床研究多数采取"病证结合"的模式，即在研究对象的选择、干预处理、结局评价等方面结合现代医学疾病概念和中医辨证施治原则，常见有所谓"以病统证""以证统病"的方式。2007年版《药品注册管理办法》就中药复方制剂注册分类首次提出了"证候类中药新药"这一类别，即"主治为证候的中药复方制剂"。证候类中药一般用于消除、改善或控制具有内在关联性的一种或一组疾病的主要临床症状、体征等，也用于通过证候的改善而达到治疗疾病的目的。

二、证候类中药的临床价值

中医一直以来强调辨证论治，也即根据收集到的患者临床表现、舌脉象等四诊信息判断其证候并依此遣方施药，因而证候是中医临床治疗的必要依据。尽管生物医学的兴起引入了现代意义的疾病概念、诊断方法和治疗措施，但中医治疗患者仍以证候为施治的根本依据，或者说这至少是中医治疗患者的主要模式。以证候为主治目标的证候类中药，正是中医辨证论治原则的体现，可以切实反映中医理念和优势。就目前常见的"病证结合"临床实践和研究模式而言，具有相同证候的不同疾病，均是证候类中药的处理目标，能达到所谓"异病同治"目的。同时，中医也认识到证候也是动态变化的，随着疾病的发生、发展和转变，其不同阶段甚至不同时点的证候是不同的，因而证候类中药治疗疾病有其时序性。

根据国家中医药管理局和卫生部联合颁布的《中成药临床应用指导原则》，不特指主治证候的普通中成药也应该依据中医理论辨证选药或辨病辨证结合选药使用。如果医师在使用中成药时不进行辨证，或不以药证相应的原则使用，这将可能影响中成药的合理使用，甚至带来不良后果。国内中成药的应用既包括中医专家也包括西医专家，而西医专家需要更为精准的用药证据支持。因此，中成药完善说明书的要求更为明显。证候类中药则是特指适用于某证候或证候类型的中成药，在其说明书中应有更加明确的适用证候的描述，从而更好地指导临床医生使用此类中药，相比于普通中成药也更可能具合理用药的优点。

三、证候类中药评价目的

任何药物的上市后临床评价无非包括有效性、安全性和可应用性几方面内容，证候类中药的评价也不例外，但证候类中药有其自身特点。首先，证候类中药的疗效评价一般不考虑以疾病结局为主要结局指标（除非有特定研究目的），多数学者认为证候类中药的疗效评价应以证候改善为目的；其次，安全性评价也是其关键内容，应在保证安全情况下来考虑其治疗价值，或者需要分析其获益风险比；此外，可应用性评价特别是成本－效果分析的评价也应是证候类中药考虑的范围。

临床疗效是中医药赖以生存和发展的动力，疗效评价既是中医临床研究需解决的十分紧迫而重要的问题，实际上也是证候类中药面临的问题。证候类中成药上市后的有效性评价关注的是实际条件下的应用效果，可包括：对原有适应证疗效的再评价，扩大对证候类中药的疗效认识；精准定位适应病证人群，进一步明确临床用药剂量和疗程；研究实际应用中影响药物疗效的因素，如患者生理状态、治疗方式、病情管理等。疗效评价指标的选择和测量是证候类中药有效性评价的关键和难点，尚无统一共识。在《证候类中药新药临床研究技术指导原则》中，建议采取多种方式、多个方面评价其有效性，包括改善症状和体征、改善证候相关应答指标、患者报告结局以及其他替代指标。在具体应用时需结合具体的研究情况进行选择。

安全性评价是中成药上市后评价的关键内容，目的是在广泛人群使用条件下发现ADR 的表现、严重程度、发生率、相关危险因素及可能机制等，为风险控制提供依据。由于中药本身组方成分及其应用的复杂性，有关中药安全性的认识尚存在较多不足和挑战。目前，加强中药 ADR 监测与研究仍是发现中药风险信号的有效措施。对于证候类中药的临床安全性评价，与其他类别中药或其他药物有相同之处，应观察、记录和评价不良事件，进而判断不良事件与所用证候类中药的因果关联性。当然，所采用观察方法、评价方法与一般药物临床研究无异，可参考相关指导原则或评价指南。

可应用性评价也是中成药上市后再评价的重要环节，并以药物经济学评价为其主要方面。随着医疗改革的深入，基本药物制度、医保政策和价格政策对上市中成药市场的影响越来越明显。未来在基本药物和医保药物选择上，将继续坚持安全、有效、经济的遴选原则，同时对纳入目录的药品也将进行循证评价和药物流行病学评价，剔除不适宜品种。证候类中药适应证广、性价比高，有着广阔的市场前景，其以证候为线索，将具有相同证候表现的多种疾病归于同一证之下进行干预的思路，对于慢性复杂性疾病的治疗具有极大潜力和优势。通过对证候类中药精准适用人群的筛选和科学合理的疗效评价，提供成本 - 效果最佳的药物治疗干预方案，既能更好体现证候类中药的临床价值和市场价值，也将有利于优化医药资源配置。

四、证候类中药的评价模式

根据《证候类中药新药临床研究技术指导原则》，证候类中药的临床评价研究模式可有多种，如单纯中医证候研究模式、病证结合研究模式或中医证统西医病的研究模式，并鼓励研究者根据中药品种特点寻找和发现适合的研究路径。但该指导原则也仅仅提供了基础性意见，至于每一模式具体如何开展研究，未给出相应的技术标准或实施细则。可见，证候类中药的评价技术方法尚处在探索阶段，评价模式的建立仍需不断进行理论思想上的创新发展并在实践中摸索总结经验。另一方面，指导原则其实也肯定了证候类中药评价采用病证结合研究的必要性。

病证结合是当前中医临床诊疗和研究的主流模式，其中的"病"包含中医之病，但更多时候则指西医之病。按照病证的主从关系，病证结合又可分为"以病统证""以证统病"的不同形式。中药临床疗效评价常采用先病后证、以病统证的模式，即在明确西医疾病诊断的前提下，结合药物功能主治，选择适应证候，其针对的往往是某种疾病的某一证型，所研发的新药常针对于某一特定疾病。以病统证模式下，评价的对象和依据较为明确，可以获得点对点的高质量临床研究证据，但这显然不符合中医学"异病同治"理论，而且其主要疗效指标的设置与中药临床作用优势常不相匹配，证候相关指标仅作为次要疗效评价指标。因而，对"异病同治"理论指导下、主治为证候的证候类中药进行评价时，以病统证模式难以充分体现其疗效优势。相比之下，以证统病模式以证为出发点，将多种疾病归纳在证之下进行研究，既归纳其证候的共性也抓住疾病个性，探讨证与病的诊断、治疗关系，更符合中医临床实践，为证候类中药的临床评价提供了一种并行的思路与方法，值得进一步发展。

尽管证候类中药的评价模式还不成熟，但是无论何种研究模式，证候类中药研究都需要观察中药对目标人群中医证候的改善以及证候对疾病预后的影响，其核心仍旧是证候疗效评价方法的选择。证候类中药的疗效评价要以中医证候为主，并应重视证候疗效的临床价值评估。同时，现阶段的中医诊断和证候疗效评价仍以医生个人经验判断为主，有必要通过一些科学方法诸如心理测量学技术把传统中医的一些主观定性判断通过客观定量的数据呈现出来。对证候疗效的评价应逐渐从患者主观感受向客观化指标方向过渡发展，并且通过一些的深入研究，阐释中医证候疗效的科学本质，用客观数据去阐明中医辨证论治的科学性。此外，近年来有学者提出中医药领域借鉴使用篮式设计、伞式设计进行同病异治、异病同治的临床研究思路，这也将有可能应对当前的挑战和发展出证候类中药临床研究的新模式。

第二节 病证结合模式

传统的病证结合是古代医家创建的一种诊疗模式，是在辨中医之病的基础上结合患者证候进行辨证施治。其特点是以辨病为主体且贯穿于整个诊疗过程中，但又不忽视辨证的重要性。随着时代变迁，现代病证结合模式实际主要包括以下3种：第一是中医辨病结合辨证论治的传统病证结合模式，第二是中医学和现代医学双重诊断疾病结合辨证论治模式，第三是现代医学诊断疾病结合辨证论治的现代病证结合模式。第三种模式在当前中医的诊疗和研究中均占据主导地位，实际应用中又可细分为"以病统证"和"以证统病"两种形式，其中"以病统证"是主流。此处所言的病证结合模式即是指西医疾病结合中医证候的"以病统证"形式（图9-1）。

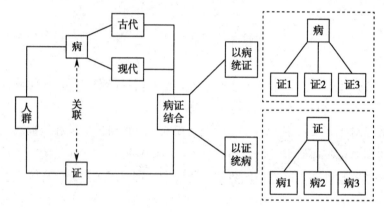

图9-1 病证结合模式的示意图

一、研究模式特点

以疾病为研究对象，能够从整体上把握疾病的病因、发展、预后；以证候为研究对象，则可以对疾病过程中表现出的病因、病位、病性、邪正盛衰做出阶段性的判断与评估，准确把握患者特定的临床表现。因此，综合疾病和证候两个层面可以更全面地总结疾病的发生发展规律，从而提高诊治水平。病证结合、以病统证模式既符合中医学病证方药体系框架的构建，也符合常规辨证从一般到特殊（疾病到证候）的演绎思维，整合了中西两种医学的共同认知，有利于中西互补。由于西医疾病的诊断标准和治疗方法相对规范、公认度高，临床研究中采用以病统证模式在确定研究问题、纳入人群、观察指标、对照方法、疗效评价等方面均有明显操作优势，既有利于描述明确的临床科学问题，接驳公认的评价体系，同时保留了中医证候特征。

二、研究目标

病证结合、以病统证的研究模式中，首先界定具体评价的病种，再以相应的西医疾病诊断标准及中医证候诊断标准来筛选目标人群，其评价包括西医病症和中医证候两方面，旨在提供中医药对病和对证两个侧面的临床疗效以及安全性的科学证据。同时，在以病统证模式下探索特定疾病的核心病机、证候分布及其演变规律，有利于深入认识疾病本质，明确中医药的治疗靶点，实现中药疗效的稳定和可重复性。

三、研究思路与一般设计考虑

在以病统证模式下，证候类中药的评价首先也必须遵守国家相关法规要求，并重视受试者权益保护；其次，尤其需要关注药物研究目的与临床定位、研究设计与方法、数据的管理和统计分析要求、安全性监测和评价等问题；同时还要把握好病证结合诊疗特色，遵循中医药研究规律。

（一）确定研究目的与临床定位

病证结合、以病统证模式下的中成药上市后评价研究其目的也不外乎进一步判断药物的有效性、安全性和经济性。对有效性进行再评价之前，需要确定其治疗作用，因为其不同的作用决定了研究目的的不同，进而影响到研究设计。

中药治疗的作用可以是改善终点事件，如降低病死率、减少某些重要医学事件的发生率、延长生存期，可以是提高生存质量，可以是缓解症状和改善中医证候，也可以是改变病理实质等。临床定位应当依据中药处方组成与拟定的功能主治、既往临床应用情况及基础与临床初步证据来确定。

（二）纳入人群

需要根据研究目的与临床定位确定目标适应证人群，保证能够充分发挥药效和保障受试者安全，并通过试验结果说明药物对患者的受益和风险。上市后评价还需注意儿童、孕妇、老年人、合并疾病、脏器功能障碍者等特殊用药人群的特征。应确定合理的目标人群，规定统一的目标适应证包括受试者疾病诊断标准（包括证候判断标准）、纳入标准、排除标准等，并在实施中严格执行。其中，诊断标准包括西医、中医疾病诊断标准及中医证候辨证标准，要注明诊断标准的来源。诊断标准原则上要公认、现行而具有可操作性。

（三）研究设计

针对原有适应证的进一步评价，常采用随机对照试验、适应性试验、队列研究、成组序贯试验等设计方法；对于临床应用中新适应证的发现，常采用队列研究、病例对照研究等；进一步明确临床用药剂量和疗程的，可以采用随机对照试验、成组序贯试验、适应性试验、队列研究、病例对照研究等；药物间相互作用的研究常采用适应性试验、队列研究、病例对照研究等设计方法。真实世界研究的理念和技术方法在上市后评价中极具优势，也应适当采用。

（四）合理的对照

临床试验中常采用安慰剂对照、阳性药物对照。在剂量研究中也可采用剂量－效应对照。阳性药物对照有助于获得伦理学的批准，可获得中药新药与已上市公认有效药物的"相对"有效性和安全性。在符合伦理学的前提下，应有安慰剂对照的临床试验数据，以进行获益－风险评估。在中药新药临床试验中，根据具体的临床试验目的，同一个临床试验中可以采用一个或多个类型的对照。

（五）治疗方案和疗程

基础治疗和用药的规定应该注意基础治疗措施与药物的临床试验目的、药物作用特点的相关性。同时，基础用药也要考虑到疾病诊疗指南中规定必须使用的药物的要求，预先规定合并治疗，否则会严重干扰对药物有效性和安全性的评价。疗程的设定应该与疾病特点相一致，应该与评价药物的有效性和安全性的试验目的一致，药物临床试验的疗程应根据制剂的处方组成、功效特点、证候特点、疾病转归、药物的临床试验目的与定位确定，作为中药制剂，其临床试验的疗程设计还应考虑中医证候变化等因素。

（六）疗效评价指标

疗效指标必须明确，且应选择临床结局指标或公认的替代指标。病证结合模式下的中药评价研究，考虑到中医证候和西医疾病间的复杂关联，需要将西医疾病的评价指标与中医证候的评价指标相结合。主要疗效指标如为改善症状、体征或疾病状态，提高患者生存质量，其临床价值应是公认的，并且应对疾病的临床转归无不利的影响。

（七）安全性评价

安全性指标不仅是指实验室检查指标，还应当包括所有的症状、体征等临床表现。必须对所有不良事件进行监测、记录，并进行合理的因果关系判断，以 ADR 类型、发生率和严重程度等来评价药物的安全性风险。中药临床试验还需充分关注证候转化对安全性评价的影响。

（八）试验质量控制

临床试验设计与实施过程应考虑到临床试验质量控制不佳所带来的研发风险。研究方案中应制定临床试验风险控制计划及措施、临床试验数据管理计划与报告、数据核查计划与报告、统计分析计划与报告等，并通过对研究者进行培训，定期进行质量自查等措施进一步加强试验质量控制。

四、优势与不足

病证结合评价模式的优势在于考虑到病与证的互相依存关系，先依据西医疾病诊断标准纳入，再限定具体中医证候，使得评价的对象和依据更为明确，可以获得高质量临床依据。运用西医辨病与中医辨证相结合的方法，还可以弥补单独运用中医辨病辨证的宽泛、模糊、笼统特点，进而从宏观与微观多层面认识疾病。同时，在疾病范围的限定下结合中医辨证还能以疾病演变为主线将不同阶段的中医证候贯穿起来，使得中医证候自身的演变规律更加清晰。

病证结合、以病统证模式虽被广泛用于中药临床研究，但由于对疾病的分期、分型等划分过细，往往造成"辨病为主，辨证为辅"的局面。此种模式下，证候分型更多指的是某疾病患者的另一种分类，证候诊断只是分类的判断。以病统证形式还淡化了证候的变化特征，如单一证候转变、证候病位改变、复合证候中寒热虚实消长等，仅对起始证候的治疗和评价与中医证候的"恒动性"特点不符，难以反映中医真实的临床疗效。同时，病证结合的模式使得中药的主治范围被禁锢于某一个具体疾病的特定证候，主治范围的外延无法扩展，大大缩小了其治疗范围，无法充分发掘中药的治疗范围及治疗效果。

第三节　以证统病模式

"证"是中医临床诊断和治疗的依据。中医学辩证地看待病和证的关系，认为同一疾病可包括几个不同证候，不同疾病在其发展过程中可以出现同一证候。因此，临床治疗时在辨证论治原则指导下，可采取同病异治或异病同治的方法来处理。所谓同病异治，是指同一种疾病，由于其表现的病机、证候不同，因而治法也不一样。而异病同治则是指不同的疾病在其发展过程中，由于出现了相同的病机、表现出相同的证候，因而可采用同一治法治疗。可见中医关于同病异证、异证同病的概念中是以证候（或病机）、疾病特征来分亚组的，也即是说，不同疾病可以提取出相同证候或相同的疾病表现出不同证候。

"以证统病"传承了方证辨证、病机辨证、病因辨证等辨证思想，体现了中医学在动态时空下的诊治特点，实质是据象辨证、据证言病、病证结合思路的凝练和总结，符合中医辨证论治和病证结合的认知和实践特点。以证统病思路为中医临床研究设计、中医辨治复杂疾病、建立中医特色的临床管理模式提供了一种并行的思路与方法。以证统病模式即是以证为主线，将具有相同证候的多个疾病归于旗下进行研究，探讨同证异病的情况下不同疾病疗效的异同，归纳、分析中医药对证候干预的效果。证候类中药的有效性采取"以证统病"方式进行评价有着合理的因果关系演绎推断逻辑。

一、研究模式特点

中医着眼于"证"，在疾病发展的不同阶段，疾病的病机处于不断变化之中，不同的疾病在发展变化中有时出现相同和相似的病机，表现出相同或相似的证候，这为"以证统病，异病同治"诊疗模式奠定了理论依据。中药治疗疾病更加关注疾病证候和病机的变化，并根据疾病内在的病机特点和中药的组方特征来指导中药的临床应用。而从疾病角度出发的研究证据汇总和整合难以充分反映中药临床应用的灵活性和内在科学性。"以证统病"的研究模式以证为出发点，将多种疾病归纳在证之下进行深入研究，既归纳其证候的共性也抓住疾病个性，探讨证与病的诊断、治疗关系。此种研究模式打破了现代医学"病"的藩篱，能够实现多病种共同深入学习和实践。相对于以病统证的中医临床研究模式，以证统病更能反映中医学以证候为核心的诊疗思维，也更契合真实临床实践中的疾病演变历程，充分体现了中医辨证论治的个体化和精准性特点。

二、研究目标

证候类中药评价采用"以证统病"的研究模式，基于同证候的疾病病机的相通性，在同一证候下选择若干个疾病进行研究，既可以观察证候类中药对中医证候的疗效以及对西医疾病的疗效，也可以同时观察疾病之间的演进关系，从而发现有通治诸病、共同预防价值的证据。此外，区别于以往病证结合、以病统证模式下主治为某种疾病某一证候的中药研究，证候类中药的"以证统病"研究还将探索以证候为中心的、切实体现中医辨证特色的、符合中医真实诊疗的证候类中药研发评价新模式。

三、一般方法与步骤

在证候类中药研究中，构建以证统病的研究对象认知模式时，往往先从病机出发，根据研究目的归纳出所要研究的证候。这个待研究的证候可能是具有统一病机规律的，由一个或若干个同病机证型、证素、症状归纳形成一个证候系列，即同证候系。其次，还需考虑在同证候系下纳入哪些疾病进行研究。

（一）评价目的与临床定位

以证统病模式下，证候类中药的上市后再评价仍应重点评价证候类中药在广泛人群中的安全性，进一步明确药物疗效和适应证范围，还应注意评估与已上市同类药品的临床价值差异。

证候类中药研究要针对中医临床优势病证，证候的选择应当具有代表性，并根据中药的临床实际疗效确定合理的病种和病情。临床可定位于消除、改善或控制具有内在关联性的一组疾病的主要临床症状、体征等，也可定位于通过证候改善达到疾病治疗等目的。

（二）证候诊断标准

以证统病模式下的证候诊断标准，当以证候为中心，兼顾疾病的不同特点，形成共性证候诊断标准。首先，核心证候诊断标准需确立，此核心证候诊断标准即单纯的证候诊断标准，暂不考虑病（包括中医和西医的病）的特性；其次，根据所选择的纳入临床研究的疾病，充分考虑其西医病理因素，总结证候在疾病中的不同特异性表现，将其纳入诊断标准中去。中医证候诊断标准可参照有关国家标准、行业标准或团体标准等进行制定，如无适用的诊断标准，可自行制定并经专家论证达成共识。证候诊断构成要素可采用定性或半定量方式，或主次症的方法，鼓励制定具有中医特色的证候诊断量表，并可根据具体研究内容辅以客观诊断指标。

（三）研究疾病选择

在以证统病思维模式的指导下，可在同一证候下选择多个不同疾病来进行研究。疾病的选择需要充分参考前期证候学研究基础，所研究证候必须是所选择疾病的常见证候，而且所选择的若干疾病应当病因病机相似，预后转归相仿，以便于访视点及疗程的统一设定，使得临床观察具有可比性。

（四）研究设计

以证统病模式下，证候类中药的有效性研究要突出以证候为中心的设计理念，观察药物对中医证候疗效以及西医疾病的疗效。应根据证候类中药的临床定位确定主要适应人群，并采用科学公认的中医证候诊断和疗效评价标准，确定好疗效指标及其测量。临床试验期间，研究者还需关注中医证候的变化情况以及疾病进展情况，及时评估可能存在的用药风险。探索性研究可以根据试验目的采用多种试验设计。确证性研究应遵循随机、双盲、对照、重复的原则。如采用加载设计，须事先规定好基础治疗，如基础治疗的用药指征、用药种类、用药剂量、用药方法、用药时间等。

（五）数据管理和质量控制

数据的信息化采集有利于临床试验质量的控制。建议成立独立的数据监察委员会，鼓励研究者应通过电子数据采集系统采集数据以确保研究数据的真实性和可靠性。另外，临床研究项目应制定临床试验风险控制计划及措施、临床试验数据管理计划与报告、数据核查计划与报告、统计分析计划与报告等，以促进证候类中药新药临床试验整体质量控制水平的提升。

四、研究设计的一般考虑

（一）纳入、排除标准

以证统病模式下的证候类中药研究的纳入与排除标准需分为证候和疾病两个方面，证候的纳入与排除标准要统一，而疾病的纳入与排除标准需分别制定。纳入标准应考虑研究目的以及实施的可操作性，包括应符合相关病、证诊断标准的规定，在病情、病程等基线一致性方面的规定等。排除标准应基于受试者安全性的角度考虑，排除服药后会发生严重后果或加速疾病进程的特定人群，同时应排除通过改善症状可能导致掩盖病情进展的情形。受试者应在充分知情同意的情况下自愿参加临床试验。

证候的纳排标准中应当明确限定可纳入的证候，并需要加入对混杂证候的限定以排除兼夹影响目标证候诊断或证候疗效判断的其他证候的人群。建议纳入基础治疗和证候表现基本稳定的患者，对基础治疗处于动态调整阶段的患者不宜纳入。纳入西医疾病时应注意把握证候与西医治疗之间的关系。在治疗过程中，证候亦可随着病情的变化而发生变化，可出现痊愈、好转、加重、转化等情况，临床干预方法也会随之而产生变化。此种情况出现时，需要运用证候诊断方法对转化后证候进行判定，判定目前证候是否仍属于所研究范畴。总之，试验设计者应根据试验的需要制定合理的纳入标准。

（二）对照药

对照药宜首选安慰剂。如果已有用于该证候的中成药上市，可选择业内所公认的中成药进行阳性对照，但该药的有效性须经过安慰剂对照确证。安慰剂应在剂型、外观、气味、口感、质感等特征上与试验药物尽量接近，确保临床研究者和受试者在盲态下开展研究。如采用阳性药对照且剂型不一致时，需通过双盲双模拟技术保证盲态实施。

（三）疗效评价指标的选择

证候类中药的临床疗效评价包括证候和疾病两个方面，原则上证候的变化应当作为主要疗效指标，疾病的变化作为次要疗效指标，同时应重视证候疗效的临床价值评估。根据《证候类中药新药临床研究技术指导原则》的建议，疗效指标的选择具体可包括几种不同情况：①以改善目标症状或体征为目的者，应以目标症状或体征消失率/复常率，或临床控制率为疗效评价指标，但同时应注意观察目标症状或体征痊愈时间和/或起效时间的评价。②采用能够反映证候疗效的客观应答指标包括现代医学中的理化指标、生物标志物等进行评价。③基于生存质量或生活能力、适应能力改善等方面的考虑，引入患者报告结局指标和公认量表进行疗效评价，将患者"自评"与医生"他评"相结合。④可采用基于科学原则所开发的中医证候疗效评价工具进行疗效评价。⑤采用反映疾病的结局指标或替代指标进行疗效评价。

（四）疗程及随访

应根据药物特点和前期研究信息合理设置观测时点及疗程，并根据研究目的的不同，科学设计随访的方式、时点、内容等。

（五）生物学指标的采集时点

针对证候类中药的疗效评价，核心对象是证候的变化，因此生物学指标的采集时点应当打破化药的采集模式，寻求在证候的拐点进行生物学标本的采集，以动态观察证候的变化与生物学指标的变化的关系。证候拐点的寻找需建立在访视点的合理设置的基础之上，多时点动态采集证候变化的信息，判断证候的转归，寻找证候拐点采集生物学指标。

（六）安全性观察

证候类中药的安全性观察也包括证候与疾病两方面。对于证候，应关注患者服用药物后出现的证候变化，记录是否出现证候相关不良事件。同时需观察药物的干预是否促使了证候的转化，以及证候转化之后是否会使得疾病加重，因此证候的变化是安全性观察的重要内容。疾病方面，应将与所研究疾病的病情发展和变化密切相关的一些指标例如血压、血糖、心脑血管事件等作为安全性指标，观察证候改善后疾病的变化，对证候和疾病的不良反应进行综合观察。

五、优势与不足

以证统病研究模式的突出优势在于其符合中医药整体观念及辨证论治思维。现代医学以分析还原论为其基本思维方式，对不同疾病有较为明确的划分，疾病诊治分属于不同科系，但临床实践中不仅病证随时间而演进，患者合并多系统疾病的情况更是常见，对因治疗、对症治疗和线性思维难以解决病证的时空演绎问题，对于功能性疾病、新发疾病、复杂性疾病更是力所不逮，这些方面则恰好是中医辨证论治的灵活性优势所在，因而"以证统病"有了充分的发挥空间。另一方面，基于疾病内在病机的相通性，在以证统病模式下构建的多个临床试验联合方案，可在探讨多种干预治疗多个同证候疾病的同时观察各疾病间可能存在的终点，评价干预对同证候的不同疾病的防治作用，这将大大提高研究效率。

目前，以证统病模式下设计的临床试验尚不多见。究其原因，首先在于证候缺乏客观化工作基础，主观概念的证候不易引导明确的科学问题。现有的证候诊断标准尚未得到统一和推广，使中药药效评价缺乏公认的证候标准的支撑。再者，淡化疾病概念，只侧重于进行证候的判断和评价易使研究泛化和主观化。以证统病模式虽以证候诊断标准为主来纳入病例，但这不代表它会脱离疾病前提而独立存在，因为证候是对疾病某一阶段的病理概括，病与证密不可分。可以说，证候再评价实质上是在"疾病"下的"证候"评价。总之，以证统病研究模式的构建仍需要解决很多现实问题：辨证方法与辨证体系的界定、证候诊断标准的统一、病与证的融合、病情轻重的划分、以证统病分类节点的确立、体质的判定、疗效评价标准和评价指标、预后与转归、卫生经济学的评价等等。

第十章

临床价值评价

中成药作为我国药品市场的重要组成部分，在保障人民群众健康中发挥着重要作用。临床价值评价不仅关乎到药品的临床效果，还涉及医疗保险和基本药物目录的选择、临床指南用药等卫生决策的诸多问题。国外对药品的价值评价起步较早，很多国家将药品价值评价以药品的效率（治疗效果、费用、经济学评价等）为基础，以疗效为前提，将费用与药品价值相关联，与药品定价或医保报销等决策衔接。当前，中成药大多存在适应证宽泛、临床价值模糊等问题，使得中成药进入国家基本药物目录、医保目录等重要的医疗卫生资源调配时，缺乏充分证据，对中成药行业的发展造成不利影响。近年来，我国中药市场正逐步建立起以价值为导向的运作体系，中成药的临床价值评价需要结合我国的医疗资源、新的医疗改革和药品政策，以建立科学、全面、透明的药品价值评价框架和决策过程。随着我国药品的相关政策文件的陆续出台，国内相关学术组织、行业协会和制药企业等逐渐意识到了药品临床价值评价的重要性，并开始进行相关技术研究的探索，但由于对药品上市临床价值评价的核心要素及设计实施尚未明晰，不利于建立以临床价值为导向的科学决策模式。因此，本章节主要介绍中成药临床价值评价现状与意义、核心要素与指标体系、设计实施、报告规范和评价结果的应用 5 个部分。

第一节　现状与意义

一、临床价值评价的现状

（一）药品临床价值评价的必要性

中成药的临床价值来源于临床，有效性和安全性是其最核心的价值要素，是决定其市场价值和社会价值的基础，可以说，如果没有临床价值，药品的其他价值就无从谈起。多年来，中成药作为我国药品市场的重要组成部分之一，在临床被广泛应用于各种急、慢性病的预防和治疗，取得了令人满意的效果。但目前大多数中成药创新乏力，临床定位模糊、临床价值不确定、低水平重复现象等问题突出，已经成为制约中药新药研发和临床应用的重要因素，使得中成药进入基本药物目录、医保目录等重要的卫生资源调配工具缺乏充分证据，对中医药行业的发展形成不利影响。因此，有必要开展以临床定位为基础，以临床价值为导向的中成药临床价值评价。

（二）中成药临床价值评价的发展

在国外，药品价值问题受到很多国家高度关注，国际上许多药品监管部门、研究机构和行业协会根据各自的需求建立药品价值评估框架，评估药品价值，并与药品上市许可、药品定价或医保补偿衔接。但药品更多是针对重大疾病（如肿瘤、心血管疾病）、罕见病的化学创新药的临床价值评价，而关于中成药临床价值评价大多数仍是我国研究者发表的系统评价与 Meta 分析、风险与效益评估、药物经济学评价等报告。我国的药品临床价值评价工作尚处于起步阶段。中成药新药创新乏力，临床定位模糊、临床价值不确定、低水平重复现象突出等问题日益突出，已经成为制约中成药研发和临床应用的重要因素。近年来，我国对药品临床价值评价出台了许多的相关政策文件，2013年，国家食品药品监督管理局在《关于深化药品审评审批改革进一步鼓励药物创新的意见》中，提出"探索建立上市价值评估制度"。2017年10月，国务院办公厅印发《关于进一步改革和完善药品生产、流通、使用政策的若干意见》，明确要求新药审评要"突出临床价值"，提出医药产业结构调整的目标是"形成一批具有较高临床价值和质量水平的品牌药品"。2019年，《中共中央国务院关于促进中医药传承创新发展的意见》对中药的评价提出"探索建立以临床价值为导向的评估路径"。2020年，中共中央国务院印发了《关于深化医疗保障制度改革的意见》，提出了医疗保险目录的动态调整，纳入医保目录的药品标准为"临床价值高、经济评价优"。同年，国家药品监督管理局发布了《关于促进中医药继承创新发展的实施意见》，提出中医药评价应"坚持临床价值导向"的原则。由此可见，关注中成药的临床价值，开展中成药新药评价，根据以临床价值为导向进行市场准入、定价和支付，已成为科学决策的共识。

（三）中成药临床价值评价方法现状

卫生技术评估是以追求价值为核心思想，在特定环境中帮助决策者了解卫生技术价值的一门应用性学科，作为一种综合循证医学、卫生经济学、流行病学、生物统计学等多学科研究方法的工具，能够对卫生技术进行全方位评估，提供综合全面的评估报告。通过对药品安全性、有效性、经济性和社会适宜性的综合评价，可为药品的研发、应用、推广与淘汰提供科学证据，从而合理配置卫生资源，提高有限卫生资源的利用质量和效率。近年来，有研究者尝试对药品临床价值的内涵与构成进行分析，并构建了临床价值和创新价值2个一级指标及15个二级指标组成的药品临床价值评估的指标体系，依据药品临床价值分类判断药品价格在同类产品中排序。有研究者对中成药的有效性、安全性、经济性三个方面的临床证据开展快速卫生技术评估，实现决策证据向相应的管理政策转化。也有研究者结合中医药的特点，在广泛的专家共识基础上，构建了一套涵盖从研发立项、临床前、上市前及上市后全生命周期的中成药价值评估指标体系，中成药的价值要素体现在从新药研发到上市后应用的各阶段，主要包括药品的立题价值、临床前预设价值、上市前拟态价值和上市后真态价值，涉及有效性、安全性、经济性、适用性等多方面，为中药新药的研发、上市后再评价、临床用药指南制定、药品定价、医保补偿以及患者的选择用药提供有效支撑。

药品临床综合评价是指评价主体应用多种评价方法和工具对药品开展多维度、多层次证据的综合评判，是以人民健康为中心，以药品临床价值为导向，充分利用现有研究数据和药品供应保障各环节信息开展的多维度、多层次的综合分析，是完善国家药物政策、保障临床基本用药供应与临床合理用药提供循证证据和卫生技术评估支撑的重要技术工具。目前，国内已开展了若干中成药的综合评价，但由于缺少报告规范，报告质量参差不齐，部分核心要素未能得以充分展现。有研究者通过安全性、有效性、经济性、创新性、适宜性和可及性 6 个维度开展中成药的临床综合评价，为临床合理用药、规范临床决策和促进中成药的研发等提供科学的参考依据。也有研究者在安全性、有效性、经济性、创新性、适宜性和可及性 6 个维度的基础上，进一步考虑中医药特点，开展中成药的临床综合评价，促进中成药临床价值的充分体现。

（四）临床价值评价工具现状

随着对药品价值评价及其评价模式的关注度日益增加，药品价值评价工具的开发逐渐增多。目前，国际上开发很多对药品价值评价的工具，大多数限于特殊疾病，如肿瘤、罕见病。但也有一些药品价值评价工具具有普适性特征，这类工具不仅限于疾病类型、药物种类和治疗方案，还可以用来评估医疗器械设备、疾病诊断和新技术的价值等。例如美国临床和经济评论研究所（Institute for Clinical and Economic Review, ICER）构建了"价值评价体系框架"，采用证据评级矩阵（evidence rating matrix, ERM）评价工具，体现效益与风险的总体价值平衡。葡萄牙肿瘤学研究所（Portuguese Institute of Oncology）提出采用癌症价值标签（cancer value label, CAVALA）以抗肿瘤药品为主，评估不同治疗药品预期健康结果和成本费用之间的价值，虽然 CAVALA 被命名为癌症价值标签，实际上可以扩展到其他领域应用。美国患者视角价值框架指导委员会（Patient Perspective Value Framework Steering Committee）开发了以患者为视角的价值框架（patient-perspective value framework, PPVF），将患者偏好、以患者为中心的结果、患者或家人成本、证据质量及适用性、可用性和透明度纳入价值领域中；英国卫生政策和医学技术研究组（Department of Health Policy and Medical Technology Research Group）采用多准则决策分析高级价值框架（multiple criteria decision analysis advance value framework, MCDA）作为评估不同情况下卫生保健干预措施价值的替代分析方法。

二、临床价值评价的意义

药品临床价值评价对医药监管部门有利于完善国家基本药品制度、药品使用和监测和短缺药品预警。对于区域和医院有利于优化医疗机构用药结构，提高安全用药、合理用药水平，促进卫生资源配置效率提升，控制不合理药品费用支出。对于药品生产企业有利于促进药品的遴选和动态调整，促进药品的改进与升级。对于患者，有利于选择更高价值的药品治疗疾病，以取得更多临床获益。

第二节 核心要素与指标体系

目前，药品临床价值没有一个公认的确切定义，多数从临床需求来理解，即认为药品临床价值是指药品满足医疗和临床需求的程度。面对临床价值，政府相关部门、医务人员、医疗费用提供者、患者和公众的认识和考虑的角度并不完全一致。如政府部门和公众考虑更多的是解决人类健康和目前总体医疗问题程度，医师更重视的是解决未满足的临床治疗需求程度，患者更关注的是能够给其带来的受益程度，医疗费用提供者更关注的是同样的医疗费用，能解决医疗问题的多少等。因此，对影响药品临床价值大小因素，认识也不完全相同。药品临床价值评价需要在考虑多个因素的基础上做出的综合判断，但其核心要素是准确评价药品价值的关键内容。

一、从治疗疾病角度分析价值评价的核心要素

（一）疾病性质

药品临床价值的最终体现是患者疾病康复的受益，其疾病的性质是衡量药品临床价值的重要因素。从疾病性质判断，应重点考虑疾病的流行程度、严重程度、造成的负担程度、对生活质量影响程度、传染性程度等。如高血压、脑卒中、糖尿病、癌症、艾滋病等疾病，往往疾病流行程度越广、发病率、病死率和致残率越高、对人民和社会的危害越大、带来的社会和家庭负担大、影响患者的生活质量，治疗此类疾病的中药的临床价值就比较大。

（二）对比现有治疗措施

中药上市主要目的是满足临床需求，解决未被满足的临床治疗需要。从监管部门的角度，药品的临床价值主要体现在与现有的医疗措施对疾病疗效的比较，具有填补现有临床治疗空白或超出现有治疗方法的重大优势的中药，被认为是具有较大的临床价值。对于目前尚缺乏有效治疗措施的适应证的药品，属于解决未满足的临床需求，一般认为具有较大的临床价值。对于比现有治疗措施具有明显临床治疗优势的中药，针对现有的疾病，特别是严重或危及生命的疾病，如新药具有超出现有治疗方法的重大临床疗效优势，即疗效较高，或者其疗效虽然与现有标准治疗方法相近，但与原有的治疗药品相比，药品的不良反应明显减少。或者采用加载设计，改善患者对现有治疗方法的反应或显著提高现有治疗方法的疗效，这类中药也都具有较大的临床价值。

（三）治疗目的

针对慢性非传染性疾病的一级预防、二级预防，如果疾病为严重的或威胁生命的疾病，如针对急性心肌梗死、脑卒中等重大疾病的预防，则具有较大的临床价值。但也需要注意该类预防作用的临床试验要求病例数多、疗程较长，难度较大，需要结合药品效应的大小和确定性来评价其临床价值的大小。中药一般用于某一已知的疾病或综合征的相关症状的缓解，针对某一特定适应证与基础治疗的联合治疗，与主要治疗手段合并用于治疗疾病，对疾病起到辅助治疗作用，作为改善疾病重要临床表现的药品，其临床价值低于疾病治疗一线药品临床价值。

（四）结局指标

中药的主要作用是改善疾病的结局指标，根据结局指标不同的重要性体现的价值也有所差异，如果药品达到的作用是影响其临床主要的终点结局，如生存质量、生存时间、重大医学事件等，其临床价值较大；如果药品临床试验目的是为缓解和改善影响患者生存质量的症状和体征等，则需要根据其症状的严重程度和对日常生活的影响程度确定其临床价值的大小。如果使用生存、患者功能或临床症状之外的相关生物标志物，需要根据其与临床终点结局的相关性，或对应的临床获益是临床终点结局还是临床症状或功能等来确定其有无临床价值和临床价值的大小。

二、从药品角度分析价值评价的核心要素

（一）安全性

安全性是药品基本特性之一，也是上市前后普遍关注的重要因素。中成药在治疗疾病或改善症状的同时，大多数情况下都存在与治疗目的不相关的不良反应。例如鱼腥草注射液在国内作为清热解毒药品已使用多年，治疗呼吸系统疾病有着较好的临床效果，但自从有报道数例儿童在使用鱼腥草注射液后发生了严重不良反应，其临床价值很快被否定。部分中成药为发挥其临床疗效，在组方采用了一些有毒药材或其有效成分的提取物，例如中药雷公藤制剂对于风湿性疾病临床疗效较好，但因肝损伤等不良反应较多，也会影响临床价值的发挥。虽然我国有许多传统方法，主要有配伍减毒法、炮制减毒法、煎煮减毒法、用量减毒法及服法减毒法，但其安全性仍不容忽视。然而，对于加载试验中，既能够提升临床疗效，又能减轻毒性或减少严重不良反应发生的中成药，起到增效减毒作用，该类药也具有较大的临床价值。

（二）有效性

有效性是决定中成药临床价值的关键因素。在中成药上市后，需要通过定量分析，对拟评价药品与对照药品的临床效果进行比较，判断是否获得更多的健康获益。对于目前现有的疾病，特别是罕见或危及生命的疾病尚缺乏有效治疗措施的中成药，属于解决未满足的临床需求，应具有较大的临床价值。对于比现有治疗方法，能够提高临床疗效、具有明显中医优势的中药，认为该类药也应具有较大的临床价值。

（三）经济性

药品的经济性也会影响药品价值发挥。我国不仅要求要系统评价新药的安全性、有效性，还要求对上市新药进行药品经济学评价，规定只有进行经济性评价的新药才有进入药品报销目录的可能。药品经济学评价有助于医院用药采购与患者用药选择，促进药品资源的合理配置，控制药品费用的增长，从而影响药品的临床价值。具有相似临床价值和疗效的同类中成药，价格及疗程费用越低的药品越容易被患者所接受。药品价格过高不仅会影

响药品的可及性，也会限制药品的临床应用。具有相似疗效的同类中成药，总成本或日均治疗费用越低的药品越容易被患者所接受。价格过高不仅会影响药品的可及性，也会限制药品的临床应用，其临床价值也往往因此难于充分发挥。

（四）创新性

创新性是中药新药与参比药品满足临床需求的程度。新药研发的主要目的是解决未被满足的临床治疗需要。对创新药品的评价需要考虑药品治疗是否具有可替代性、是否具有与疗效相关的认证或专利、药品研发的技术水平、是否注册分类、新适应证等因素，满足因素越多的药品的创新价值就越大。比如具有先进制剂技术或创新治疗手段的、或临床急需而市场短缺的、或用于重大流行疾病及罕见病防治的、或属于适应特殊人群用药的中药新药具有明显创新价值和临床优势，相应地在药监局也会获得优先审评审批。因此，开展创新性评价，应体现填补临床治疗空白或解决临床未满足的需求的优势，突出满足患者急需诊疗需求和推动国内自主研发等创新价值。同时也应考虑企业在药品管理、质量控制、市场营销、服务体系方面的机制和创新性措施。在满足基本医疗卫生需求、保障药品质优价廉方面的创新性措施和推动国内自主研发的贡献。

（五）适宜性

药品的临床价值的发挥也受其使用方法是否复杂、是否方便、患者是否愿意接受等适宜性因素的影响。适宜性包含药品技术特点的适宜性和药品使用的适宜性，技术特点的适宜性，如中成药说明书、中成药标签和包装的信息是否准确规范，厂商产品推广资料、厂商网站和中成药广告的信息是否科学，是否需要特殊储运条件，是否需要监测不良反应等。药品使用的适宜性包括药品特性和用法是否方便使用、安全性和经济性是否影响用药意愿、药品信息是否影响用药、供应与储运是否方便用药等，药品的技术特点和药品使用特点决定着药品的适宜性价值。

（六）可及性

药品可及性是指人能够以可以承担的价格，安全地、实际地获得适当、高质量以及文化上可接受的药品，并方便地获得合理使用药品的相关信息。可及性药品价格水平，即通过药品价格中位数、日治疗费用、疗程总金额了解在同类产品中的价格水准。可获得性受药品销售范围、各级医院配备情况、药品产能、接受治疗的人数、药材资源可及性等因素影响。可负担性，即药品的限定日剂量、用药频度、限定日费用、治疗费用占比、药品可负担性等，一般药品价格水平越低、可获得性越好、可负担性越好，可及性价值越大。

（七）中医药特色

中医药理论是中成药体现中医药特色的显著特征之一。理论特色应包含药品的中医基础理论、病因病机、治则治法、复方配伍和民族药等内容，明确其组方来源是否为经典名方、医疗机构制剂、名老中医验方。上市后中药尤其是复方制剂的人用经验多来源于长期临床实践，中药单体制剂在获准上市前通常具有一定的临床应用基础。其人用经验可评估上市后开展的临床研究、临床定位与适用人群、临床疗效与安全性数据及病例数。

三、中药价值评价指标体系的构建方法

综合评价指标体系是临床价值评价的基础和核心。在价值综合评价中，若没有一套科学的评价指标体系，无论收集到的数据如何真实、客观，采用的评价方法如何前瞻、科学，数据处理得如何精妙、准确，其所得到的评价结果必然会偏离评价目标。因此，构建一套科学的综合评价指标体系，是进行科学有效评价的前提。

临床综合评价指标体系的构建常用的方法有文献研究法、头脑风暴法，专家访谈法、德尔菲法等，可根据掌握的具体资料情况，选择适宜的研究方法。中药价值评价应结合中药自身的特性，建立符合中医药特点的评价维度和指标。

（一）文献研究法

检索中国知网、万方数据知识服务平台、维普网、中国生物医学文献数据库、PubMed、Cochrane Library 等数据库，以及国家药品监督管理局、FDA、WHO、EMA 等卫生技术相关部门网站，收集、整理和分析与药品价值影响因素相关的文献、资料报道和专家意见等。

（二）头脑风暴方法

采用头脑风暴法集中相关专家（如政策及方法学、循证医学、药品经济学、数理统计、中医基础理论、药学、药理学等）召开主题会议，尽可能激发专家的创造性，产生尽可能多的设想的方法，对综合评价指标体系进行专家讨论论证。根据专家意见对指标体系修订、完善。

（三）专家访谈法

综合指南与头脑风暴产生的评价指标框架，可采用专家访谈法进一步对医学、公共卫生管理、卫生经济、卫生技术评估等方面的专家进行面对面访谈，提出相关问题，并根据回答收集材料，修改指标体系，获得初步的评价指标体系。

（四）德尔菲法

德尔菲法又称专家调查法，是一种通过匿名的形式，以书面的方法咨询专家的意见，并对意见进行反复收集汇总反馈，最终得到不再修改的专家意见。开展德尔菲法应遵循权威性、代表性等原则，按照遴选标准选择相应的循证医学、临床医学、临床药学、卫生经济学、方法学等领域专家，并编号组成专家库。设计专家咨询表（包括致专家信、专家基本情况及填报说明、专家咨询核心内容、专家意见和增加或删除的指标等）和适宜的评分

法。实施专家咨询，咨询表以现场、E-mail 等形式发放，设定间隔周期，采用界值法筛选指标，当指标重要程度、指标纳入率及变异系数 3 个选择标准均不符合要求时剔除指标，否则结合各专家意见，再次讨论后修改、删除或增加指标，最终形成临床综合评价指标体系。

第三节 设计与实施

2019 年，国家卫生健康委发布了《关于开展药品使用监测和临床综合评价工作的通知》，提出药品临床综合评价是促进药品回归临床价值的基础性工作。药品临床综合评价是评价主体运用多种评价方法和工具对药品开展的多维度、多层次的综合研判。评价主要聚焦于药品临床使用实践中的重大技术问题和政策问题，围绕技术评价与政策评价 2 条主线，从安全性、有效性、经济性、创新性、适宜性、可及性、中医药特色等维度开展科学、规范的定性定量相结合的数据整合分析与综合研判，提出国家、区域和医疗卫生机构等疾病防治基本用药供应保障与使用的政策建议。

评价主体可以是医疗卫生机构、科研院所、大专院校、行业学（协）会等，主要工作内容包括开展相关药品临床使用证据、药品政策信息收集和综合分析、组织实施技术评价、药品政策评估和撰写评价报告等。

一、明确临床定位

目前大多数中成药存在适应证宽泛、临床定位不明晰的问题，开展临床综合评价应首先明确药品的临床定位。中成药临床定位应重视既往人用经验、优势病种及未被满足的临床需求和适合介入的病程阶段。临床定位可以通过市场调研，也可以通过咨询相关领域的专家。从药品、疾病、患者等角度，考虑中成药适应病 / 证 / 症和目标人群各自的特点以及相互关系。结合真实世界临床用药情况、病理和药理研究、目标疾病的治疗进展以及已开展的临床试验，分析定位线索，明确临床定位。

二、资料获取

文献数据库信息：检索中国知网、万方数据知识服务平台、维普网、PubMed、CBM、Embase、Ecolit、Cochrane Library、Value in Health 等中英文数据库收集关于中成药的各种研究文献（包括灰色文献），如指南 / 共识、SR/Meta、临床试验、真实世界研究、个案报道、毒理学试验、质量评价等。

官方网站信息：搜索药源性疾病信息网、合理用药国际网络（International Network for Rational Use of Drugs, INRUD）临床安全用药监测网、国家和省级的药品监督管理局网站、国家药品不良反应监测中心自发呈报系统报告、米内网、药智网等网站信息，收集中成药的各种信息，如通报记录、召回、撤市、警告和强制修改说明书、采购价格、销售范围、医疗保险药物目录等。

中成药生产企业提供信息：如生产工艺、药品定期安全性更新报告（PSUR）、药品说明书、用药差错及事故、药材资源、销售范围、药品警戒体系与风险管理、未发表或正在开展的安全性研究、获得的奖项、专利、开展的科研项目等。

问卷调查信息：可根据药品的特点和维度开展问卷调查，如中成药适宜性。

三、价值评价内容与方法

中成药的临床综合评价应在满足《药品临床综合评价指南（2021年版试行）》要求的基础上，兼顾中成药自身的研发及临床使用的特殊性，纳入中医药的优势和特色。应用循证医学、流行病学、临床医学、临床药学、药品经济学、卫生技术评估、卫生管理、卫生政策等知识体系，围绕安全性、有效性、经济性、创新性、适宜性、可及性、中医药特色"6+1"个维度，进行定性及定量分析数据整合分析，对所涉及评判维度进行赋权、赋值，按照预设的评分规则和标准，综合评价药品的临床价值。

四、质量控制

中成药临床价值综合评价是一个有逻辑、有步骤的过程，每个环节的控制质量都会对评价的整体结果质量产生影响，因此需对每个环节制定相关标准操作规程以确保评价质量。证据质量控制、评价和报告质量控制，均需要严格的控制措施。评价报告可设置专门质量控制人员审核，也可通过专家会议的形式评审。评价流程及评价方法的具体过程，各评价步骤及相应的评价人员、评价时间、质控人员、质控时间都应记录存档。

五、临床价值综合评价

药品特性是指药品固有的基本属性。充分认识药品特性，是科学评价中成药临床价值的前提。中成药药品特性主要包括处方来源、药品组成（或有效成分）、剂型、中医中药理论依据、功能主治、工艺优势特点、化学成分研究、质量研究、药品稳定性实验、药理药效学等内容。

中成药上市的根本目的是解决疾病的临床治疗与预防的需求，因此，疾病负担是体现药品临床价值的最终目标。选择中成药适应证中最能体现药品优势和特点的疾病作为评价对象，描述评价该疾病的发病特点、患病人群、患病率、病死率，所带来的疾病负担（包括经济负担、社会负担）等，说明中成药针对疾病治疗或预防的特色和优势，所能满足的健康需求和对国家政策的响应，体现其政策重要性所在。

（一）安全性评价

药品安全性一般是指临床使用过程中或使用后引起的不良反应或严重不良反应情况。但仅从已知风险（已知的不良反应或严重不良反应）的大小评价安全性是有局限性的，因为从不同类型研究所得到药品不良反应的实际发生情况是有差异的，药品的不良反应强调多源证据证明。因此，安全性评价不仅要评价已知风险的大小，而且还要评价安全性研究证据充分性。对于已知风险的评价，应考虑中成药近3~5年的严重不良反应发生率，严重不良反应损伤机体的程度以及是否发生与药品相关的死亡病例。可根据CIOMS定义的不良反应发生率分级标准、常见严重药品不良反应技术规范及评价标准对已知风险大小进行评价。安全性研究证据充分性可根据开展的安全性研究的证据类别的组合评价。安全性评价综合已知风险和研究证据充分性评价结果，可采用风险矩阵分析的方法，对所涉及变量赋值，运用数学模型计算安全性效用分数，按照预设的评分规则和标准，对安全性等级做出评价。

（二）有效性评价

有效性评价应遵循循证医学的方法，选择所有当前可获得的质量最佳的相关研究证据作为有效性评价证据。GRADE系统是评价有效性证据质量一个国际公认的工具，同时纳入了推荐强度。但证据质量反映的是对疗效估计的信心足以支持其推荐的程度，不能反映药品疗效的证据价值。因此，有效性评价不仅要评价有效性证据质量，还要评价证据价值。有效性证据价值的大小受P（疾病/证候/人群）、I（干预措施的情况）、C（对照组设置情况）、O（评价指标的重要性）关键性因素所影响，但由于P已确定，因此从I、C、O 3个指标衡量证据价值，可采用加权乘积模型计算。有效性评价应综合证据质量和证据价值2个方面的评价结果，可通过矩阵分析的方法，对所涉及变量赋值，运用数据模型计算有效性效用分数，按照预设的评分规则和标准，对有效性做出评价。

（三）经济性评价

药品经济学评价研究是评价药品经济性的重要方法，用于判断药品临床应用的经济影响及价值，而研究报告质量对科学正确决策也会产生一定的影响。因此经济学评价不仅要评价经济价值，还要评价证据质量。经济价值评价根据健康产出（效果、效益、效用）与消耗药品的费用的比例，分析指标效应增量与疾病改善的临床界值的临床意义。药品经济学研究报告质量采用药品经济学评价工具，按照卫生经济学评价标准判断报告质量。经济性评价应综合经济价值和证据质量2个方面，可采用矩阵分析的方法，对所涉及变量赋值，运用数据模型计算经济性效用分数，按照预设的评分规则和标准，对经济性做出评价。

（四）创新性评价

中成药创新性中医药临床治疗特点和实际评价临床价值，注重满足尚未满足的临床需求。企业服务方面的创新性机制和措施、产业方面的创新性措施也是影响创新性发挥的重要因素。因此，创新性评价不仅要考虑临床创新性，还要评价企业服务体系创新性和产业创新性。临床创新性评价中成药是否填补临床治疗空白、解决了临床未满足的需求，并分析判断药品与参比药品满足临床需求程度。企业服务体系创新性评价中成药的管理、质量控制、市场营销、服务体系方面的机制和创新性措施；产业创新性评价中成药满足基本医疗卫生需求、保障药品质优价廉方面的创新性措施和推动国内自主研发的贡献。创新性评价应综合临床创新性，企业服务体系创新性和产业创新性 3 个方面。对每个方面的创新程度定性分析评价并赋值，运用数据模型，计算创新性效用分数，按照预设的评分规则和标准，对创新性做出评价。

（五）适宜性评价

适宜性体现在药品技术特点的适宜性和药品使用的适宜性。药品技术特点的适宜性主要表现在医护人员（包括药师）方面，如药品配制和给药难易程度、不良反应救治难易程度、个体化的用药方案、药品的技术和管理要求、政策和宣传促销、储运条件是否特殊、不良反应是否需要监测等。药品使用的适宜性主要表现在患者方面，如患者用药是否受药品特性和用法影响、用药意愿是否受安全性和经济性影响、患者用药是否受药品信息的影响、供应与储运是否影响患者用药等。为真实评价中成药的适宜性，可采用问卷调查的方式对医护人员和患者进行调查。适宜性评价综合药品技术特点的适宜性和药品使用的适宜性 2 个方面，同时考虑中成药分级诊疗等卫生健康服务体系，判断上下级医疗机构药品衔接和患者福利及社会价值的影响。根据调查问卷结果，计算适宜性效用分数，按照预设的评分规则和标准，对适宜性做出评价。

（六）可及性评价

可及性评价分别对药品价格水平、可获得性和可负担性做出评价。药品价格水平评价根据中成药用药频度（DDDs）排序法、金额排序法、日治疗费用（DDC）法对评价药品的价格与参比药品进行对比定性评价。可获得性根据中成药销售范围、药品产能、药材资源持续供应情况等定性评价。可负担性采用药品日治疗费用、每个疗程治疗费用及占全国居民人均可支配收入比例进行评价。药品的可及性从药品价格水平、可获得性和可负担性 3 个方面来评价，可通过数学模型将评价结果进行整合，计算可及性效用分数，按照预设的评分规则和标准，对可及性等级做出评价。

（七）中医药特色评价

中成药尤其是复方制剂，保留着中医药基础理论，如治则治法、君臣配伍等。组方源于经典名方、医疗机构制剂、名老中医验方等，都经过长期的临床实践，具有一定的人用经验。中药单体制剂在获批上市前具有一定的临床应用基础，上市后也开展一定的临床研究。因此，中医药特色主要评价中医药理论、人用经验和临床试验等。按照预设的评分规则和标准，对中医药特色等级做出评价。

（八）临床价值综合评价

中成药价值综合判断安全性、有效性、经济性、创新性、适宜性、可及性和中医药特色维度，采用数学模型（如多准则决策分析模型）对所涉及评判维度进行赋权、赋值，按照各维度预设的规则和标准，对各个维度的价值整合评分，最终确定药品的临床价值，并对评价结果进行转化应用。

第四节　报告规范

近年来，药品的医疗保险或基本药物目录准入、药品定价报销、招标采购和药品监管等决策需具备多维度的证据支持。2021 年国家卫生健康委出台了《药品临床综合评价管理指南》（2021 年版试行），明确药品临床综合评价要求从药品的安全性、有效性、经济性、创新性、适宜性、可及性 6 个维度的临床证据对其进行科学规范的系统整合分析与综合研判。但中成药是以天然植物药为主形成的复方制剂、单体制剂，从种源种属、种植养殖、工艺研发、药理环节、风险防控、辨证施治、疗效评价等各方面都表现出与化学药不同的鲜明特点。但目前现有中成药临床综合评价的报告质量参差不齐，不利于以综合评价结果为依据的科学决策和应用转化。2021 年，《中成药临床综合评价报告规范》一文发表，这是一部能够体现中医药研究特色、适合现代化的中成药临床综合评价报告规范。

中成药临床综合评价报告规范中列出的 15 个报告条目是清晰、完整报告中成药综合评价必须要报告的条目，同时也是开展中成药综合评价不可或缺的核心要素。报告规范有助于指导中成药临床综合评价的实施，但并非旨在规定方法的选择，并且每个条目的详细程度都并不可能完全适用。当前，中成药临床综合评价尚处于起步阶段，其报告规范可能不完全成熟，后期随着综合评价指南技术的逐渐成熟，报告规范相继也会日趋完善。但毋庸置疑，遵照报告规范进行中成药临床综合评价得到的结果将大大提升报告质量，提升研究结果的利用价值和传播，提升研究者和使用者判断综合评价报告的适用性和可信度。

一、报告规范条目

中成药临床综合评价报告应包括文题、摘要和关键词，无标题前言，资料与方法，结果，结论，适用性与局限性，利益冲突 7 个部分。针对综合评价的核心要素，起草组制订了 15 个报告条目（表 10-1）。

表 10-1　中成药临床综合评价报告规范条目

分类	报告条目	编号	报告内容	报告程度
文题、摘要和关键词	文题	1a	文题能够识别是中成药的临床综合评价	强制报告
	结构化摘要	1b	结构式摘要，包括目的、资料来源、综合评价内容、评价方法、结果、结论和未来研究的建议	强制报告
	关键词	1c	确定适当数量且能够概括中成药临床综合评价要素的关键词	强制报告

续表

分类	报告条目	编号	报告内容	报告程度
无标题前言	背景	2a	描述疾病的流行病学特点，如患病率、发病率、病死率和疾病负担（包括经济负担），目前疾病治疗的现况，说明中成药针对疾病治疗的特点和优势，解释开展临床综合评价的必要性	强制报告
	目的	2b	说明中成药开展临床综合评价是针对基本药品、药品定价、招标采购、临床用药等与医疗卫生政策与临床实践相关的目的	强制报告
资料与方法	资料来源	3a	报告资料来源，文献资料应描述检索策略（包括数据库、检索时间、检索式、纳入与排除标准）、检索结果及质量评价。网站资料应描述网站的名称、检索时间、检索词及检索结果。药品生产企业提供的资料，如未发表的临床研究或基础实验、药品最新修订的说明书、生产工艺、质量控制、药品产能、销量、销售额等。调查问卷资料应描述问卷条目（信度和效度）、调查时间、调查对象、调查方式	强制报告
	综合评价内容	3b	报告中成药安全性、有效性、经济性、创新性、适宜性、可及性以及中医药特色等评价维度，描述其评价流程（推荐使用流程图）	强制报告
	证据综合	3c	充分报告安全性、有效性、经济性、创新性、适宜性、可及性以及中医药特色评价等维度的证据资料	强制报告
	质量控制	3d	描述证据收集与评价是否进行了质量控制，如果是，则描述质量控制过程。描述综合评价报告是否对其进行独立评审，如果是，则描述具体评审过程及评审意见的考虑和处理过程	高度推荐
	统计学分析	3e	描述资料中证据合成采用的统计学方法（如危险比、标准差、检验水平、亚组分析、成本－效果分析法及临床界值等）。描述综合评价采用的统计学方法（如模型、算法、公式、软件等）以及处理缺失证据的统计学方法	高度推荐
结果		4a	报告中成药每个维度的证据评价方法及结果，整合各维度证据结果的评价方法及结果，以及临床价值综合评价的方法及结果	强制报告
结论		5a	对综合评价结果做出总结性判断，说明对未来研究的建议	强制报告
适用性与局限性	适用性	6a	描述综合评价的重要结果，包括每个维度的证据强度和临床价值的大小，报告结果在不同环境下的适用性	高度推荐
	局限性	6b	描述研究过程中存在的潜在的偏倚和证据来源的局限性，讨论研究的局限性和结论可能产生的影响	高度推荐
利益冲突		7a	说明整个中成药临床综合评价的研究者或评价者与药品生产企业是否存在利益冲突（包括经济利益冲突和非经济利益冲突）	强制报告

二、条目解读

（一）文题、摘要和关键词

文题（条目 1a）文题能够识别是中成药的临床综合评价。中成药适应证对应的西医定义的疾病往往不止 1 个，但一般有相对固定的中医证型。为提高中成药临床精准定位，突出中医药特色，应说明中成药是针对某个西医定义的疾病或某个具有特定中医证型的西医定义的疾病（如适用）。

摘要（条目 1b）遵循结构式摘要，包括目的、资料来源、综合评价内容、评价方法、结果、结论和未来研究的建议。

关键词（条目 1c）中成药临床综合评价的核心内容是临床证据和价值评价，应设定适当数量的且能够概括中成药临床综合评价核心要素的关键词，以便报告易于编入索引和被识别。

（二）无标题前言

背景（条目 2a）中成药上市的根本目的是解决疾病的临床治疗与预防的需求，疾病的流行病学是衡量药品临床价值的重要内容。疾病的流行病学应描述疾病的发病特点、患病人群、患病率、病死率和疾病负担（包括经济负担）等，并介绍目前疾病的治疗现况及局限性，说明中成药针对疾病治疗的特点和优势，所能满足的健康需求和对国家政策的响应，体现其临床价值所在，解释开展临床综合评价的必要性。

目的（条目 2b）中成药临床综合评价有利于国家对中成药相关目录和技术规范进行修订，为基本药品遴选、品种报销、药品定价、临床路径收录及药品招标采购等工作提供重要的依据。因此，应说明中成药开展临床综合评价的具体目的，了解整个评价的预期结果，同时也有助于把评价结果应用于决策中。

（三）资料与方法

资料来源（条目 3a）：药品临床综合评价的依据是药品多属性、多维度的证据形成支持药品决策的系统性证据链。应详细报告资料来源，如文献资料、网站资料、药品说明书、药品生产企业提供的研究资料、调查问卷等。对于文献资料，如卫生技术评估报告、指南、专家共识、系统评价 /Meta 分析、随机对照试验、真实世界研究、药品经济学评价等，应描述检索策略（包括数据库名称、检索式、检索时间、纳入排除标准）、检索结果及质量评价。对于药品生产企业提供的资料，如未发表的临床研究或基础实验、药品最新修订的说明书、生产工艺、质量控制、药品产能、销量、销售额等。对于网站信息资料，如国家药品监督管理局（NMPA）网站、药源性疾病信息网及其他网络数据库，应描述网站的名称、检索时间、检索词及检索结果。对于调查问卷资料，应描述问卷条目（信度和效度）、调查时间、调查对象、调查方式。

综合评价内容（条目 3b）：根据《药品临床综合评价管理指南》（2021 年版试行）要

求，药品临床综合评价内容中安全性、有效性、经济性、创新性、适宜性、可及性6个维度是必不可少的。因此，中成药临床综合评价应报告安全性、有效性、经济性、创新性、适宜性、可及性和中医药特色（"6+1"维度），并描述综合评价应用的方法学、评价方式（如定性、定量或两者混合）、评价流程（推荐以流程图的形式报告评价过程）。

证据综合（条目3c）：应充分概述安全性、有效性、经济性、创新性、适宜性、可及性以及中医药特色评价维度的证据资料，具体报告内容如下：

安全性：①说明书安全性信息（包括药品不良反应、禁忌人群、注意事项、警示语、药品相互作用等）；②临床研究及接受治疗的人数，通过开展的临床研究（试验组）接受治疗的人数和药品自上市以来企业的销售量和人均用药量估算市场接受治疗的人数，了解药品发生不良事件的基数；③上市后出现的不良反应/事件（临床研究、官方通报信息、真实世界数据、国家不良反应监测中心自发呈报系统、主动监测中发生的不良事件以及不良反应表现）；④药品有无用药差错及事故，政府采取的措施（包括撤市、警告和修改说明书等），近3年有无产品召回措施和实施情况；⑤药学质量评价，如药品的质量标准、质量抽检信息、上市后的质量评价文献、原辅料与工艺、认证与研究报告、与质量相关的风险管理情况及药品警戒情况和特定药品分类或剂型；⑥非临床安全性研究，如毒理学研究等。

有效性：①用于支持中成药注册许可的临床研究数据；②中成药上市后开展的各种临床研究，如系统评价/Meta分析、随机对照试验、队列研究、真实世界研究等；③在难治性疾病、罕见病等治疗中典型的有效性案例；④被收录的指南/共识；⑤药理与药学特性，包括有效成分、药理药效学、药学研究、组学研究、药代动力学、药品相互作用等。有效性证据等级强弱应遵循2001年美国纽约州立大学医学中心循证医学证据金字塔。

经济性：①中成药的药品经济学评价研究（可基于前瞻性或回顾性数据，应报告病例数、研究角度、研究设计、干预措施、模型、参数、方法、结果等）；②药品经济学研究质量评价（包括评价工具、发布机构、评价条目、评价结果等）；③中成药价格费用，包括出厂价格、中标价格、销售价格，最小包装价格、日费用、疗程费用等，与同类药品或涉及同一适应证的不同类别药品的价格比较情况，以及使用过程中是否有相关费用产生；④中国医疗保险目录收录情况（如部分国家与地区的卫生部门或医疗保险机构在制定其医疗保险目录时会充分考虑和评价药品经济性评价，对其他机构的药品遴选具有指导和参考价值）。

创新性：①临床创新性，应报告中成药能否填补疾病临床治疗空白，解决临床未满足的需求或患者急需诊疗需求，与同类产品比较，从所治疾病、证候、合并病证以及药品剂型、安全性、有效性、经济性等方面，说明本中成药的优势特色；②企业服务体系创新性，应报告企业在药品管理、质量控制、市场营销、服务体系方面的机制和创新性措施；③产业创新性，应报告企业在满足基本医疗卫生需求、保障药品质优价廉方面的创新性措施和推动国内自主研发的贡献。

适宜性：①药品技术特点的适宜性，包括中成药说明书、中成药标签和包装的信息，厂商产品推广资料、厂商网站和中成药广告的信息，是否需要特殊储运条件，是否需要监测不良反应等；②使用药品的适宜性，包括药品特性和用法是否方便使用、安全性和经济性是否影响用药意愿、药品信息是否受影响用药、供应与储运是否方便用药等。

可及性：①药品价格水平报告：药品价格中位数、日治疗费用、疗程总金额等；②可获得性报告：药品销售范围、各级医院配备情况、药品产能、接受治疗的人数、药材资源可及性等；③可负担性报告：药品的限定日剂量（DDD）、用药频度（DDDs）、限定日费用（DDDc）、治疗费用占比、药品可负担性等。

中医药特色：①理论特色，中医药理论是中成药体现中医药特色的显著特征之一，理论特色应报告药品包含的中医基础理论、治则治法、复方配伍和民族药等内容，报告其组方来源，如经典名方、医疗机构制剂、名老中医验方；②人用经验，中成药尤其是复方制剂的人用经验多来源于长期临床实践，中药单体制剂在获准上市前通常具有一定的临床应用基础，人用经验应报告上市后开展的临床研究临床定位与适用人群、临床疗效与安全性数据及病例数。

质量控制（条目3d）：药品临床综合评价需要运用到多种评价方法和工具，对药品多维度、多层次的综合评价，为保证评价报告质量，应报告对评价关键环节实施的严谨、规范的质量控制，如双人评价、争议的处理、原始数据存档等。如果召开专家共识会议，则需报告会议时间、地点、专家人数、专业领域、对专家意见的考虑及意见处理过程。

统计学分析（条目3e）：报告纳入的研究或证据合成采用的统计学方法，如卫生技术评估报告、系统评价/Meta分析、RCT、经济学研究等，报告数据合成方法、置信区间、检验水平、亚组分析、成本-效果分析法及临床界值等；报告每个维度证据评价及证据综合评价采用的统计学方法，如定性描述，定量合成（参数、模型、权重、算法、软件等）以及处理缺失证据的统计学方法。

（四）结果

结果（条目4a）：结果中应报告安全性、有效性、经济性、创新性、适宜性、可及性和中医药特色每个维度的证据评价方法及评价结果，各维度结果经整合后的综合评价结果，以及对临床价值综合评价。应报告各维度证据合成的方法、模型、算法、软件，结果展示方式（推荐采用图形和表格方法，如表格、雷达图、气泡图、韦恩图等），使得评价结果清晰可见。

（五）结论

结论（条目5a）：基于中成药各维度的综合评价结果和临床价值大小，根据药品临床综合评价管理指南结果应用转化给出推荐意见，并说明对未来研究的建议。

（六）适用性与局限性

适用性（条目6a）：报告综合评价结果立足的角度（如研究者、第三方支付、企业、患者等），应用场景（如用于药品采购与供应保障、用药目录遴选、药学服务与安全合理利用、提升资源配置效率、药政决策依据、推动科研领域对于药品临床综合评价理论及方法等）。

局限性（条目6b）：报告综合评价过程中存在的局限性，如证据合成的局限性、方法学的局限性等。

（七）利益冲突

利益冲突（条目7a）：为保证评价结果客观公正，不会受到外界的影响，应当报告报告评价主体与中成药生产企业是否存在相关的利益冲突，如经济利益、专业利益、个人声誉等。

第五节 评价结果的应用

临床价值评价是对中成药当前生命周期的安全性、有效性、经济性、创新性等多维度临床证据评价结果的综合研判。现如今，中成药上市后药品定价与报销、药品目录调整、采购和监管、临床合理应用等决策都需要多维度、多层次的证据支持，临床价值评价结果对于药品应用的科学决策有很大参考价值。根据临床价值在药品不同方面的体现的功能，分为辅助决策和导向驱动两大作用，并在相关情景下阐述具体体现和评价结果的应用转化。

一、辅助决策

支持国家基本药物目录修订。基本药物是指满足疾病防治基本用药需求，适应现阶段基本国情和保障能力，剂型适宜，价格合理，能够保障供应，可公平获得的药品。国家根据药品临床实践、药品标准变化、药品新上市情况等，对基本药物目录进行动态调整。目录初稿的形成则根据疾病防治和临床需求，经循证医学、药品临床使用监测、药物经济学等对药品进行技术评价，提出遴选意见，形成备选目录，进行技术论证和综合评议。临床价值评价涵盖了中成药的药学、有效性、安全性、经济性等维度信息，对于国家基本药物目录的修订有重要参考价值。例如含有国家濒危野生动植物药材的，主要用于滋补保健作用，易滥用的，以及纳入国家重点监控合理用药目录的，因严重不良反应国家药品监管部门明确规定暂停生产、销售或使用的，违背国家法律、法规的，或不符合伦理要求的不得纳入国家基本药物目录。而对于发生严重不良反应，或临床诊疗指南、疾病防控规范发生变化，经评估不宜再作为国家基本药物使用的、根据药品临床综合评价或药物经济学评价，可被风险效益比或成本效益比更优的品种所替代的等情形的中成药品种，应当从国家基本药物目录中调出。根据药品临床综合评价结果，通过药品使用和监测和短缺药品预警，为国家药物政策管理部门的提供反馈信息，为动态优化基本药物目录和完善基本药物配备使用管理政策提供循证依据和技术支撑。

支持国家基本医疗保险药品目录修订。在逐渐实现全国医保用药范围基本统一的背景下，在已考虑地方药品目录历史问题的情况下，国家医保药品目录的调整将聚焦于优化目录结构，真正将临床价值高、经济性评价优、满足参保人需求的药品纳入医保目录。目录调整优先考虑国家基本药物、癌症及罕见病等重大疾病治疗用药、慢性病用药、儿童用药、急救抢救用药等。对于被国家药监部门撤销文号、临床价值不高、滥用明显、有更好替代的药品给予调出，选择临床价值较高但价格相对较贵的独家产品作为拟谈判药品。依据临床价值评价结果对药品的定价与报销，控制不合理药品费用支出，提升卫生健康资源配置效率，优化药品使用结构。

支持药品采购与供应保障决策。药品服务于患者，从患者的角度出发考虑影响最为关键。过大的价格差异，不免会让公众对一致性评价政策产生一些认知上的偏差，对其质量是否真正"一致"产生质疑。最低中选价产品一般都会挑选用量大的省份，通常本身的医疗服务水平、可及性都较好，经济水平和医疗保障水平也相对较高；相反，中选价较高的产品所挑选的省份则一般是经济水平和医疗保障水平都较差的地区，患者的用药负担反倒更大一些。对于医疗机构药品供应，根据评价结果持续进行"腾笼换鸟"结构性调整，优先供应临床价值较高的药品，并淘汰临床价值低的药品，优化医院药品目录的遴选、提高药学服务和安全合理用药水平、提升卫生健康资源配置效率。推动医疗卫生机构用药目录遴选和上下级医疗卫生机构用药目录衔接，优化医疗机构用药结构。

支持临床实践指南、专家共识、临床治疗方案制定与修订等。临床实践指南是综合大量信息和证据以解决临床问题的有用工具，指南提倡将尽可能好的证据纳入患者医疗决策。专家共识是针对具体临床问题基于多学科专家临床经验开展共识的结果。临床治疗方案也应在现有的临床研究证据基础上，结合患者意愿，制订出方案。临床价值评价结果为临床有效性、安全性、经济性等维度充分的证据材料支持，以辅助专家科学决策、制定合理意见或治疗方案推荐等。对于患者或公众，在面对众多同类药品时，临床价值评价结果可作为选购药品的决策依据，优先临床价值较高药品作为治疗或预防措施，以获得更多临床益处。

二、导向驱动

以临床价值为导向驱动将会成为药品审评审批未来的发展趋势。从注册分类、优先审评的政策的角度，无疑是鼓励企业生产创新药、儿童用药、临床急需以及市场短缺等真正具备"临床价值"的药品。医药产品质量升级是医药行业供给侧结构性改革的重要举措，低效、重复、资源浪费且缺乏市场竞争力是中医药领域历史遗留问题。根据临床价值评价结果，针对药品当前生命周期，从药材、制药工艺、销售、临床应用、科学研究等结构领域的薄弱环节，开展相应的研究，填补低价值维度的短板，使其临床价值更加突出。对于第三方评价机构，如医疗卫生机构、科研院所、大专院校、行业学（协）会等，可丰富行业药品临床综合评价的实践、提高专业能力和工作基础、扩大文献证据储备，推动科研领域对于药品临床价值综合评价理论及方法的深入探索。

第十一章

以临床价值为先导的机制研究

中医药是中华民族优秀文化的重要组成部分，其独特的理论体系、原创的思维和丰富的实践经验，蕴含着深厚的科学内涵。中药是临床治疗疾病的主要手段，在促进人民健康、防治重大疾病中做出了不可磨灭的贡献。与任何药物一样，中药的有效性是药物的基本属性，是彰显临床价值的核心要素。揭示中药作用机制，对深刻阐释中医药理论，明确应用范围和作用方式，推动临床再评价，明晰临床精准定位，体现中医药特色与优势，都具有重要意义。

中药药效作用主要体现为多成分-多靶点-多途径通过对机体多个环节发挥整体治疗作用，中药作用机制研究的复杂性需要多要素的整合，体现整体的作用效果。现代药理学对西药单一成分作用机制研究多关注单一靶点，单一作用途径。对中药而言会有一定的局限性，难以客观、科学地表达中药的作用特点与优势。如何开展深入的以临床价值为先导的中药药效及作用机制研究，为临床合理、精准用药提供证据已成为中医药高质量发展的关键科学问题。

新药从发现到上市，一般都要经历非临床研究到临床研究的全过程，这是药物研发的基本规律。大多数情况下，上市前的非临床及临床研究结果均有一定的局限性，并不能根本上解决药品有效性、安全性问题。中药成方制剂由于其固有属性及历史原因，普遍存在临床定位相对宽泛，非临床及临床有效性的客观证据偏弱，以往的评价方法及评价理念未能充分体现以临床价值为先导的中成药作用机制研究，严重影响了上市后临床有效性的评价效果。因此，对于未被满足的临床需求，尤其是对中成药而言，上市后再评价显得尤为重要，上市后中成药有效性再评价同样需要非临床与临床有效性评价的相互支撑，互为依托，形成完整的有效性证据链，以充分体现其作用特点与优势。通过上市后非临床的中成药药效作用机制研究，并基于已有的人用经验，优化上市后临床再评价的方案，明确更加清晰的临床定位，甚至通过上市后再评价发现新适应证，形成中成药上市后再评价创新模式，为中成药全生命周期发展提供更加有力的支撑。

第一节　中成药临床效应机制研究

中成药临床效应机制研究是以中成药的核心价值为导向，利用生命科学前沿技术探讨其药效作用及其作用机制，为其临床定位提供证据。安全性是中成药的前提，有效性是其临床核心价值。中成药源于长期临床实践，但其临床定位不够清晰、适应证宽泛，用法用量以及合并用药等因其多成分、多靶点表现出复杂性，严重影响了中成药的疗效及临床应用。同时，中成药的基础研究相对薄弱，导致其临床疗效的证据链不足，临床价值模糊。中成药临床效应机制研究将促进中成药临床科学合理用药、精准用药，提升中成药临床价值。

一、意义及必要性

（一）阐明中药"量－时－效"关系，为确定治疗窗提供依据

中成药是在长期临床实践中总结出来的，在防治疾病中确实行之有效。但因为其有效成分的复杂性导致其起效时间、剂量等药效特点并不十分清楚。利用"动物－器官－细胞"实验模型能够解析中成药药效作用特点，探明中药"时－效"和"量－效"关系，为中成药临床治疗时间窗和剂量窗提供可靠的依据。

（二）精准中成药临床定位，优化临床用药方案

中成药功效模糊，临床定位不够清晰，常导致医生和患者不知选用何种药物，极大地阻碍了中成药临床价值的体现。例如，具有"活血祛瘀，通经活络"功效的中成药，对什么类型的脑卒中患者使用未见区别，限制了它们的临床应用。通过中药作用机制研究，即阐明药物作用特征，为医生选择用药、优化用药方案提供科学数据支撑。

（三）发现改良型新药

中药组方多源于经典名方、名老中医验方，但其基础研究数据薄弱，随着现代药理学研究技术的发展与临床实践不断深入研究，许多中药逐渐被发现其原有的适应证已不能满足临床需求，挖掘其新的临床适应证非常必要。

（四）中西药合用，增效减毒

目前，大多数西药虽然临床疗效显著，但存在较为明显的副作用，尤其是需要长期服用药物的慢病患者。中西药合用目的就是提高西药疗效、缩短疗程，降低西药使用量、减少西药不良反应等。例如，将三七总皂苷与阿司匹林联用既能增加阿司匹林治疗脑卒中的疗效，还能降低长期服用阿司匹林导致的胃黏膜损伤等副作用；化疗药物往往对肿瘤患者带来胃肠道、脱发等副作用，加以中药可显著降低其副作用，从而体现中药辅助抗肿瘤的临床价值。

（五）促进中药国际化

中药因其多组分组合、多靶点、多途径整合协同发挥治疗疾病，导致其作用机制很难阐释清楚。因此，把中药物质基础和作用机制弄清楚、搞明白，加之临床的有效性和安全性数据可靠，方能使中药得到国际认可。

二、方法与技术

近年来，中药药效作用机制研究结合现代分子生物学技术（如 CRISPR-Cas9），建立了基因工程实验动物和细胞模型；利用高通量高内涵筛选技术、活体成像技术和细胞共培养模型等，可较好地评价中药（有效成分）药效作用。同时，利用多组学、肠道

菌群、网络药理学、整合药理学、影像学等方法，形成了适合中药作用机制研究的评价体系。

（一）传统方法与技术

传统中药效应作用机制研究是在中医理论指导下，根据中医临床经验建立"病－症"相关的疾病动物模型，检测实验动物与疾病模型相关指标，评价中药药效及其机制。

（二）现代方法与技术

现代中药药效学及机制研究是基于中药（处方组成），通过组分配伍、组效关系研究，利用生物信息学、网络药理学、整合药理学、影像学、现代分子生物学技术等阐明其药效及机制。

1. 网络药理学

基于系统生物学的理论，通过数据库寻找核心功效成分－靶点－疾病网络图，预测中药作用机制，为后续动物及细胞实验验证提供了参考。

2. 多组学联用技术

中药（复方）多成分、多靶点的特点决定了其与人体相互作用的复杂性，聚焦单一途径及靶点的传统药理研究模式，阻碍了中药药理机制研究。近年来，运用基因组、蛋白质组、代谢组学等多组学联用的研究方法揭示中药药效作用机制。

3. 肠道菌群（宏基因组）

绝大多数中药以口服方式给药，但生物利用度较低，却显示出较好的临床疗效，其确切的药理作用机制尚未阐明。肠道菌群调节成为中药药效作用机制研究新的方向。利用16 s以及宏基因组测序检测肠道微生物丰度变化和功能变化，发现皂苷类成分能够提高肠道益生菌丰度，减少致病菌丰度。

4. 成像技术

近年来，质谱、激光散斑、红外热成像、磁共振等成像技术在中药药效评价中扮演着重要作用，具有活体、实时、动态监测的特点，与临床监测指标更为接近，较为准确地监测到治疗时间、治疗剂量以及治疗强度等，揭示中药"量－时－效"的特征。

5. 靶点鉴定技术

靶点是药物作用的源头，中药因其成分的复杂性，靶点研究一直以来未得到很好的阐释，也成为了药理作用机制研究"卡脖子"的问题。近年来，利用分子生物学、化学生物学等前沿学科的发展，中医药研究者建立了一系列靶点鉴定技术，为中药复杂体系药理作用机制研究指明了方向。

三、展望

目前大多研究集中于对单一或某一类有效成分作用机制的研究，但这并不能完全代表中药多成分－多靶点－多途径发挥治疗作用的特点。因此，未来中药临床效应机制研究应在中医理论指导下以临床有效性为先导，加强临床大数据分析，通过疾病相关的实验模型，利用系统生物学、影像学、多组学联用、人工智能等前沿技术与中医药的深度交叉融合，凸现中药疗效特色，为中医药的传承创新、高质量发展和国际化提供有力支撑。

第二节　中成药药效物质基础及体内外相互作用研究

中成药药效物质指中成药所含的具有防病治病作用的化学物质，包括单体成分、有效组分、有效部位等。结合化学、生物学、药理学等学科，阐明中成药复方的有效部位和成分，是揭示中成药复方配伍规律、优化处方制剂、提高质量标准、开发创新药的关键，由于中成药化学组成复杂，类别多样，这些成分还存在"多途径，多靶点"和协同作用的特点，这给中成药的药效物质基础研究带来巨大的困难和挑战。

随着现代科学技术和手段的不断进步与发展，研究者构建了中成药药效物质基础的技术方法体系，多角度揭示了其作用机制，中成药药效物质基础研究取得了许多标志性成果，促进了中成药新药的研发和应用，推动了中成药现代化。

一、现状及意义

中成药成分复杂，有效成分多样，主要包括不同的大小分子化合物、脂溶性物质、水溶性物质等，这些有效成分主要通过三个途径发挥作用：一部分吸收入血，一部分改变肠道菌群分布，一部分被机体代谢成其他物质吸收。因此，中成药有效活性物质的复杂性和多样性制约着现代中成药的发展，同时也给中成药上市后再评价带来了巨大挑战。中成药药效物质基础研究既包括中成药中发挥特定功能的药效物质鉴定，也包括复方在体内外发挥作用的相关机制。研究中成药药效物质基础对于阐明复方的功效、提高和保证中成药复方质量及临床疗效、研发新药和上市后安全性有效性再评价等都具有重要的意义。

二、研究方法

想要探究中成药药效，首先要全面检测其组分，其中包含中成药中所含化合物的类别及含量。基于中成药多成分、多靶点、多途径的特色和复杂性，现代高通量检测技术快速发展，利用现代化科学技术手段与方法，已建立多种合理可靠的中成药分析方法来保证中成药的质量稳定和安全有效，这些方法主要分为两类，即以化学成分分离与结构鉴定为主导和以活性为主导。

（一）以化学成分分离与结构鉴定为主导的中成药药效物质基础研究

现代中成药化学成分的鉴定主要有色谱法、质谱法、光谱法、电化学法、X射线法以及核磁共振法。其中，色谱法包括薄层色谱（TLC）技术、高效液相色谱（HPLC）及其联用技术、气相色谱（GC）及其联用技术。TLC主要用于某类成分的定性研究，也可以分离某种物质，具有便捷灵敏、操作简单、经济高效等特点；HPLC 不仅可以作为中成药定性定量的工具，还在中药指纹图谱的建立和确定中有着举足轻重的地位；GC 在中成药中易挥发、不稳定性成分的定性定量方面具有明显优势。光谱法主要包括紫外和红外光谱，中成药原料来源于中药，中药来源渠道多样，真伪难以辨认，紫外光谱和红外光谱等光谱技术在中药真伪、掺伪、产地鉴定、有效成分含量测定中有较多的应用。电化学法在中成药中微量元素检测等方面扮演着重要角色。X 射线衍射法是一种研究物质的物相和晶体结构的分析方法。核磁共振主要应用于中成药组分结构及组成的定性分析，质谱主要用于各种有机化合物的结构分析，它提供了有机化合物最直观的特征信息，即分子量及官能团碎片结构信息。

（二）以活性为主导的中成药药效物质基础研究

传统的化学分离和药理研究常常耗时耗力且效率低，为了解决这个问题，以活性导向的中成药药效物质基础研究逐渐发展，首先通过相应的体内或体外活性模型追踪活性提取物，进一步采用适当的提取分离手段追踪其中的活性成分，阐明药效物质。随着生命科学和实验技术的不断发展，一方面，更为快捷的细胞、分子水平的筛选模型发展迅速，基于酶、受体、离子通道等分子靶标的筛选与基于细胞活力、信号通路、疾病相关表型等的筛选在中成药活性成分定向追踪分离中应用越来越普遍，评价方法更为简便、灵敏，提高了筛选效率、降低了检测成本。另一方面，从整体水平直观反映中成药疗效的动物模型的发展取得突出进展。

基于活性成分与生物大分子相互作用原理，研究人员创建了亲和垂钓技术，以疾病相关的靶标分子、各种细胞膜、仿生物膜或活细胞为生物分离器，从中成药复杂体系中垂钓能与其发生亲和结合或相互作用的成分，并结合色谱或联用技术实现亲和成分的分离与鉴定，是快速筛选潜在活性成分的有效策略，有助于中成药药效物质的高效研究。

三、体内外研究

近年来中成药的药效物质基础作用机制研究取得了长足的进步。中药药效评价体系逐步完善，创建了许多中药药理学机制研究新的方法技术，中成药药理研究平台和队伍建设取得重要进展。如何构建科学、合理和有效的评价方法，阐释中成药的药效物质的相互作用机制，是中医药研究领域的关键环节。

（一）中成药药效物质基础的作用机制的体内研究

传统中成药多采用口服给药方式。中成药药物成分经消化道直接吸收入血；或者经消化液、消化酶以及肠道菌群的作用分解成次生代谢产物被吸收入血；也有部分药物被肝脏微粒体酶代谢成活性代谢产物。其有效成分须以血液为介质输送至靶点，发挥其治疗作用。近年来针对不同的疾病、不同病理环节建立了一系列的体内研究模型包括各种自发性的疾病模型、基因工程动物模型（如糖尿病 db/db 小鼠和 ob/ob 小鼠模型，动脉粥样硬化

APOE 小鼠模型）、药物诱导和手术动物模型，还包括斑马鱼等模式动物模型。通过这些动物模型进行中成药的药效物质基础的相互作用研究，可达到评价不用药物对不同疾病的治疗作用，以及同一种药物对某种疾病不同病理阶段的治疗作用的目的，但体内研究也有其不足之处，中成药具有多成分、多靶点的特点，可通过血清化学的方法检测部分入血药物的药效物质基础，很难通过体内研究阐明中成药核心功效的主要成分之间的相互作用。故需要建立体外模型弥补体内研究的不足之处。

（二）中成药药效物质基础的作用机制的体外研究

中成药多以口服入药，在体内需要消化、吸收和肝代谢一系列复杂过程才能入血发挥临床疗效，采用常规的动物实验揭示中成药在体内的相互作用的分子机制较困难，许多研究采用体外实验探究中成药的药效物质的相互作用。常用的方法有细胞模型研究多成分的相互作用机制、肠道菌代谢研究难入血中成药物成分的次生代谢产物、肝代谢仿生系统研究中成药药效物质基础相互作用的分子机制。血清内源性物质和外源性中成药的成分复杂，对仪器的准确度和灵敏度要求较高，体内研究主要阐明中成药的药效物质基础以及病理学变化改善情况，不能从多层次如细胞水平和分子水平去阐释药效物质的相互作用的分子机制，且许多中成药成分很难吸收入血，因此，需要整体和局部相结合、体内和体外实验相结合，以"整体－器官－细胞－分子－基因"研究体系阐明中成药的药效物质基础的分子机制。

细胞模型是常见的研究中成药药效物质相互作用的体外模型，包括缺氧/复氧诱导细胞损伤、高糖/高脂诱导的细胞损伤、油酸诱导 HepG2 细胞损伤等，其中，Caco-2 细胞为结构和生理生化作用类似于人体小肠上皮细胞，作为药物吸收的研究筛选工具，常用于药物的体外细胞转运和体内药物转运的预测，还可以预测化学成分理化性质的研究、化学成分的相互作用研究、中成药主要化学成分在小肠上皮细胞的代谢稳定性的研究等。

细胞模型较为单一，不能代表机体复杂的代谢环境。肠道内含有大量的肠道菌群，部分中成药不会被直接吸收入血，例如小檗碱、桑汁总生物碱等，该类中成药进入肠道后部分化学成分在肠道菌的作用下会发生结构和药理的改变，部分药物也会对肠道菌的构成造成一定的影响。所以进行肠道菌的代谢研究有利于寻找经肠道转化才能发挥药效的主要成分。可以通过将中成药的主要成分与肠内菌在体外孵育培养，在结合液相－串联质谱法检测孵育液的代谢产物，再依据 1H NMR 和 ESI-MS 数据推测代谢物结构以及中成药主要成分的代谢途径，进而阐释该药的作用机制。

肝脏作为主要的代谢器官，许多中成药经过肝脏的代谢后发生药理活性的改变。体外可以通过肝微粒体孵化、肝细胞体外孵育以及肝匀浆体外温孵法研究中成药对肝脏药物代谢酶活性的影响。

因此，体外可通过网络药理学等研究工具，构建"疾病－靶标－药物主要成分"之间相互作用的复杂生物学网络，进一步对中成药核心功效的主要成分的关键靶点和信号通路进行预测，采用细胞模型对多种成分之间的相互作用进行机制研究，进而弥补体内模型的不足；但网络药理学是通过大数据进行的虚拟筛选，并不能完全体现中成药在机体内的真实作用情况，进而还需借助高通量筛选技术和多组学技术及分子垂钓技术对于虚拟筛选的作用靶标和代谢通路进行验证。利用现代高科技检测手段和技术，完善整体动物模型，将网络药理学和现代多组学技术整合在一起，将体内和体外实验相结合，互补不足，从多层次、多环节综合评价中成药药效物质的分子机制。

四、展望

中药的药效物质基础及其相互作用机制研究应在中医药的整体观念的理论指导下展开，其体内外的相互作用仍有多方面需要加强：研究方法和技术仍需进一步提高；加强活性向导的中药化学成分研究，提高创新药物的发现效率；完善中医证及病征结合的相关动物模型。中成药的药效物质基础及其相互作用的分子机制研究应体内和体外相结合，并采用现代多组学和网络药理学等分析方法，围绕中成药的核心功效将其发挥良好药效的机制说明白、讲清楚，为中成药上市后的安全性和有效性再评价提供支持，同时也为控制中成药的复方质量、提高临床疗效提供有力的保障。

第三节　中成药整合作用及配伍机制研究

中成药是以中药材为原料，遵循中医理论，按照规定的处方和方法，加工制成的制剂，标明适应证、作用、剂量、服用方法，供医生、患者直接使用，并且符合相关药品生产法规的药物。中成药处方多数源于经典名方、验方、研制方等，与传统中药汤剂相比，其具有组方和用法固定、主治明确、质量可控、方便携带和服用等特点。中成药组方同样遵循"君、臣、佐、使"的配伍原则，以及"整体观"和"辨证论治"的中医指导思想，其在临床治疗中广泛使用。但由于中成药组方复杂，药物之间相互作用不清晰，极大地影响了其进一步推广和使用。其次单味中药，即包含几种至几百种成分不等，配伍之后，成分组成更加多样和复杂，给中成药整合研究带来巨大的挑战。

一、意义

目前，中药及成药的研究多聚焦于活性单体的药效、机制、靶点等方面。由于中药成分的复杂性，这种研究模式造成了中药研究泛化、药效物质基础不清晰、研究内容脱离中药核心功效等问题。有些研究单纯地强调多成分、多靶点，未能通过原方的核心功效指导活性成分的药理作用研究，造成研究结果不能反映原方的临床价值，不能支撑原方的临床定位等问题。因此，研究者引入了活性物质群的概念，将中成药中与原方核心功效相同的所有活性物质统称为活性物质群。活性物质群的成分通过多途径、多靶点共同发挥作用，换言之，活性物质群通过对机体的"整合作用"达到治疗疾病的目的。

尽管传统上西药强调药物单体、单靶点，"多靶点"这一概念并非中药的"特权"。早在 2000 年，就有国外研究者提出多靶点药物这一概念，并在 2017 年成为热门话题。这一概念也并非仅仅停留在学术研究层面，在 2015 年至 2017 年 FDA 批准的新分子实体（new molecular entities）中，多靶点药物占比 21%，仅次于单靶点药物（34%）与生物技术药物（31%）。尽管与前面提到的中药成分多靶点略有不同，但是"多靶点"这一概念在中西药方面均被接受。除此之外，西医治疗的联合用药治疗并不鲜见，这在一定程度上也可以视为"配伍"。

中药整合药理学的提出改进了中药及成药的药理学研究。该理论是以中医理论为指导，从分子、细胞、组织、器官、动物等多个水平，系统探讨中药多成分与机体相互作用及其整合规律和作用原理的一门科学，是中药学、化学、药代动力学、药理学、计算科学等多学科融合的交叉学科。中药整合药理学通过"化学指纹 – 代谢指纹 – 网络靶标 – 病症效应"的研究思路，鉴定中药活性成分，明确配伍比例，阐明作用机制。此外，通过对中成药活性物质群整合作用的研究，还能够科学地指导中医临床的传统用药，优化处方配伍，增强治疗效果。

二、中成药整合作用研究的主要方法

如何确定中成药的活性物质群与其作用机制，是研究整合作用的关键问题。解决这一问题的原则是在中医药理论的指导下，明确哪些成分可以配伍，配伍的比例是什么；配伍后的活性物质群的药理作用与临床疗效应不弱于原方。传统意义上的配伍主要以"增效"和"减毒"为目的，这与活性物质群的配伍要求是一致的。

由于中成药具有多成分、多途径、多靶点的特点，其整合作用可能涉及以下几个方面：①不同化学成分作用于不同靶点，终末效应为其优势作用；②不同化学成分序贯作用于不同靶点，终末效应为其放大作用；③特定化学成分群作用于特定靶点群，终末效应为其选择作用；④系列化合物和靶点家族的对应结合，终末效应为其嵌合作用；⑤机体不同功能状态引起的相应靶点数量和活性的改变，同一活性成分群的终末效应为其适应作用等。因此，对于中成药整合作用的研究，应涉及药效物质的数量、比例或配伍、相互作用、作用于哪些靶点，怎样发挥作用等问题。

（一）基于药理网络的多成分整合作用研究

网络药理学基于系统生物学的理论，强调药物中多成分、多靶点的相互作用对疾病治疗的影响；并通过对生物系统的网络分析，探索多靶点药物的作用效果与机制。网络药理学的研究方向与中成药多成分、多途径、多靶点的特点不谋而合，因此也成为研究整合作用的方法之一。

网络药理学将传统的"成分到靶点"的研究方式，与"靶点到成分"（逆向药理学，将在下文进行介绍）相结合。具体的步骤为：①通过文献挖掘与数据库检索的方法，确认中成药中的有效成分；②利用数据库检索有效成分的靶点；③利用数据库检索相关疾病的有关靶点；④通过比对两部分靶点，确认中成药的潜在有效成分与治疗靶点，并通过分子对接、数据库分析、药理实验验证等方式进一步明确中药成分与靶点的相互作用及涉及的信号通路。

利用网络药理学方法研究中成药的整合作用，是对传统的"单药－单靶点"的研究模式的有益补充。该方式需要进行一系列筛选验证实验以确认单一成分的作用及靶点。这种确定方法十分耗时且效率较低，因此并不适用于以多成分、多途径、多靶点为特点的中药成分。基于网络药理学的研究方法可以快速筛选出可能与某一靶点存在相互作用的所有化合物，或者与某一化合物可能存在相互作用的所有靶点。这极大地加快了对中药成分、靶点及通路的筛选，简化了实验流程。

（二）基于药效成分类别的整合作用研究

中药及中成药的有效成分众多，按其结构不同可分为小分子类，如生物碱类、有机酸类、苯丙素类、香豆素类、木脂素类、醌类、黄酮类、萜类、三萜皂苷、甾体皂苷、强心苷和鞣质等化合物；大分子类，如蛋白质类、多糖类等。不同结构的分子往往具有不同的生物活性，因而产生不同的药理作用。

基于药效成分种类的中药及成药的整合作用研究不仅可以帮助理解药物作用机制，还能够指导药物或成分之间的配伍。在中医的临床治疗中，益气类中药常与活血类中药配伍治疗气血不足相关的疾病。现代的中药药理学研究表明，皂苷类成分是人参或三七的主要药效物质，也是其发挥益气或活血功效的主要物质基础。尽管中药典籍关于三七与人参配伍的记载十分有限，由于它们拥有类似的药效物质以及互补的功效，临床上也有以此两者配伍进行治疗的报道及相应的机制研究。

（三）基于逆向药理学的多成分整合作用研究

传统的药物研发过程均始于实验室，经过临床前的安全性与有效性验证后再进行临床试验。然而，逆向药理学则以验证过的临床经验与观察为指导，开发出具有相应作用的药物。一种常用的逆向药理学方法为根据临床的经验确定与疾病相关的靶点，再利用这些靶点筛选出与之存在相互作用的化合物，进而开发出治疗疾病的药物。逆向药理学与传统的"化合物到靶点"的研究过程不同，强调"靶点到化合物"。一方面，该模式为疾病机制导向，筛选有效化合物的效率更高；另一方面，在中成药的研究中，通过筛选组方内所有成分与已知靶点的作用，不仅能够预测新的适应证，有利于中成药的二次开发；还可以通过不同成分对不同靶点的相互作用，指导成分配伍或传统临床处方配伍。

（四）基于药代动力学的多成分整合作用研究

中成药多成分的特点造成其体内的药代动力学的复杂性。如何建立符合中成药自身特点的药代动力学评价技术体系将在本章第四节中成药多组分药代动力学研究进行阐述。

三、中药配伍理论

（一）配伍概念及意义

根据疾病的需要和中药的自身特点，将两种以上药味组合在一起使用，实现整合治疗的效果，为中药配伍。中药配伍为中医对疾病复杂体系多方位、多层次、多角度的认识体现，为中医"整体观"体现。通过药物间的相互作用达到增效或者减毒的目标。

（二）配伍内容

中药处方中的配伍包括：单行、相须、相使、相畏、相杀、相反。

单行，为一味药组成的方剂，如独参汤。

相须为两种功效相似组合使用，从而增强功效。如麻黄和桂枝配伍，增强发汗解表、祛风散寒功效，如小青龙颗粒。相须为中药组方最常见形式。

相使为两种药物，一种为辅，一种为主，辅药以辅助提高主药功效，如大黄在治疗热结便秘时，配伍芒硝，芒硝使得大黄泻热通便同时可以润燥通便，排出燥屎，如大黄清胃丸。

相畏，为一种药物抑制另一种药物毒副作用，如半夏配伍干姜，干姜可以减少半夏的毒副作用，如半夏泻心丸。

相杀，为一种药物消除另一种药物毒副作用，如金钱草杀雷公藤。

相恶，为一种药物能破坏另一种药物功效，如人参恶莱菔子。

相反，为药物同时作用能产生严重毒性。如十八反、十九畏。

相恶和相反为配伍用药的禁忌。

（三）配伍禁忌

药物联合使用后会产生剧烈毒副作用或者降低或破坏药效，为配伍禁忌。包括"十八反""十九畏"。

（四）组分配伍

基于药效学的中药组分配伍为现代中药发展的一大特色，与中药传统大复方比较，有效组分配伍组分具有相对清楚的成分、作用机制和适应证，安全性较高的同时仍保留复方多组分的协同性特色。有效组分的筛选是其组方的关键，在遵循中医药理论的基础上，通过现代技术手段对有效部位或者组分进行筛选，以药效评价为核心，进行研究和开发。

四、中成药配伍机制研究

（一）配伍增效机制研究

1. 影响有效成分溶出

附子中单酯型生物碱是其发挥药效的物质基础。研究发现，四逆汤中，附子、干姜、甘草三者综合配伍有利于生物碱、姜辣素类等成分的溶出，四逆汤中双酯型生物碱含量降低，单酯型生物碱含量增高。黄连－吴茱萸为寒热配伍典型药对，如左金丸，黄连－吴茱萸为常见的药对，黄连和吴茱萸配伍比例为 6∶1，采用 UPLC-Q-TOF-MS 对两者配伍后的化学成分进行研究显示，配伍后有 10 种新化合物出现，其中生物碱类有 6 个。

2. 影响靶器官或靶细胞

干姜中有效成分 6- 姜辣素和附子中消旋去甲乌药碱单体两者配伍可增加心力衰竭大鼠射血分数和左心室收缩 ± dp/dt，从而改善心功能。其机制可能与调节钙信号有关。黄连和吴茱萸配伍后，细胞实验研究显示，抑制结直肠细胞增殖、促进细胞凋亡的作用明显强于单味药，两药配伍起到协同增效作用，其作用机制可能与促进肠腺细胞凋亡和抑制增殖有关。

3. 促进肠道吸收

四逆汤组中乌头类生物碱的吸收在程度或速度方面比单用附子组显示出更强的优势，其中苯甲酰新乌头原碱和次乌头碱在十二指肠、空肠和回肠均为四逆汤组的吸收速度更快且吸收程度更高。

4. 增加屏障通透性

冰片是治疗缺血性脑卒中常见配伍药物，如醒脑静。研究发现，冰片可增加栀子苷、葛根素、槲皮素等脑部分布，作用机制包括抑制 P- 糖蛋白、开放血脑屏障上紧密连接、增强细胞膜流动性、上调一氧化氮（NO）水平等。

5. 调节差异代谢产物

柴胡－白芍配伍后，可产生协同抗抑郁作用，有学者采用代谢组学的方法研究发现，配伍协同机制与调节色氨酸代谢、TCA 循环、谷氨酸代谢等有关，并且能够影响大脑皮质嘌呤代谢。

6. 调节肠道微生物

黄芩－黄连配伍可改善 2 型糖尿病糖代谢紊乱，研究发现配伍后肠道微生物中有益菌群毛螺菌科（Lachnospiraceae）和毛螺菌属（Lachnospiraceae NK4A136 group）的丰度提高，有害菌群变形菌门（Proteobacteria）、肠杆菌科（Enterobacteriaceae）、大肠埃希菌－志贺氏菌属（Escherichia-*Shigella*）以及肠杆菌属（*Enterobacter*）丰度明显降低。

（二）配伍减毒机制研究

1. 拮抗毒性成分药理作用

附子－甘草是常见的药对，两者配伍可减轻附子的毒性，也是中药七情"相畏相杀"配伍规律之典范，如附子理中丸。毒理和药理学实验研究显示，附子配伍甘草后小鼠 LD_{50} 明显提高，其中，甘草中的有效成分，甘草类黄酮与异甘草素均有明显的抗乌头碱诱发的心律失常作用。也有学者认为，两者配伍减毒作用主要为甘草中的酸性物质与附子中的酯型生物碱的沉淀反应。

2. 减少毒性成分

附子毒性主要来源于双酯型生物碱，人参附子药对合煎液中次乌头碱、去氧乌头碱的含量明显降低，而苯甲酰中乌头原碱、苯甲酰次乌头原碱和去乙酸中乌头原碱等含量升高。人参附子药对配伍应用时双酯型二萜生物碱的含量降低，而单酯型二萜生物碱的含量升高。

3. 影响代谢酶活性

雷公藤可引起肝毒性，甘草与雷公藤配伍时，可降低其肝毒性，研究报道，甘草对肝药酶 CYP2E1 的活性诱导作用增强，使得雷公藤毒物代谢加快，从而达到减毒作用。

五、展望

目前，通过药理学、药代动力学、毒理学、细胞生物学等方法和技术手段部分证实了中药配伍的科学内涵，但中药配伍机制复杂，涉及化学物质、代谢、毒理等多方面，目前尚缺乏系统化、标准化的研究方案。中药单味药即是一个复杂体系，往往是多种机制、多个靶点的叠加效应，两种及两种以上药物配伍之后的作用机制更难以阐释清楚。单一技术研究手段很难清晰阐释中药配伍的复杂体系，多学科交叉整合的思路，在配伍研究中具有一定的优势。

此外，在应用整合方法研究中，应注意围绕中成药治疗的核心功效展开，并且中药配伍变化的基础是证型，应结合中医证型的研究配伍规律。另外，随着代谢组、基因组、蛋白组、宏基因组等组学技术的发展，以组学单元呈现的整体变化，为中成药整合效应研究开辟新的思路。

第四节　中成药多组分药代动力学研究

中药药代动力学是借助于动力学原理，研究中草药中的活性成分、组分或单方制剂、复方制剂在体内吸收、分布、代谢和排泄（absorption, distribution, metabolism and excretion, ADME）的动态变化规律及其体内时量或时效关系，并用数学函数加以定量描述提供药代动力学参数的一门学科。由于中成药组分多而复杂，未知和干扰因素较多，因此其药代动力学的研究较化学药物的药代动力学研究更为复杂，面临诸多困难、问题和挑战。

一、研究意义

（一）阐明和揭示中成药作用的物质基础及作用机制

中成药能够产生药理作用、疗效，必定存在一定的物质基础及作用机制。其物质基础可能来自于自身存在的化学物质，或是组方配伍后产生出新的物质，或是通过机体产生的代谢产物，其作用机制则可能是调动在体的化学物质或机体的反应系统产生的药理作用。

通过研究中药体内过程动态变化规律，不仅可以揭示中药发挥药效的物质基础及作用机制，还可以为中药传统理论提供科学阐释。

（二）为中成药复方组方原理提供科学依据

中成药复方较为复杂，且中医药学有着独特的理论体系，如整体观、辨证论治、脏腑学说、君臣佐使、理法方药等都能体现中医药的精髓。中成药和中成药复方是天然的化学库，其疗效来源于所含有的各类活性成分的药理作用的整合，即各活性成分针对不同的靶点，通过相同或不同的作用机制，或药物间的相互作用而对机体产生疗效。因此，从整体角度研究中药的药代动力学特征，探索其体内的作用规律将可以为组方配伍原理提供科学依据。

（三）为设计及优选中成药给药方案提供基础和依据

中成药给药多是基于临床经验用药或"辨证用药"，多数情况都缺少药代动力学研究支撑。通过对中药药代动力学的研究，可以了解中药在体内吸收、分布、代谢、排泄等过程的动态变化规律，并求出相应的动力学参数，从而科学地拟定给药方式、给药剂量、给药间隔并明确治疗疗程，进而提高临床整体治疗水平。

（四）为选择合理给药途径及合适剂型提供依据

中成药的制剂研发过程中，最关键的问题就是要制定合理的给药途径和药物剂型，从而保证药物具有较高且稳定的药效。而要保证药效的可靠与稳定，则必须通过体内的药代动力学研究，确保其吸收、分布、代谢、排泄等体内过程的稳定可控。因此，只有通过体内药代动力学研究，才能提供最直接的给药途径或剂型选择的依据，从而真正达到可控、高效、速效、安全的目的。

二、特殊性和复杂性

由于中成药化学成分的复杂性、中药药效的多效性、复方配伍的中医特色和中医临床应用的辨证论治及等特点，使得中成药药动学研究具有其特殊性和复杂性。

（一）中成药组分及其体内过程的复杂性

中成药组分的复杂性，体现在即使是单味中成药也含有多种组分，而复方中成药的组分更复杂，且配伍后的各组分也可能发生变化并受各种因素干扰，中成药作为一个复杂的体系，含有大量的化学活性组分，且部分组分含量极微，其药效可能是多种组分相互作用所产生的综合结果。此外，中成药在体内过程也极其复杂，许多中药有效成分，都可能在体内经代谢酶或肠道菌群生成代谢产物。其在体内的代谢途径、代谢部位和代谢物的种类等都是中成药药代动力学研究的难点。因此综合研究中成药组分及其体内过程的复杂性，才可以为全面、系统分析中药药效作用的物质基础提供理论依据。

（二）研究方法的难度

中成药多组分药代动力学的研究方法主要包括以下四方面：

1. 由于中成药发挥药效作用的物质基础和化学本质认识尚不明确，因此难以确定药代动力学研究的目标物。

2. 由于部分待检测化学成分在复方中的含量极低，甚至在血液、尿液和组织中浓度更低，受限于分析仪器的灵敏度，因此难以检测到目标化学成分。

3. 由于受与被检测物相似的结构类似物多样、多味药对配伍的影响，以及多种成分同时吸收入血、生物样品中的内源性杂质和降解产物等的干扰，因此增加了生物学样品测定的方法学难度。

4. 由于中药材的特殊性，会受到多种因素的影响，如品种、产地、生态环境、种植或栽培条件、采收、加工、运输与储藏等，从而使其所含成分的含量和种类产生不确定性，使质量的均一性难以控制，从而增加了药代动力学研究的难度。

三、研究内容

（一）整体药代动力学

由于中成药具有多组分、多靶点的自身特点，因此如何建立符合中成药自身特点的整体药代动力学评价技术体系，成为中成药药代动力学研究的重要任务。针对大多数中成药难以选择适宜的客观、量化生物活性指标这一问题，王广基院士近年来提出了"中药多组分整合药代动力学研究"的新思路，该项技术思路包含以下三个重要内容：

1. 标志性成分（PK/PD markers）的确定

对中药所含成分的药代动力学特性与药效作用综合评价，选择具有确切药效作用和适宜药代动力学特征的成分作为标志性成分。

2. 多成分药代动力学研究

基于高灵敏度同步定量分析技术，开展多组分药代动力学研究，获得各成分的药时曲线。

3. 模型整合

整体思路是根据各成分对整体药代和药效的权重贡献，选择合适的建模方法，对各成分药时数据进行模型整合，获得能够最大程度表征中成药整体动力学特征的参数。

（二）中成药有效组分体内外 ADME 特征与机制

中成药 ADME 特性与机制研究是中成药药代动力学所面临的关键科学问题之一。由于中成药是十分复杂的化学体系，因此在开展中成药有效组分的 ADME 研究应注重多组分共存时对主要成分的 ADME 特征的研究，并通过"构动关系"（QSPR）研究，揭示各类有效成分，特别是结构相似或相关成分在体内外 ADME 的共性规律。对于中成药有效组分体内外 ADME 特征与机制，不仅可以为研发候选创新中成药物提供重要的参数，极大提高创新中成药物的成功率和效率，还可以为现代组分中成药的研究提供新的研究思路，加速中成药的现代化和国际化进程。

（三）中成药体内药效物质基础

中成药与化学药物最大的不同就在于物质基础的不确定性。这主要是由于多数情况下中成药的有效成分需要吸收入血，到达靶器官、靶组织，作用于相应的靶点才能发挥整体药效作用。但中成药很多组分尽管在药材汇总含量较高却没有合适的药代动力学特征，主要是因为其生物利用度低、代谢消除迅速，因此难以在体内达到有效浓度。因此中成药发挥药效作用的物质基础应是在生物体内具有适宜动力学特征的原形成分组及活性代谢物组，即药代动力学标记物（pharmacokinetic markers, PK markers）。因而，中成药药代动力学研究对于揭示中成药体内复杂药效物质基础具有重要的科学意义。

（四）方剂配伍作用机制研究

中成药方剂的配伍规律与机制研究，对于揭示组方配伍的药代动力学变化规律、指导现代组分复方中药的研发和临床用药具有重要的科学意义。一方面，方剂组分配伍作用可发生在化学、药代、药效等各个水平，但方剂组分配伍作用模式大致可分为以下两种类型：

1. 影响生物体内活性成分的质和量的构成。

2. 是在药代或药效环节中产生相互作用，包括导向搜寻作用、"共振"强化作用、统筹兼顾作用、双向调节作用、制约抵消作用、解毒纠偏作用和相反相激作用。

另一方面，针对药代动力学配伍作用，方剂组分间可在 ADME 等方面相互作用，如影响组分的吸收、生物利用度，改变分布特征，调节体内动态药效物质组的构成等方面，最终因为中成药药效物质的改变导致药效作用的变化。因此，药代配伍研究是阐明方剂配伍作用机制的重要手段和途径。

（五）对代谢酶和转运蛋白的影响研究

由于中成药含有组分众多，且大部分在体内产生广泛的代谢或转化过程，因而中成药会以多种形式调节生物体内的药物代谢酶或转运体的表达和活性。当生物体内的药物代谢酶或转运体系统发生改变，则会极大改变相应药物的体内处置与动力学特征，进而影响药效作用甚至产生毒副反应。而当中成药与其他类药物，尤其是中西药联合用药时，其对有效性和安全性的影响是不容忽视的问题。因此，深入研究中成药组分对主要代谢酶/转运体系统的调节作用，对于合理的临床联合用药和给药方案的选择具有重要的指导意义。

四、主要研究方法和技术

（一）血药浓度法

血药浓度法通过测定中成药的有效成分在血液、尿液或其他组织中的给药后不同时间的血药浓度拟合血药浓度－时间曲线，然后通过房室分析或非房室分析方法学或生理药代动力学模型，计算药代动力学参数，从而阐明效应成分在体内的行为和动态变化规律。该方法对于新药研发、阐明中成药作用机制以及临床合理用药具有重要的意义。

（二）生物效应法

药效的变化取决于体内药物剂量的变化，可以通过测定药效的经时过程来反映体内药量动态变化。因此根据药物的总体生物活性来估算其整体在体内的大致过程不仅符合中医理论，契合中成药的药代动力学特征，也具有临床指导价值。常用的生物效应法包括药理作用法、药物积累法和微生物指数法。

（三）样本的预处理方法

在中成药多组分药代动力学研究中，由于中成药自身就是复杂成分的样品，其中可能含有多种化合物，而且生物样品中还可能含有大量的内源性物质与药物或其代谢产物结合，这都会给中成药及生物样品的多组分测定带来极大的困难，而样本的预处理就是为了达到增加检测的灵敏度和准确度，同时降低基质干扰的目的，主要包括提取、分离、纯化和富集。

中成药有效成分的预处理方法主要包括有机溶剂萃取法、超高压提取法、超声提取法、酶反应提取法、微波提取法、超临界流体提取法和分子印迹膜提取法等。中成药生物样本的预处理方法主要包括液液萃取法、固相萃取法和蛋白沉淀法等。

（四）分析技术

由于中成药及其体内药物分析具有成分多样、结构复杂、含量低、干扰多、浓度变化范围大和数据处理工作量大等的特点，因此需要分离效率高、灵敏度高、选择性好的分离和分析技术。目前色谱分析技术主要包括：高效液相色谱和超高效液相色谱法、气相色谱法、亲水相互作用色谱法、毛细管电泳法和二维色谱法等。目前的质谱分析方法包括：质谱离子化技术、质量分析器和质谱联用技术等。

五、展望

中成药药代动力学是近年来发展起来的新兴学科，以中医药基本理论为指导，遵循中成药多组分和多靶点的特性，研究中成药的体内过程，建立符合中成药特征的药代动力学研究和评价技术体系是当前中成药药代动力学研究的首要任务。而随着研究方法和分析技术的不断发展，基于血药浓度法和生物效应法等各种中成药药代动力学研究的新方法和新思路已经在多组分的药代动力学研究中发挥重大作用。然而，尽管目前中成药多成分的药代动力学研究已经取得了很大的进展，但仍然存在着诸多问题亟待解决，如中成药多组分、多靶点并存在着组分间的相互作用，缺乏方法学的指导，中成药的毒性机制及其物质基础还不明确，都使多组分药代动力学处于起步阶段。因此，科研工作者迫切需要探索符合中医药特点的研究方法和技术手段，以促进中成药现代化和国际化进程。

第五节　中成药与西药联用的相互作用研究

近年来，中药在各种疾病的治疗中，正日益广泛地与西药联合应用，合理联用中西药具有协同增放、减少药物用量、扩大应用范围、缩短分程、标本兼顾、减轻不良反应等益处。中西药联合用于疾病的治疗宜病证结合。病证结合治疗能够充分发挥中西医两种医学体系的诊断、治疗疾病优势，在临床实践中既重视疾病的诊断，又重视辨证论治，以疾病为研究对象可以从整体上全面把握疾病的病因、发展、预后，研究证候就可以针对疾病过程中表现出的病因、病位、病性、邪正盛衰做出阶段性的判断与评估，从疾病和证候两个层面综合全面把握疾病的全部特征，以达到最佳的治疗效果。一方面，中西医结合、中西药并用发挥了重要作用。另一方面，由于中西药联合使用缺乏理论指导，具有随意性、盲目性，导致不良反应增多、资源浪费严重，因此对中西药合理联用的研究具有重要意义。

一、联合使用原则

在针对具体疾病制订用药方案时，应考虑中西药物的主辅地位确定给药剂量、给药时间、给药途径。根据国家中医药管理局颁布的《中成药临床应用指导原则》（国中医药医政发〔2010〕30号）。中成药与西药如无明确禁忌，可以联合应用，给药途径相同的，应分开使用；应避免副作用相似的中西药联合使用，也应避免有不良相互作用的中西药联合使用。

二、研究现状

随着临床上中西药联合使用越来越广泛，对其相互作用研究也逐渐深入，并取得一定进展。1994年《中西药合用指南》出版；1998年出版的《药物不良相互作用手册》一书介绍了国外用于临床的60余味植物药（草药）制剂与西药合用可产生不良相互作用。2006年出版的《中西药物相互作用》，按不同种类疾病介绍了中西药联合使用的相互作用。特别是2016年出版的《中成药与西药临床合理联用》一书，收载药物品种全面，包括临床各科常用中成药605种，几乎覆盖了目前临床常用中成药。

由于中成药和西药种类繁多、作用机制复杂，目前关于中西药联用的药效学、毒理学和药代动力学的基础研究资料远远不能满足临床用药需求。因此，还需要加强中成药与西药合理联用的研究，在科学理论和研究数据的基础上，使中成药与西药联用更科学、合理、规范，从而更好地用于临床治疗。

三、研究方法

（一）中成药与西药联用有效性及作用机制研究

1. 有效性研究

中西药联用的药效学研究应明确各自的药理作用特点，分别说明其在联合使用过程中所起的药效学作用，证明联用的科学性、合理性，明确中西药联用的最佳配比。应以探索并确定两者联合使用的特点及临床优势为目标，针对其联用目的（如增效），结合临床适应证，选择合适的主要药效学模型进行研究。因此，中西药联用的药效学研究重点在于剂量的探索。药效学试验受试物所采用的剂量应在预试验的基础上，参考中西药原有的临床前药效学研究资料及临床应用剂量来确定。对于主要药效学试验的关键指标进行量效关系的研究，除了与阳性对照药进行量效关系的比较外，重点对中西药联用与单用进行量效关系比较。

2. 机制研究

西药以单成分、单靶点为特点，作用机制相对明确，而中成药以多成分、多靶点为特点，作用机制复杂。因此，可借助网络药理学分析，以整合药理学为手段，结合多组学及现代分子生物学技术，系统阐明中成药与西药联用作用机制和特点，为临床联合用药方案提供参考。

（二）中成药与西药联用安全性研究

非临床安全性研究主要包括急性毒性、长期毒性、安全药理学、生殖毒性、遗传毒性试验，必要时还需进行致癌性等试验研究。对于有效成分单一的西药，应在毒理学试验中伴随毒代动力学研究，即运用药代动力学的原理和方法，定量地研究在毒性剂量下药物在动物体内的吸收、分布、代谢、排泄过程和特点，了解中西药联用对其在动物体内的分布及其靶器官的影响。

中西药联用的毒理学试验应根据上市药物的适应证及禁忌证的不同，重点关注其对相应靶器官的毒性。动物给药时限的确定应考虑中成药与西药联用的临床疗程及用药情况（如长期或反复用药）。给药途径的确定应充分考虑药物临床给药途径及中西药所含成分的理化性质及相互作用等多种因素。一般情况下，给药途径应与临床给药途径相一致。若为特殊给药途径，也可考虑采用能更充分暴露毒性的其他给药途径。对于以减毒为目的中西药联用，应进行与有毒药物比较的长期毒性试验资料，探索减毒的可能机制，或选择其他合适的毒性试验进行比较研究，为联合用药合理性提供支持依据。

（三）中成药与西药联用药代动力学研究

药物之间的相互作用与药物代谢动力学密切相关，也是临床联合用药前需要慎重考虑的重要因素之一。中西药联用后有效成分在体内的吸收、分布、代谢、排泄过程可能会发生显著变化。可参考《药物非临床药代动力学研究技术指导原则》，通过体外和体内药物代谢研究来评价中西药间可能存在的相互作用。西药化学成分单一，可通过观察中西药联用时西药的药代动力学变化过程，阐明药物相互作用机制；同时，应当充分考虑中成药成分复杂，不同于西药的一些药代动力学特点，来开展活性代谢产物的跟踪研究。在尽可能多地了解所含成分体内暴露程度的基础上，选择其中能反映主要药效的主要活性成分进行药代动力学研究。通过药代动力学研究，可进一步解释中西药联用药效或毒性发生变化的机制，指导临床合理用药。

四、总结

随着中西医结合的深入发展，中西药联用已经成为我国临床用药的优势与特色，拓宽了临床用药的空间。只要联用得当、合理，可相互为用，取长补短，尤其是对一些疑难重症的治疗，有时可取得意想不到的效果。然而，如果中西药联用不当、剂量不适或用法不妥等，可使药效降低或消失、毒副反应增加或引起药源性疾病，延误病情，甚至危及生命，造成死亡。因此，加强中西药联用的相互作用研究，阐明中西药联用的优势、特点及相互作用机制，为中西药临床合理联用提供依据，对中西医结合的发展及我国公共卫生体系的完善具有重要意义。

第六节　中成药病－证结合临床再定位研究

病－证结合即西医辨病与中医辨证相结合，借助于现代医疗检测手段、现代医学理论、思维方法对患者做出疾病诊断，在此基础上运用中医辨证思维对其进行辨证，确定治法，组方遣药，最终达到提高疗效的目的。病证结合模式包括中医辨病与辨证结合和西医辨病与中医辨证结合两种模式，根据病与证的主从关系，后者又分为以病统证和以证统病两种形式。病－证结合诊疗模式已成为当今中医药临床实践的主要形式，也是中成药临床再定位研究的切入点。在病证结合的诊疗模式下，寻找中成药临床疗效评价的着力点，探索多维度的中成药临床再定位评价体系，对中成药上市后再评价具有重要意义。

一、意义及必要性

（一）彰显中成药临床价值

传统的中成药临床定位评价多是临证实践过程中的经验总结，疾病治愈标准很大程度上依赖于临床经验。这种以个体诊断治疗和临床事件评价为特点的思维模式，从现代评价理念来看带有一定的主观性，且缺乏一致的评价标准，难以量化推广。在现代研究中，研究人员多效仿西医的临床疗效评价方法，其结果是由于西医学对于疾病的常规性疗效评价标准，着重于解剖学指标、病理损害指标、生化改变指标等以"病"为核心的理化指标体系的评价，并未客观、全面地反映中医药的临床疗效，尤其是没能够充分彰显中医药的优势和特色疗效。因此，以中医临床医生经验为主的疗效评价忽视了国际公认的疗效指标，难以得到国际公认而不利于中医学的发展；而沿用西医的标准则难以显现中医药的优势，反而会得到中医无效或效果不理想的结论。病证结合应当作为中成药疗效评价研究的重要途径，既重视疾病相关指标的评价，又不忽略辨证诊疗模式效果的评价。

（二）符合中成药作用特点

临床用药特点是中成药疗效评价的重要依据。现代中医药临床诊疗实践中应用最普遍的是西医辨病与中医辨证论治结合的模式。病证结合是目前中医临床主要的诊疗模式，在西医辨病，把握疾病发生、发展趋势的前提下，用中医学理论分析认识现代疾病的中医证候特征和转化规律，实现西医辨病与中医辨证治疗的有机结合、优势互补。病证结合的疗效评价模式为在现代医学背景下开展中成药疗效的研究提供了平台，也为中成药临床定位研究开辟了重要途径。

（三）发现新的适应证

中成药组方多源于经典名方、名老中医验方，保留着中医药基础理论，如治则治法、君臣配伍等，经过长期的临床实践，具有较固定的组成及其相对应的功能主治。然而随着现代科学技术的发展及临床实践不断深入地研究，许多中成药的新药效被逐渐发现、认识，传统的适应证已不能满足临床用药的需求，在中成药原有的功能主治基础上发现新的适应证非常必要。来源于天然产物的中药往往含有多种组分，作用于多个靶点，其结局往往也是多维度的，中成药治疗是以调整个体功能为核心的复杂干预过程，这就需要多因素复合模型进行评价，但一定要有主有次，不能脱离核心功效，新的适应证也是主要功效，从而实现异病同治。

（四）助力创新药物研发

国家药监局新的《药品注册管理办法》于2020年7月1日发布，进一步强调了药物创新要以临床价值为导向。以临床价值为导向的创新药物研发理念的提出，其影响因素是多方面的，其中现有的中药药效评价方法仍不能客观地反映出中药真实的临床价值是主要原因之一。中成药是复杂的体系，而现代药学的药物作用机制是基于对靶点和受体的作用，不适合中成药的复杂体，传统的中药药效学理论是基于中医学理论的现象学说，很难和现代医药科学的理论结合。因此，如何在中医学理论的指导下，充分考虑中药的作用特点和特色，借鉴现代科学技术和组学研究技术，建立能够符合中药作用特点的中成药临床定位评价方法，对中成药疗效的真实反映和科学表达具有重要意义。

二、研究模式

（一）以病统证

以病统证是指西医诊断疾病与中医辨证论治的结合模式，又包括同病异治、同病类治两种情况。同病异治是西医疾病明确诊断，采用中医辨证诊疗思维，明辨其基本病机和证候，根据不同病机和证候而确立治则治法并遣方用药，或根据疾病不同阶段的病机特点进行分期，再根据不同分期的病机特点而辨证论治。同病类治是指疾病常常存在着主要病机和基本证候，这一主要病机和基本证候又常常受到多种因素如年龄、体质等影响而出现病机和证候的差异，治疗上应针对主要病机和证候而制定基本治法和方药，在此基础上进行辨证加减。

（二）以证统病

在病证结合模式下，以证统病是以证的病机和证候为纲而以疾病为目、突出证候辨识治疗而采用的诊疗形式，为病证结合模式下的横向研究范畴，为以病统证诊疗形式的有效支撑。其核心是以证为出发点，对不同疾病中的同一证候进行深入研究，综合归纳其证候的共性及与疾病相关的特点，以便指导临床实践。在疾病发展中的不同阶段，其病机及相关内容必然处于不断变化之中。不同的疾病在发展变化中有时出现相同和相似的病机，表现出相同或相似的证候。不同的疾病，其病机和证候相同，可用同一方法治疗，即异病同证、异病同治。

三、研究方法

（一）循证医学方法

随着信息技术的日益发展，大数据时代已悄然到来，这为中医药临床疗效评价提供了崭新的视觉和宽广的思路，为中成药大品种的上市后临床定位再评价带来了新的契机。运用循证医学方法和数据挖掘探索的模式，根据现有的基线资料初步判断某个中药品种在某种疾病状态的干预中处在主导抑或从属地位。直接挖掘某些疾病的高发人群，症状与疾病间的未知联系，理化检查间的相互关系及化验指标与疾病间的潜在影响，还可对未知的检验项值进行预测等，还可对一切可观测的指标（如年龄、性别、居住环境、检验、治疗、影像等）整合后，结合应用数学、系统工程学，进行进一步的深入分析、再处理。少量的个案往往不足以揭示事物发展的规律，当信息量足够大时，规律才有可能被发现。大数据关注的是整体数据，这与中医药学注重人体是一个有机的整体，人与自然界的统一性不谋而合。目前的中医药疗效评价遇到的瓶颈，可通过建立大数据库的方式去采集宏观、中观、微观参数，采用分级分类的方法，如采用各级评价指标。一级指标：延长患者的生存时间（寿命），包括病死率、治愈率、缓解率、复发率、致残率和生存率。二级指标：状态（病的生物学结局或变化，如痊愈、显效、有效、无效；证的转归和变化，如轻重、主次等），从而建立一个完善的临床疗效评价指标数据库，通过创制计算机代码识别下的术语编码体系来进一步规范中医术语的研究工作，以及临床病例数据的结构化采集、构建相应的临床数据库，通过数据挖掘等技术手段使我们宝贵的临床资源真正地运用起来。然后运用循证的方法，系统评价当前可获得的不同级别的证据，进而明确中成药的优势病种，同时确定其优势阶段，进行针对性设计和研究，是中成药临床明确定位和彰显疗效的有效途径之一。

（二）网络药理学方法

网络药理学融合了系统生物学及多向药理学的思想并迅速发展，成为当前新药发现和新药创制的新型研究策略，不仅显著提高新药发现的效率和成功率，而且给药物研发带来研究模式的革命性转变，给当前新药发现面临的困境带来了新的希望。中成药治病注重辨证论治，强调从整体把握病因、病机的传变规律；而方剂配伍则注重"君臣佐使"，通过多味中药的互相配合来实现对机体失衡状态的修正。中医药学的这些理念体现了多成分、多靶点及系统调控的思想，与网络药理学的研究思路有许多相似之处。借鉴经典网络药理学的方法，研究者可以从临床典型证候患者的组学信息中可构建证候对应的生物网络，即"病－证相关网络"；进而从中成药组方的单味药中发现有效成分组，进而针对多靶标设计、发现新的适应证。网络药理学的研究策略符合中医药学对疾病本质的认识，有望在传统方剂及中成药的基础上，发现新的药物组合和新药物靶标，实现"老药新用"。上述基于病证结合的中成药网络药理学研究有望形成具有中医药特色的中成药临床再定位设计理论，促进中成药临床精准定位及新适应证的发现。

（三）病－证结合动物模型评价方法

病－证结合动物模型必须反映疾病和证候的双重特征，而病与证是两种不同医学体系从不同的角度对疾病的解读。如临床上对于同一患者，现代医学诊断为流行性感冒，中医辨证为风热犯肺，认识不同，但患者相同，病在证中，证在病中，病与证是一体的。因此，疾病动物模型也同样应该具有证候特征，可以对疾病动物模型的证候属性进行归纳，从而确定为某一病证结合动物模型；证候动物模型也应该具有疾病特征，可以对证候动物模型进行疾病诊断，从而确定为某一病证结合动物模型。此外，还可采用疾病造模因素与证候造模因素相叠加的方法建立病证结合动物模型，也是目前最为常用的造模思路。

1. 疾病动物辨证模型

以疾病动物模型为基础，观察疾病在形成过程中证的变化过程及疾病模型形成后所属的中医证候，然后确定为某一特定的病证结合模型。疾病动物模型根据制备过程中是否施加外在干预因素分为诱发性和自发性，由此建立的病证结合又可分为诱发性疾病动物模型辨证模型和自发性疾病动物模型辨证模型。

2. 证候动物疾病诊断模型

证候模型是利用动物的某些生物表征来模拟人体证候特征的一类动物模型。根据造模方法的不同分为中医病因模型、西医病理模型和病因病理复合模型。①中医病因模型：根据中医理论认识建立的，如《黄帝内经》认为引发血瘀证的主要致病因素是寒邪和情志失调，采用夹尾激怒刺激法建立气滞血瘀动物模型，冰水浴法建立寒凝血瘀动物模型。这种模型在病因上更加符合中医逻辑思维，更容易被中医人士认同。②西医病理模型：某些证候与西医病因病理具有一定的关联，可以通过施加化学、物理、手术等因素模拟人类证候表现，这类证候模型称为西医病理模型。如甲状腺激素亢进所表现出的烦躁、消瘦、怕热、出汗等症状与阴虚表现相近，利用甲状腺素片造成实验动物甲状腺功能亢进模拟阴虚证候。这种造模方法操作简单、可控性好、易于重复，但在病因上存在与中医理论脱节的问题。③病因病理复合模型：上述两种造模方法相复合所建立的证候模型称为病因病理复合模型，如夹尾结合肾上腺素注射是较为理想的肝郁证造模方法。

3. 疾病造模因素叠加证候造模因素的复合模型

将疾病造模因素与证候造模因素先后或同时施加于同一模型动物，从而建立病证结合动物模型。如先手术切除小鼠双侧卵巢模拟骨质疏松症，再注射氢化可的松1周模拟肾阳虚证，从而建立骨质疏松症肾阳虚小鼠模型。

由疾病模型建立的病证结合，证候是对模型进行观察总结出的，病与证存在天然的内在联系，而且疾病模型的建立大多采用单一因素造模法，模型的可靠性和稳定性较好，但是证候的可控性差，不一定能够得到实验研究所需要的证型。由证候模型建立的病证结合，疾病是对证候模型进行诊断发现的，病与证也存在天然的内在联系，但是疾病的建立也存在可控性差的问题。疾病造模因素与证候造模因素相叠加的造模方法，能够充分考虑到疾病形成的中西医病因，造模因素更加全面。而且能够分别或同时模拟实验研究所需要的疾病和证候，相比单一因素造模法，模型的成功率更高。但是两种造模因素相叠加的造模过程中，施加的外在干预因素较多，可能会割裂病与证的内在联系。有学者认为这种造模方法建立的病证结合，在方药反证的评价过程中，疾病相关的指标变化尤为重要，中医重在辨证论治，同病异治和异病同治都在说明中医治疗通过改变证候从而扭转疾病的发展方向，如果使用与证相对应的方剂进行治疗，疾病指标能够大幅度改善，就能够证明证与病存在关联性。其次，这种造模方法不能是简单的"1+1"模式，如在流感病毒感染模型的基础上叠加情志刺激，模型虽有肝郁证的表现，但可能只是模型的兼证，不足以概括模型的证候属性。应该通过临床调查研究，选择关联性较强的疾病和证候来建立病证结合，如风热证是流感最为多见的证型，流感病毒也多被认为属于风热疫毒，因而风热环境刺激＋流感病毒感染更易于成功构建流感风热证动物模型。

四、展望

"辨证论治"是中医的根本和灵魂所在，病症结合是符合中医特色的中成药临床定位研究的最佳模式。基于病证结合的模型，将现代科学方法、前沿技术与中医"辨证论治"思维结合是使中成药疗效研究水平更加深入的必由之路。作为沟通中西医药的桥梁、中西医药结合的产物，中成药疗效研究既应遵循中医药理论，又应借鉴现代前沿技术，既应包含现代医学治疗疾病的特征，又该体现中医学证候的差异，将病证结合的模式运用于中成药疗效的研究的方法中，充分揭示中成药作用的优势病种及优势治疗阶段，彰显中成药临床疗效的真实反映与科学表达，促进中成药临床再定位研究的发展。

第七节　中成药上市后安全性再评价研究

近年来，中医药行业呈现出良好的发展势头和机遇，但中成药的安全性问题亦不容忽视。中成药品种繁多、使用量大，不合理用药现象严重导致临床不良反应报告增多；中药材本身质量问题影响了中成药的安全性；早期上市的中成药大部分安全性再评价证据不足，容易在临床使用中出现安全问题；中药注射剂因其处方复杂、生产工艺评价标准不完善等原因，不良事件频频发生；近些年，针对有毒中药的安全性评价有所增加，但其研究多具有局限性；随着中西药合用趋势的增加，部分不合理的联合应用也影响临床用药安全。因此，有必要开展中成药上市后的安全性再评价研究。非临床安全性再评价研究是中成药上市后安全性再评价的重要组成部分，对中成药的安全性监测、评估风险效益具有重要意义。

一、中成药非临床安全性评价质量管理规范

我国国家药品监督管理部门对药物非临床安全性评价研究质量管理规范不断修订，推动了药物安全性再评价工作的发展和成熟。2005年，国家药品监督管理局（SFDA）颁布了《中药、天然药物急性毒性研究技术指导原则》《中药、天然药物长期毒性研究技术指导原则》《中药、天然药物免疫毒性（过敏性、光过敏反应）研究的技术指导原则》《中药、天然药物局部刺激性和溶血性研究技术指导原则》《中药、天然药物一般药理学研究技术指导原则》。针对中药注射剂的安全性研究，SFDA于2007年颁布了《中药、天然药物注射剂基本技术要求》，对中药注射剂的毒理学研究做出了相关规定。2008年，SFDA颁布了《含毒性药材及其他安全性问题中药品种的处理原则》，对含毒性药材的中药新药研究提出了进行更多毒理学研究的要求。2014年，国家食品药品监督管理总局（CFDA）对相关的毒理学研究指导原则进行了修订，不再针对中药颁布指导原则，而是颁布了针对所有药物的通用指导原则，包括《药物安全药理学研究技术指导原则》《药物单次给药毒性研究技术指导原则》《药物重复给药毒性研究技术指导原则》《药物刺激性、过敏性和溶血性研究技术指导原则》《药物QT间期延长潜在作用非临床研究技术指导原则》等。该指导原则根据药物非临床研究质量管理规范（GLP）机构发展现状结合新药研发情况，将中药、天然药物毒性研究技术指导原则和化学药物毒性试验技术指导原则合并，充分考虑中药的特殊性，强调评价的整体性，对科学评价药物的安全性发挥技术指导作用。中成药上市后的非临床安全性再评价研究同样需遵循以上技术指导原则。

二、中成药非临床安全性再评价研究的基本原则

中成药非临床安全性评价包含以下基本原则：

1. 药物的安全性评价研究必须执行《药物非临床研究质量管理规范》(GLP)。

2. 具体问题具体分析

应在遵循安全性评价普遍规律的基础上，具体问题具体分析，结合受试物的特点和临床使用的目的，合理地进行试验设计。在阐明其研究方法或技术科学、合理的前提下进行规范性试验，对试验结果进行全面分析评价。

3. 整体性、综合性、阶段性原则

应根据受试物特点，充分考虑和结合药学、药效学、其他毒理学及临床应用情况等综合评价，体现整体性、综合性和阶段性的原则。

4. 最大限度暴露毒性

在设计试验剂量、给药期限时考虑最大限度暴露受试物的毒性。

5. 随机、对照、重复

试验设计应遵循随机、对照、重复的原则。

三、中成药非临床安全性评价方法

（一）药物安全药理学研究方法

安全药理学（safety pharmacology）主要是研究药物在治疗范围内或治疗范围以上的剂量时，潜在的不期望出现的对生理功能的不良影响，即观察药物对中枢神经系统、心血管系统和呼吸系统的影响。根据需要进行追加和／或补充的安全药理学研究。安全药理学研究可采用整体动物、离体器官、细胞等。安全药理学试验应设计 3 个剂量，应包括或超过主要药效学的有效剂量或治疗范围。整体动物试验应考虑与临床给药途径一致。安全药理学的研究内容主要包括：①核心组合试验：主要研究中枢神经系统、心血管系统、呼吸系统。②追加和／或补充的安全药理学试验：是除了核心组合试验外，根据已有的信息，具体情况具体分析选择追加和／或补充的试验内容。③其他研究：尚未研究但怀疑可能对免疫、内分泌功能等有影响时，可根据具体情况进行评价。

（二）药物单次给药毒性研究方法

急性毒性（acute toxicity）是指药物在单次或 24 小时内多次给予后一定时间内所产生的毒性反应。常用的急性毒性试验方法有近似致死量法、最大给药量法、最大耐受量法、固定剂量法、上下法（序贯法）、累积剂量法（金字塔法）、半数致死量法等。根据受试物的特点选择合适的方法和剂量。中药、天然药物常常采用最大给药量或最大耐受量法。一般连续观察至少 14 天。观察指标包括临床症状（如动物外观、行为、饮食、对刺激的反应、分泌物、排泄物等）、死亡情况（死亡时间、濒死前反应等）、体重变化（给药前、观察期结束时各称重一次，观察期间可多次称重，动物死亡或濒死时应称重）等。记录所有

的死亡情况，出现的症状以及症状的起始时间、严重程度、持续时间，体重变化等。对所有试验动物进行大体解剖。当组织器官出现体积、颜色、质地等改变时，应进行组织病理学检查。

（三）药物重复给药毒性研究方法

重复给药毒性试验是描述动物重复接受受试物后的毒性特征，是非临床安全性评价的重要内容。重复给药毒性试验通常采用两种实验动物，一种为啮齿类（首选6~9周龄大鼠），另一种为非啮齿类（首选6~12月龄Beagle犬）。给药剂量至少应设低、中、高3个剂量组，以及1个溶媒（或辅料）对照组。高剂量原则上使动物产生明显的毒性反应，低剂量原则上相当或高于动物药效剂量或临床使用剂量的等效剂量，中剂量应结合毒性作用机制和特点在高剂量和低剂量之间设立，以考察毒性的剂量-反应关系。给药途径原则上应与临床给药用途径一致。根据临床疗程、适应证等设计试验期限（表11-1、表11-2）。重复给药毒性试验应检测指标见表11-3。

表11-1　试验期限（支持药物临床试验）

最长临床试验期限	重复给药毒性试验的最短期限	
	啮齿类动物	非啮齿类动物
2周	2周	2周
2周~6个月	同临床试验	同临床试验
>6个月	6个月	9个月

表11-2　试验期限（支持药物上市申请）

临床使用期限	啮齿类动物	非啮齿类动物
2周	1个月	1个月
2周~1个月	3个月	3个月
1个月~3个月	6个月	6个月
>3个月	6个月	9个月

表11-3　检测指标

项目类别	指标
1. 临床观察	外观、体征、行为活动、腺体分泌、呼吸、粪便性状、给药局部反应、死亡情况等
2. 摄食量、体重、眼科检查	
3. 体温和心电图检测（非啮齿动物）	
4. 血液学检测	红细胞计数、血红蛋白、红细胞容积、平均红细胞容积、平均红细胞血红蛋白、平均红细胞血红蛋白浓度、网织红细胞计数、白细胞计数及其分类、血小板计数、凝血酶原时间、活化部分凝血活酶时间等

项目类别		指标
5. 血液生化学检测		天门冬氨酸氨基转换酶、丙氨酸氨基转换酶、碱性磷酸酶、肌酸磷酸激酶、尿素氮（尿素）、肌酐、总蛋白、白蛋白、血糖、总胆红素、总胆固醇、甘油三酯、γ-谷氨酰转移酶、钾离子浓度、氯离子浓度、钠离子浓度
6. 尿液观察和分析		尿液外观、比重、pH 值、尿糖、尿蛋白、尿胆红素、尿胆原、酮体、潜血、白细胞
7. 组织病理学检查的脏器组织	（1）需称重并计算脏器系数的器官	脑、心脏、肝脏、肾脏、肾上腺、胸腺、脾脏、睾丸、附睾、卵巢、子宫、甲状腺（含甲状旁腺）*。 *仅在非啮齿类动物称重
	（2）需进行组织病理学检查的组织或器官	肾上腺、主动脉、骨（股骨）、骨髓（胸骨）、脑（至少3个水平）、盲肠、结肠、子宫和子宫颈、十二指肠、附睾、食管、眼、胆囊（如果有）、哈氏腺（如果有）、心脏、回肠、空肠、肾脏、肝脏、肺脏（附主支气管）、淋巴结（一个与给药途径相关，另一个在较远距离）、乳腺、鼻甲*、卵巢和输卵管、胰腺、垂体、前列腺、直肠、唾液腺、坐骨神经、精囊（如果有）、骨骼肌、皮肤、脊髓（3个部位：颈椎、中段胸椎、腰椎）、脾脏、胃、睾丸、胸腺（或胸腺区域）、甲状腺（含甲状旁腺）、气管、膀胱、阴道、所有大体观察到异常的组织、组织肿块和给药部位。 *针对吸入给药的给药制剂

（四）药物刺激性、过敏性和溶血性研究方法

刺激性、过敏性、溶血性是指药物制剂经皮肤、黏膜、腔道、血管等非口服途径给药，对用药局部产生的毒性（如刺激性和局部过敏性等）和/或对全身产生的毒性（如全身过敏性和溶血性等）。根据受试物的特点采用国内外公认的科学合理的试验方法。

1. 刺激性试验

观察动物的血管、肌肉、皮肤、黏膜等部位接触受试物后是否引起红肿、充血、渗出、变性或坏死等局部反应。试验方法包括血管刺激试验、肌肉刺激试验、皮肤刺激性试验、黏膜刺激性试验。

2. 过敏性试验

观察动物接触受试物后的全身或局部过敏反应。通常局部给药发挥全身作用的药物（如注射剂和透皮吸收剂等）需考察Ⅰ型过敏反应。吸入途径药物应采用豚鼠吸入诱导和刺激试验。黏膜给药应结合受试物的特点参照经皮给药过敏性试验方法进行。Ⅱ和Ⅲ型过敏反应可结合在重复给药毒性试验中观察，如症状、体征、血液系统、免疫系统及相关的病理组织学改变等。经皮给药制剂（包括透皮剂）应进行Ⅳ型过敏反应试验。过敏性试验方法包括主动全身过敏试验、主动皮肤过敏试验、被动皮肤过敏试验、豚鼠 Buehler 试验（BT）和最大化试验（GPMT）、皮肤光过敏反应试验。

3. 溶血性试验

观察受试物是否能够引起溶血和红细胞凝聚等。溶血试验包括体外试验和体内试验，常规采用体外试管法，必要时进行体内试验或结合重复给药毒性试验。

4. 光毒性（光刺激性）试验

观察受试物接触皮肤或应用后遇光照射是否有光毒性反应。

（五）特殊毒性试验研究方法

特殊毒性试验主要研究受试物可能对遗传物质造成损伤以及肿瘤、衰老和畸胎发生的可能性，而不是对机体的一般损伤及其机制的研究。主要包括致突变试验、生殖毒性试验（致畸试验）、致癌试验和药物依赖性试验。

1. 致突变试验

致突变试验基本试验方法有三种：微生物回复试验（Ames 试验）、哺乳动物培养细胞基因突变试验、体内试验（啮齿动物微核试验）。

2. 生殖毒性试验

一般生殖毒性试验评价生殖细胞接触药物后对受胎能力。致畸敏感期毒性试验在器官发生期给药，评价药物可能的胚胎毒性和致畸性。围产期毒性试验在围产期和哺乳期给药，观察子代直至成年。

3. 致癌试验

短期致癌试验和长期致癌试验。

4. 药物依赖性试验

包括躯体依赖性与精神依赖性。

（1）躯体依赖性试验：自然戒断试验观察连续给予动物一段时间试药后突然停药出现的戒断症状。替代试验在动物对代表药（如吗啡、巴比妥钠或苯巴比妥钠）产生躯体依赖性后，停止给予代表药，以同样方式给予不同剂量受试药，观察替代期间动物的戒断症状。催促试验为短时间内给予动物大剂量受试药，然后注射受体拮抗剂（纳洛酮）以催瘾，观察是否出现戒断症状及其程度。诱导试验为诱发惊厥，对镇静催眠药产生躯体依赖性的动物，在断药期间出现反跳性兴奋，用阈下刺激强度诱发惊厥。

（2）精神依赖性试验：采用"自身给药"（觅药行为）操作式条件行为试验，测定静脉注射药物对动物的强化效应。

（六）药物 QT 间期延长潜在作用非临床研究方法

QT 间期研究主要用于评价受试物延迟心室复极化潜在作用以及对非临床研究信息的分析和综合风险性评估。QT 间期研究结果可以和其他信息一起，用来阐明药物作用机制，以及对人体的延迟心室复极化和延长 QT 间期的风险评估。主要研究内容：采用离体动物或人心肌细胞、培养心肌细胞系或克隆的人离子通道的异种表达体系测定离子流；测定清醒或麻醉动物的 ECG 参数；在离体心脏标本进行动作电位参数测定，或在麻醉动物中进行能体现动作电位时程的特异性电生理参数检测；在离体心脏标本或动物进行致心律失常作用测定。体外研究应确定受试物的浓度－效应关系。整体试验剂量范围应包括和超过预期的人暴露水平。如受试物在化学结构／药理分类上属于与延长人体 QT 间期或促心律失常有关的药物时，在体内外研究中应与现有同类药物比作用强度。

（七）注射剂的非临床安全性研究方法

中成药注射剂的非临床安全性研究方法同样遵循以上原则。注射剂的安全性评价包括急性毒性试验、长期毒性试验、制剂安全性试验。必要时进行遗传毒性、生殖毒性、致癌性试验。急性毒性试验和长期毒性试验均应采用啮齿类和非啮齿类两种动物。制剂安全性试验主要包括刺激性、过敏性、溶血性试验。刺激性、溶血性试验应根据临床试验的需要，对稀释溶液的种类、给药浓度、给药速度等进行考察，并提供相关研究资料。中药、天然药物复方注射剂，如处方中包含已上市注射剂的处方，且两者功能主治（适应证）基本一致，应增加已上市注射剂的阳性对照组，并注意两者之间剂量的可比性（至少应设置一个与受试物高剂量组具有可比性的剂量）。

（八）含有毒性药材及配伍禁忌的中成药非临床安全性研究方法

2014 年发布的药物非临床安全性研究 7 个技术指导原则规定：未在国内上市销售的由中药、天然药物组成的非注射给药的复方制剂处方中若含有毒性药材、无法定标准药材或有十八反、十九畏等配伍禁忌时，则应进行两种动物（啮齿类和非啮齿类）的重复给药毒性试验。

1. 中药毒性药材

（1）毒性药材：系指收入国务院《医疗用毒性药品管理办法》的中药品种。即：砒石、砒霜、水银、生马钱子、生川乌、生草乌、生白附子、生附子、生半夏、生南星、生巴豆、斑蝥、青娘虫、红娘虫、生甘遂、生狼毒、生藤黄、生千金子、生天仙子、闹羊花、雪上一枝蒿、红升丹、白降丹、蟾酥、洋金花、红粉、轻粉、雄黄。另外，凡在近年来发现的有毒性作用的药材（原材料）或在复方中含有明显有毒组分的，均按毒性药材处理。

（2）中药毒性分级：近代中药著作根据中药中毒剂量、中毒时间、中毒反应程度和有效剂量与中毒剂量之间的范围大小进行中药的毒性分级，将有毒中药毒性分为大毒、有毒、小毒三级。2015 年版《中国药典》（一部）收载的有毒中药材 83 种，其中大毒中药 10 种；有毒中药 42 种；小毒中药 31 种。大毒中药是指使用剂量小、有效剂量与中毒剂量比较接近、中毒反应出现快、中毒反应程度严重的有毒中药。如川乌、草乌、马钱子、天仙子、巴豆、闹羊花、红粉、斑蝥、信石等。有毒中药是指使用剂量较大、有效剂量与中毒剂量差距较大、中毒反应出现较快、中毒反应程度较严重的有毒中药。如附子、白附子、天南星、半夏、甘遂、芫花、京大戟、常山、商陆、干漆、土荆皮、蜈蚣、全蝎、蟾酥、朱砂、硫黄、雄黄、轻粉、罂粟壳等。小毒中药是指使用剂量大、有效剂量与中毒剂量差距大，且蓄积到一定程度才引起中毒的有毒中药。如丁公藤、土鳖子、川楝子、艾叶、吴茱萸、苦杏仁、草乌叶、重楼、蛇床子、绵马贯众、大皂角、翼首草等。

2. 中药配伍禁忌

中药配伍禁忌主要指某些中药联合应用会产生剧烈的毒副作用或降低、破坏药效，临床应该避免其配伍应用。"十八反""十九畏"是中药配伍禁忌的核心内容。十八反：甘草反甘遂、大戟、海藻、芫花；乌头反贝母、瓜蒌、半夏、白蔹、白及；藜芦反人参、沙参、丹参、玄参、细辛、芍药。十九畏：硫黄畏朴硝，水银畏砒霜，狼毒畏密陀僧，巴豆畏牵牛，丁香畏郁金，川乌、草乌畏犀角，牙硝畏三棱，官桂畏石脂，人参畏五灵脂。2015 年版《中国药典》（一部）收载的中药材和中药饮片中，虽然涉及十八反和十九畏的品种在其"使用注意"中均注明"不宜同用"，但部分成方制剂仍存在十八反和十九畏药对配伍使用的情况；现代临床应用中也一直不乏类似配伍用药报道。

针对含有毒性药材及配伍禁忌的中成药进行非临床安全性研究时应根据临床使用情况重点关注剂量和给药期限的设计，考虑充分暴露受试物的毒性；在检测指标上，结合毒性报道的文献分析和临床可能出现的不良反应进行深入的毒性机制研究，分析毒性药材及复方的毒性作用规律和机制，为临床合理用药提供实验依据。

四、前景与展望

我国中成药上市后安全性再评价工作正在不断发展和完善，但仍存在许多未解决的问题：中成药上市后安全性再评价尚无国际先例，只能参考化学药物的国际相关法规或规范，缺乏公认的评价规范；由于中药化学组成的多样性、中药复方配伍复杂性以及临床用药辨证施治的特征性，增加了中成药上市后安全性再评价的难度；目前中成药上市后安全性再评价以注射剂评价为主，应对中药口服制剂饮片、院内制剂等其他临床应用的中药进行安全性评价；大多数有毒中药的毒性成分尚未清楚，控毒和减毒研究仍需进一步提高和完善等。因此，在中成药的上市后安全性再评价研究过程中，需要采用必要的技术方法，保障中成药临床应用安全。

第十二章

指南和专家共识

目前在市场上流通的中成药，很大一部分是由地方标准升为国家标准的，其真正的临床循证证据和基础研究证据相对薄弱。中成药上市后在更加广泛的人群中使用和推广，获得了经过临床实际应用的真实世界的数据，补充了上市前的局限和不足。上市后再评价工作的核心，就是寻找更有说服力的证据来支撑中成药的精准临床定位，只有这样，中成药才能具备很好的临床价值，才能创造好的市场价值，才能更好地为人民健康保驾护航。标准化是中药行业发展走向国际的一个重要保证。标准、共识、指南的形成，为如何寻求高质量的证据、推广高质量的产品提供了有力保障。中成药临床应用指南和专家共识，把循证评价和专家经验结合起来，对用药的规则、原则以及使用条件给出一定的指导，既符合中成药目前的研究现状，也符合循证医学注重证据的核心理念。对合理用药、提高用药的安全性和有效性有很大帮助，同时对促进中成药在传承中创新、保障人民群众健康也具有重大意义。制定的指南和专家共识也为国家相关管理部门遴选基本药物目录和医保目录药物提供基础资料。

第一节　指南和专家共识制定的流程和方法

中成药因其方便携带和使用，依从性高的特性，在临床中得到广泛的应用，尤其在西医院，中成药的应用更加广泛。由于中西医存在不同的理论体系和学术背景，加上中成药的说明书存在诸多尚不明确的条目，不能很好地指导临床，西医在使用中成药中存在诸多不合理之处。因此，积极开展指南和专家共识的制定工作，基于中成药上市后研究数据，遵循循证实践指南制定法制定的指南和专家共识可以指导临床更为合理地使用中成药，提高临床疗效。

一、目的和意义

制定指南和专家共识目的包括：①明确中成药使用者和应用范围；②根据现有的最佳证据或专家共识，规范中成药的适应证，或具体证型；③根据现有最佳证据或专家共识，规范中成药临床应用用法和用量；④评价中成药的安全性（不良反应、禁忌和注意事项）；⑤评价用药剂量合理性；⑥评价可能影响中成药疗效和安全性的影响因素（制剂类型、患者年龄及生理状态、并发症、合并用药等）。通过制定中成药临床应用专家共识，不仅能为临床医生的诊疗提供证据支持，还能规范中成药临床应用，加强科技成果的标准转化，为中医临床诊疗指南的制定奠定工作基础。

二、技术流程

参考中华中医药学会《中医临床实践指南制定流程及技术规范》和《中成药临床应用专家共识制修订技术要求》制定技术流程，包括成立工作组、问卷调查、确定临床问题、证据检索和综合、证据评价、形成推荐意见和建议、形成征求意见稿、征求意见、同行评议、送审等十个步骤。

（一）成立工作组

1. 工作组成员组成及资质要求

指导委员会：5~6名，领域资深专家，院士、国医大师、首席研究员等。

起草组：至少20~30名，具有高级职称。应包括组长1名、副组长1名。包括1~3名主要执笔人。成员专业/身份背景需覆盖中医（中西医结合）临床专业、西医临床专业、药理学、循证医学专业等，可根据实际情况适当增加其他成员（如政策法规、卫生经济学专家）。起草组成员的遴选应注意专业、地域等方面的均衡性。

秘书组：成员5~10名。要求至少1名高级职称，其余成员无职称限制。

2. 工作组成员职责

指导委员会：①对起草组提供的指南主题和范围进行决策；②审查指南征求意见稿、送审稿和报批稿。

起草组：①确定指南要解决的问题；②确定指南计划书；③确定立项相关材料，包括立项申请、汇报及答辩材料；④指导秘书组完成专家访谈、文献研究，撰写指南草案并根据专家组的意见修改指南草案形成征求意见稿；⑤在广泛征求意见和同行评议后做出修改或解释形成指南的送审稿；⑥确定送审相关材料、汇报及答辩材料；⑦根据审查会专家意见修改送审稿，最终形成报批稿；⑧撰写指南编制说明、指南解读指南宣贯方案并组织开展宣传活动。

秘书组：①进行指南的国际注册；②根据起草组确定的指南范围和/主题，开展专家访谈、文献研究；③全程协调整个指南编撰的组织管理和业务管理工作，及详细记录指南制定整个过程。④协助完成指南外审工作、协助组织开展会议等；⑤定期收集用户评价。

（二）选题

1. 选题的范围

针对中成药上市后临床研究的实际需求，朝向解决中成药上市后临床研究的方法学问题确定选题。研究指南用以指导针对获得批准文号且上市销售的中药的临床有效性、安全性、经济性等的研究指南的制修订。

2. 选题的过程

制定指南之前，首先应全面收集现有的相关主题的指南，如果有已发表指南，则需要对现有指南进行评估：①拟制定的指南所关注的中成药存在问题与现有指南是否匹配？②相关指南的发表时间是否为近2年？是否有新的证据出现？

如果所关注的中成药存在问题与现有指南重合，指南发表时间为近2年或没有新的证据出现、指南的质量较高，那么不需要重新制定指南，反之则需要重新制定指南。

检索临床实践指南注册平台，是否有已经注册正在进行中的相关指南，如有，需进一步查看指南的归口单位和注册时间，如果指南的归口单位不同或者指南的注册时间在2年以上且未正式发布，此时，可制定指南，反之不需重新制定指南。常用的指南检索资源包括指南数据库、指南注册库、学会网站和其他搜索引擎。

（三）专家访谈

1. 专家访谈的目的

专家访谈通过收集代表性专家的意见或想法，为指南制定提供咨询建议或为决策提供参考意见。在确定指南撰写的基本框架前，或指南制定过程中出现重大分歧时，或撰写指南草案时，通过访谈资深专家可以获得指导性建议。

2. 专家的遴选

访谈的专家应围绕研究主题相关的学科内遴选，可以多学科交叉，也可以是同一学科的不同专业或不同研究方向。资质应为研究领域内的权威专家，具有丰富的理论或实践经验，对访谈主题能提供有价值的意见。专家遴选条件可以要求为从事本专业 20 年以上，在相关领域专业学会担任副主任委员以上职务，或针对研究主题发表过重要的学术论文或著作。

访谈专家数量根据指南内容由指南负责人确定，应遵循信息饱和原则。

3. 访谈的内容

访谈内容根据指南研究计划书确定。一般围绕指南的主题、内容、关键问题及存在意见分歧的内容进行访谈，访谈内容不宜过多，应遴选为 20 个问题以内。

4. 访谈的分析

访谈内容应按照访谈分析技术方法进行整理、分析，并针对访谈提纲的问题总结出专家意见，为进一步确定指南写什么、解决哪些临床研究问题、应用哪些研究方法提供依据。

（四）问卷调查

对临床医师进行调研，可以开展两轮问卷调研。

1. 制作问卷

秘书组共同参与，围绕指南的主题、内容、关键问题及存在意见分歧的内容进行调研问卷的设计和制作。

2. 调研对象

熟悉该中成药的临床医生，人数不少于 100 人（包含专家组中的全部临床专家），主治医师及以上职称。调研要兼顾地域、医院级别、中西医等要素，同一医院的同一科室不得超过 2 人。

3. 调研报告

回收整理调研结果，撰写问卷分析报告。

（五）确定临床问题

1. 形成备选的研究问题清单

指南秘书组根据文献检索与专家访谈内容的汇总分析，结合指南项目组对研究指南所涉领域的总体把握，明确指南拟解决的研究问题，形成备选的研究问题清单。

2. 专家共识确定研究问题清单

推荐采用德尔菲法，通过专家共识确定研究问题清单（图12-1）。

指南秘书组根据备选的研究问题清单制作投票单，召开现场会议/视频会议，将文献检索和专家访谈的相关材料提交给共识会议。会议秘书陈述投票清单，并讲解每个条目的细节及支撑材料，请专家组（成员≥30人，包括项目负责人，以单数为宜）投票；当某研究问题的"同意"票数≥70%时，该问题列为优选问题。对最终纳入的临床问题进行PICOS构建，即研究对象（participants, 患病的患者或某一具体病症）、干预措施（interventions, 所施加的干预措施）、对照措施（comparisons, 相比较的干预措施）、结局指标（outcomes, 有关的临床结局）、研究设计（study design, 临床研究类型）。建议一个研究指南容纳不超过15条的临床研究问题。

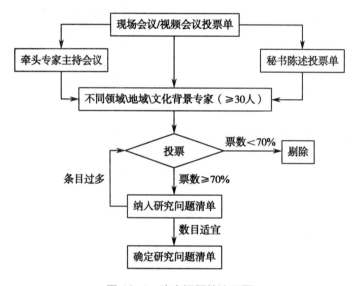

图 12-1　确定问题的流程图

（六）证据检索和综合

1. 证据检索

方法学专家负责根据确定好的PICOS，确定纳排标准和制订详细的检索策略。全面系统检索中国知网、万方数据知识服务平台、维普网、SinoMed、PubMed、Cochrane library等文献数据源。检索顺序依次为系统评价、随机对照试验（RCT）、其他研究。按照纳排标准对检索所得文献进行筛选。

如果有相关系统评价，方法学专家需要评价这些系统评价的相关性、时效性和质量。比较系统评价和确定共识范围时形成的PICO问题，以评价其相关性。若有最近2年内制定的高质量系统评价，则可直接应用。如果系统评价的发表年份到现在的时间间隔在2年以上，则需要考虑系统评价发表后是否有新的相关原始研究发表，如果有新的原始研究发表，且这些原始研究的结果会改变原系统评价的结果，则必须对原系统评价进行更新。

如果没有系统评价，需要直接检索原始研究，应根据临床问题的种类确定纳入研究的类型。以干预措施疗效的共识为例，首先应该纳入的是 RCT。是否需要纳入观察性研究，需要看 RCT 是否可以提供关键结局的数据。如果某个关键结局不能从 RCT 中获得，比如某药物的长期终点结局，则需要补充纳入观察性研究，如队列研究。如果 RCT 已经可以提供所有关键结局的数据，则不需要纳入观察性研究。同时提供详细的检索及筛选流程图。

2. 证据综合

（1）定量资料分析（Meta 分析）：当 ≥ 2 个研究间研究对象相似、采用相同的干预、结局测量指标和测量方法，效应量的表达也一致时，可以采用 Meta 分析合并数据。定量综合方式可采用 Cochrane 协作网提供的 Revman 分析软件进行综合分析。计数资料采用相对危险度（relative risk, *RR*）表示，计量资料采用均数差（mean difference, *MD*）表示，并标明 95% 置信区间。

（2）定性结果分析：指的是对单个研究的结果进行描述性综合。通常当各研究间存在异质性，不能进行资料的定量综合时，需要进行定性资料的综合分析。可对资料类型、相对效应、研究特征、研究结果进行叙述性分析。

（七）证据评价

方法学专家负责对证据进行质量评价，推荐国内或国际公认的证据分级和推荐标准，例如 GRADE。首先根据不同结局按照升降级因素对证据进行质量分级，然后对证据总体进行评级，掌握的原则就是根据关键结局的最低质量进行证据质量的确定。评价结果形成证据概要表，可以使用 GRADE pro Guideline Development Tool（GRADE pro GDT）来制作。

（八）形成推荐意见和建议

1. 共识方法

推荐名义组法（图 12-2）。秘书组预先准备好所有需要的材料，包括临床问题调研报告、证据概要表、经济学评价信息、指南共识条目、投票单、决策表。共识会议可以为现场会议或视频会议。由牵头人主持，会议秘书引导并陈述各临床研究问题的推荐方案，每个成员独立填写投票单，秘书统计票数。成员就未达成共识的条目阐述意见，秘书记录汇总意见写成备注，进行下一轮投票。最终对达成共识的条目形成决策表。

2. 共识达成规则

"推荐意见"采用 GRADE 网格计票规则：除了"利弊相当或不确定"格以外的任何 1 格票数超过 50%，则达成共识，可直接确定推荐方向及强度；若"利弊相当或不确定"格某一侧两格总票数超过 70%，则达成共识，可确定推荐方向，推荐强度为"弱"；其余情况视为未达成共识，共识推荐进入下一轮投票，投票不超过 3 轮。

"共识建议"采用多数计票规则：若"中立"栏以外任意一栏的票数超过 50%，则视

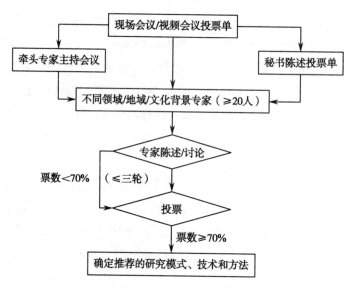

图 12-2　名义小组法共识流程图

为达成，并确定建议强度和方向；其余情况视为未达成共识，共识建议进入下一轮投票。投票不超过 3 轮。

（九）形成征求意见稿

根据共识会议确定的研究问题清单及每项研究问题的推荐方案，由执笔专家按照 GB/T1.1—2020《标准化工作导则　第 1 部分：标准的结构和编写》以及归口学会标准规范规定的规则起草征求意见稿。

（十）同行评议和征求意见

1. 同行评议

由秘书及执笔专家负责，分别选择专家组外的知名专家、普通专家、中医专家、西医专家、方法学专家、药学专家、政策法规专家等，向其提供指南的同行评议稿，进行同行评议，总人数应 ≥ 30 人，最后就评议结果对指南进行修改。

应对评审及回复的过程进行记录。没有必要对每个单独的评价意见都进行回复，但是对每个意见的处理方法必须要有文件记录，其形式可以是保留修改痕迹的文件或是独立的总结。如果指南在推荐意见最终确定后收到了意见，则应注明能进行改动的有哪些，最终形成同行评议报告以及指南的送审稿。

2. 征求意见

通过网上（如邮件、函审、微信交流、挂网公示等多种途径）发布（为期一个月）和对全国范围 100 名适用对象调研。由秘书及执笔专家负责汇总所有意见，形成征求意见汇总处理表，注明哪些意见予以采纳，并按照采纳的意见进行修改。

（十一）送审、答辩与发布

由指南工作组组长负责，向中华中医药学会标准化办公室提交指南送审稿、编制说明、推广应用方案及专家意见汇总表，中华中医药学会标准化办公室组织专家就上述文件进行会议审查，"通过"票数超过三分之二视为答辩通过。答辩通过后指南工作组仍然需要对答辩过程中审查专家的意见做出修改或解释，并形成指南报批稿。指南的报批稿由中华中医药学会标准化办公室工作人员审核通过后正式发布。

（十二）指南的宣贯

传播的方式包括在线获取指南（将指南文本上传至中医药标准微信服务号）、期刊发表（指南解读）、翻译成其他语言（确定指南翻译的原则，如由指南工作组授权的第三方机构翻译指南、或指南工作组负责翻译的人员）、组织培训等。

（十三）评价和应用

定期收集终端用户的反馈和建议，及未参与过指南制定过程的该领域专家的评价。

（十四）更新

定期更新：指南发布 2 年后需更新指南。

临时更新：新的政策法规出台，导致研究指南的相关内容与之相矛盾；或新的政策法规出台，导致研究指南需增加新的内容；或出现了新的适宜性的方法技术；或出现新证据证明推荐的方法技术不适用。

三、指南和专家共识基本体例

（一）封面页

1. 题目

题目中应包括共识类型、治疗疾病名称（中医证型）。

2. 共识的层次、指南编号、发布单位、发布和实施日期

建议按照 GB/T1.1—2020《标准化工作导则第 1 部分：标准化文件的结构和起草规则》的规定起草撰写。

（二）前言

该部分为必备要素，参见 GB/T1.1—2020 相关要求，主要介绍指南和专家共识结构、版本，以及指南的提案组织、批准、归口、指南的起草单位等。

（三）引言

该部分为必备要素，应说明制定指南的原因以及指南技术内容的特殊信息，包括确定指南主题的背景，检索策略及检索途径，证据评估工具（量表、清单、或是其他工具），所检索到的证据综合呈现（系统评价）；证据质量分级；患者意愿和价值观；从证据到推荐的过程。

（四）范围

该部分为必备要素，交代指南的适用范围。

（五）临床证据概要

该部分为必备要素，通过系统评价等方法说明临床应用的相关证据，为临床应用建议奠定基础。

（六）适应证

西医诊断应采用国际权威机构发布的最新现代医学诊断标准，包括流行病学、病因、发病机制、病理、临床表现、并发症、实验室检查等内容。西医病名建议参考国际疾病分类 11（International Classification of Diseases, ICD-11）。中医辨证分型需列出中医证候名称及对应的四诊信息，辨证采用国家规定的标准术语，中医病名建议参考 GB/T15657—1995 中医病症分类与代码。

（七）临床问题清单

罗列共识具体回答哪些临床问题，有利于共识使用者了解在临床遇到哪些问题时以共识作为参考。以表格形式罗列达成共识的临床问题，未形成共识推荐意见 / 共识建议的临床问题不需要罗列。

（八）临床使用建议

中医药推荐意见必须写明治法、方药的信息。西医推荐方案应写明药物、剂量，附证据质量和推荐强度。原则上不推荐超说明书的用法用量。

（九）安全性

包括非临床安全性研究、临床不良反应、禁忌和注意事项。

（十）资金资助及利益冲突

包括共识制定各个阶段的资金来源情况，资助者在共识制定不同阶段的角色，以及采用何种方法降低偏倚。此外，如果没有资金资助及利益冲突或者没有收集利益冲突相关信息，也应在正文中声明。利益冲突声明的管理应提供与共识制定相关的利益冲突及利益冲突声明的获取方式。

（十一）附录

附录主要具有合理安排共识的结构、附加技术内容、给出正确使用共识的示例和提供资料性的信息等作用。按照性质划分，附录分为"规范性附录""资料性附录"。规范性附录主要给出正文的附加条款或补充条款，是使用共识时必须遵守的内容；资料性附录主要给出有助于理解或使用共识的附加信息，一般不应包含要求。

（十二）参考文献

参考文献是资料性补充要素，需罗列与共识主题相关的参考文献，如引用国家标准或国际标准的，列出标准编号和标准的名称；如引用专著、期刊文献等内容时，应符合GB/T 7714—2015《信息与文献·参考文献著录规则》的规定。

第二节　指南和专家共识制定的共性方法学问题

一、国际注册

（一）注册的定义

指南/专家共识注册是指南/专家共识在制定之前，在公开的注册平台上登记指南/共识的主题、目的、方法和进展等重要信息，并向公众开放，以促进指南制定的科学性、透明性，避免指南的重复制定，并促进指南的传播和实施。

（二）注册的意义

1977年美国国家癌症研究所建立了PDQ癌症临床试验注册中心开始，此后众多注册平台（临床试验注册平台与系统评价注册平台）相继成立，研究人员发现临床试验和系统评价的注册对提高其研究过程的透明度和研究的整体质量都具有重要意义，而且可促进临床试验和系统评价的传播。指南的注册也不例外，WHO指南评审委员会成立后，WHO制定、发表的产妇和围产期健康指南的质量有了明显的提高。指南/共识的注册意义可表现为：①增加制定过程的透明度和严谨性；②避免偏倚和重复；③加强各个指南/共识制定机构间的协作；④注册中心的数据检查可确认指南/共识制定过程可能存在的问题，从而改善指南/共识质量；⑤促进指南/共识的传播与实施。

（三）常用注册平台

国际实践指南注册与透明化平台（网址：http://www.guidelines-registry.cn/）由国内研究者引进创建，既是为指南/共识制定者专门开发的注册和信息查询平台，又是为临床医师、指南/共识制定方法学家和相关人员提供的交流平台。该平台于2015年1月正式运行，截至 2021 年 10 月，已有超过 600 部指南 / 共识在此平台注册，包括西医指南、中医药指南 / 共识、卫生政策简报等。

（四）注册的步骤和内容

指南 / 共识注册的步骤为：①注册账号，完善个人信息；②填写指南注册信息；③等待审核（3~5 个工作日）；④通过审核，注册平台发放唯一注册号；⑤更新指南注册信息。

注册的主要内容包括：①基本信息：题目（必填）、版本（必填）、分类（必填）、领域（必填）、制定单位（必填）、国家和地区（必填）、开始日期（选填）、结束日期（选填）；②联系信息：联系人（必填）、电子邮箱（必填）、联系电话（必填）、联系地址（选填）、指南网址（选填）；③指南制定背景：指南制定的目的（选填）、指南拟实施的目标人群（选填）、指南使用者（选填）；证据检索与评价：是否基于系统评价证据（必填）、证据分级方法（必填）；④资助：基金资助来源（必填）；⑤其他信息：上传指南计划书（选填）。

二、问卷调查的设计和实施

（一）第一轮调查问卷设计

第一轮问卷设计是共识研制的基础，是研制工作的重中之重。在问卷设计时首先需要明确问卷三级框架，层层梳理。第一级框架为说明书用药、超说明书用药；第二级框架为主治中医病证、西医病症的划分；第三级框架为针对不同疾病的用药人群、用药方案、用药结果和 ADR。

（二）第二轮调查问卷设计

第二轮问卷设计依据第一轮问卷调研结果，以 PICO 原则为指导，采用 7 分制的李克特量表完成设计。在实际操作过程中，须谨记第二轮问卷主要关注的是结局指标。

三、文献检索和评价

（一）文献的检索

1. 检索方法

检索的数据库应包括中英文数据库，包括 CNKI 期刊全文数据库、万方数据知识服务平台、中文期刊服务平台（VIP）、中国生物医学文献数据库（CBM）、PubMed 以及 Cochrane 图书馆资料。检索式的确定仍遵循一般检索式构建原则，即主题词与自由词联合检索以尽可能查全。另外检索策略是一个迭代过程，检索式构建过程中需要将多个术语、词组排列组合形成最敏感和完整的检索策略。建议以中成药名称为中文检索词，药品的拼音为英文检索词，检索字段包括主题、题名、摘要、关键词等，不限文献类型，分别检索。

2. 资料筛选与提取

以 NoteExpress 软件对纳入文献进行管理，由 2 名研究人员背对背进行 2 轮文献筛选，第一轮通过阅读题目和摘要筛选，排除无关文献，第二轮将第一轮纳入的文献进行全文下载，通过阅读全文进行筛选，然后对资料进行提取，筛选和提取的结果相互核对，并对过程中出现的不一致情况进行讨论，无法达成一致意见处由第三人裁决。提取的资料主要包括：文献一般情况、研究基本特征、用药方案以及方法学相关信息。

（二）文献的评价

随机对照试验的质量评价采用 Cochrane 偏倚风险评估工具（ROB 量表）。

评价条目包括随机序列产生方式、随机方案隐匿、盲法、不完整数据报告、选择性结局报告。

非随机对照试验的质量评价采用 MI-NORS 评价工具，包括是否明确给出了研究目的、纳入患者的连贯性、预期数据的收集、终点指标能否恰当地反映研究目的、终点指标评价的客观性、随访时间是否充足、失访率是否低于 5%、是否估算了样本量、对照组的选择是否恰当、是否为同期对照、组间基线是否可比、统计分析是否恰当 12 个条目。

病例系列采用 IHE 评价工具开展方法学质量评价，评价方面包括研究目的、研究人群、干预与联合干预、结局测量、统计分析、结果与结论、利益冲突和资金来源 7 个领域。

队列研究采用纽卡斯尔 – 渥太华量表（The Newcastle-Ottawa Scale, NOS）进行评价，评价内容包括病例组和对照组的选择、病例和对照的可比性、暴露的调查和评估方法、病例和对照的调查方法是否相同、无应答率等 8 个条目。

系统评价采用 AMSTARS（a measure tool to assess systematic reviews）进行方法学质量评价。

四、GRADE 评价方法

（一）概述

证据推荐分级的评估、制订与评价（grading of recommendations assessment, development and evaluation, GRADE）方法是由 GRADE 工作组开发的当前证据质量和推荐强度分级的国际标准之一，适用于系统评价、临床实践指南和卫生技术评估。GRADE 工作组是由包括世界卫生组织在内的 19 个国家和国际组织共同创建，成立于 2000 年，成员由临床指南专家、循证医学专家、各个分级标准的主要制定者及证据研究人员构成。由于其科学合理、过程透明、适用性强，目前已被世界卫生组织（WHO）、Cochrane 协作网和英国国家卫生与临床优化研究所（National Institute for Clinical Excellence, NICE）等全世界 90 多个重要组织所采纳。

在 GRADE 分级方法中，随机对照试验最初被定为高质量证据，其质量可因 5 个因素下降，观察性研究被定为低质量证据，其质量可因 3 个因素上升，最终证据质量被分为高、中、低、极低 4 级（表 12-1）。

表 12-1　GRADE 证据分级

证据等级	具体描述	表达符号
高	我们非常有把握预测值接近真实值	⊕⊕⊕⊕ /A
中	我们对预测值有中等把握：预测值有可能接近真实值，但也有可能差别很大	⊕⊕⊕○ /B
低	我们对预测值的把握有限：预测值可能与真实值有很大差别	⊕⊕○○ /C
极低	我们对预测值几乎没有把握：预测值与真实值极可能有很大差别	⊕○○○ /D

在综合考量证据质量及其他影响因素，如利弊平衡、患者价值观和意愿、成本的基础上，GRADE 系统将推荐意见分为强、弱两级。当明确显示干预措施利大于弊或弊大于利时，则视为强推荐或强不推荐，当利弊不确定或无论质量高低的证据均显示利弊相当时，则视为弱推荐或弱不推荐（表 12-2）。

表 12-2　推荐强度的描述

证据等级	具体描述	表达符号
强	明确显示干预措施利大于弊或弊大于利	↑↑ /1
		↓↓ /1
弱	利弊不确定或无论质量高低的证据均显示利弊相当	↑? /2
		↓? /2

（二）证据质量降级的考虑因素与方法

1. 偏倚风险

偏倚风险考察的是纳入研究的设计、实施与测量。即纳入研究的方法学质量，当前针对随机对照试验的偏倚风险的评估使用最广泛的方法是 Cochrane 系统评价指导手册推荐的偏倚风险工具（risk of bias, RoB）工具，主要包括 5 个方面：随机、分配隐藏、盲法、不完整结局数据和选择性报告。对于非随机对照临床试验的质量评价，目前国际上最新应用的为 Cochrane 协作网提出的非随机对照临床试验偏倚风险评估工具（risk of bias in non-randomized studies of interventions, ROBINS-I）量表。如果系统评价纳入的多数研究不满足上述标准，则考虑在偏倚风险方面降级。

2. 间接性

间接性考察的是纳入研究回答的问题与系统评价关注问题之间的一致程度。主要包括 4 个方面：一是人群（P）的间接性，即系统评价纳入的人群和实际接受干预的人群可能存在间接性。二是干预措施（I）的间接性。三是结局指标（O）的间接性。四是间接比较，即被干预措施和对照措施不在同一研究中比较，而是各自与同一对照组进行比较。若间接比较的结果与直接比较的结果不一致，又没有合理原因解释，则需要考虑降级。

3. 异质性

异质性考察的是系统评价纳入不同研究结果间的一致程度。如果出现研究者不能提出合理解释的异质性，则考虑降1级。异质性合理解释可包括临床异质性和方法学异质性。临床异质性需要考虑患者、干预措施、对照措施和结局指标的不同带来的异质性。方法学异质性主要由上述偏倚风险中提到的"随机、分配隐藏、盲法、不完整结局数据和选择性报告"在不同研究之间完成质量的差异造成。异质性可通过目测点估计值间距离以及95%置信区间的重叠程度来判断研究差异大小，如果不同研究点估计值距离小，置信区间的重叠度好，则说明纳入研究的异质性小，不考虑降级。另外更为准确的方法是通过异质性检验来判断，常用的统计方法是Q检验、卡方检验（检验是否有异质性的定性检验），以及I^2大小（检验异质性大小的定量检验）。I^2值越大，卡方检验的P值越小则代表异质性越大，但是此处没有绝对的界值。一般来说，I^2值大于50%且P值小于0.1，则怀疑存在较大异质性，考虑降级。

4. 不精确性

不精确性考察的是系统评价纳入不同研究合并结果的精确程度。主要从两个方面来考虑：一是纳入研究的样本总量和事件发生率。二是合并结果的95%置信区间的宽窄，置信区间越宽则越难判断真实值的范围，对系统评价结果的信心程度就越不确定。

5. 发表偏倚

发表偏倚可以从3个方面来考虑，首先考察系统评价的检索策略和纳入排除标准，如果系统评价未检索在研试验（如WHO临床试验注册平台）、灰色文献数据或进行了语言或数据库的限制，则有可能遗漏相关研究。其次，可以通过漏斗图来帮助判断，但是这种方法具有一定局限性，如结局指标纳入的研究比较少，漏斗图判断存在很大的主观性。当纳入研究数量少，无法应用可以通过倒漏斗图来帮助判断，第3种方法是考察系统评价纳入的研究接受资助和利益冲突声明的情况，若纳入的研究都是小样本阳性结果，且都为相关医药公司资助，则有可能怀疑发表性偏倚的存在。

（三）证据质量升级的考虑因素与方法

1. 大的效应量

通常是针对观察性研究的系统评价进行的考虑。要注意的是对于大效应量的升级需要很谨慎，如果观察性研究的方法学质量较高（偏倚风险、精确性、异质性等没有严重问题），才可以因为效应量大而升级。当效应值大（用相对危险度RR表示，RR大于2或小于0.5）。另外如果观察的结局为主观指标时，即使效应量很大，系统评价作者和指南制定者在做出因果推断时应该谨慎。

2. 剂量效应关系

剂量效应关系被视为相信假定因果关系的一条重要标准，这种关系可能会增加我们对观察性研究结果的信心，从而提高证据质量。

3. 负偏倚

严谨的观察性研究会精确测量与关注结局相关的预后因素，也会对这些因素在干预组与对照组间分布的差异进行分析以校正其效应。

多数情况下，我们认为观察性研究仅提供了低质量证据的原因是因无法在分析中校正未测量或未知的对结局有影响的因素，而这些因素很可能在试验组和对照组间分布不均衡。观察性研究未在分析中校正其所有合理的混杂或偏倚的效应（如所有的残余混杂因素或负偏倚）可能导致低估显而易见的疗效。

（四）从证据到推荐

证据质量仅是决定推荐意见强度的一个因素，另外还需要考虑干预措施的利弊平衡、患者偏好和价值观以及对资源和成本的考虑。

五、专家共识法的应用

（一）名义组法

名义组法（nominal group technique, NGT）是指在决策过程中对群体成员通过出席所召开的讨论会，先进行个体决策，即独立思考后，再看最终共识程度。该方法特点是，每位成员平等参与，可避免讨论产生的冲突，能尽可能多地搜集观点，节省时间，但在同时解决多个问题上缺乏灵活性，需要较长时间。

由一名经验丰富的主持人组建共识专家组，以面对面会议的形式讨论特定主题。它包含两轮会议，参与者们对主题内容进行评判和讨论及再评判和讨论。第一阶段，参与者们先用 5~10 分钟匿名写下各自对讨论主题的观点；第二阶段，每个参与者依次对主持人阐述观点，主持人做记录，并进行列示，使周知；第三阶段，展开讨论，将相同的意见进行归类，同时对每个观点和意见进行讨论和评价；第四阶段，每个参与者对每个观点进行第一轮的匿名排序，并对排序进行展示；再进行第二轮的排序和讨论；将结果进行展示并反馈给与会者，达成共识。

（二）共识会议法

共识会议法（consensus development conference）是遴选一组人参加会议，就某问题根据呈现的证据达成共识，分为开放和封闭 2 种类型，均设有主席，负责全过程和分配任务，公众也可参与其中。该方法的主要特点在于较其他方法更倾向于通过公共论坛讨论问题。通过面对面讨论和交流产生建议，形式灵活，内容更丰富，经济方便，可实现快速决策，但对群体意见的综合分析方法不明确。

首先要选定主题和遴选参会专家。组织者围绕主题，列出将要讨论的问题清单，确定会议讨论范围。与会专家来自不同领域，形成会议专家决策组。该决策组独立于组织者，且没有其他利益冲突，这些专家应为领域内高水平的专家。与此同时，组织者邀请另外一批独立于决策组的专家提供背景资料，用于会议决策专家进行讨论。组织者提供循证证据。与会专家听取证据陈述之后，展开讨论，最终达成共识。由各参与者以投票、排序、公开讨论等非结构化的互动方法评估最终的共识结果。

六、利益冲突的问题

利益冲突是一系列可能影响专家成员决策的客观性、公平性的个人、专业或经济因素，可以是实际存在或是潜在的。利益冲突可能引起高估有益的效果而低估危害，是指南制定过程中重要的潜在偏倚来源。在推荐意见的形成过程中，当相关的主要利益（如患者的健康与研究的有效性）受到次要利益（如经济收入）的过度影响时，便会产生利益冲突。

（一）利益冲突分类

利益冲突主要包括经济利益冲突和非经济利益冲突。经济利益冲突可用金钱衡量。包括：个人经济收入，如工资、咨询费、酬金和礼物、差旅费等；拥有公司股份或股票；个人专利；研究支持，包括直接金钱支持或设备、实验室支持；基金（个人或机构提供的经济）支持。部分组织确定了个人经济利益的界限值，如 WHO 提出若单方金钱利益低于 5 000 美元则无需报告，而研究支持（包括超过 1 000 美元的非金钱支持）都必须公开。

非经济利益冲突一般不用金钱衡量，而且相对来说不容易识别，主要包括：是相关单位的领导、董事会或委员会成员；是可能接受利益的倡议小组的成员；为相关公司提供撰写或咨询服务；有与指南主题相关的可能影响无偏倚证据评价或推荐意见形成的个人信念（政治、宗教、思想或其他）；参与了相关研究和发表工作；优先发表指南制定过程中涉及的研究，如系统评价；优先公开与指南相关的观点或立场；家人存在目标疾病或其他问题；与提交或评估文章的人（如作者、评价者、编辑或科学期刊编辑委员会成员）有私人关系（即朋友、配偶、家人、目前或过去的导师、竞争对手等）；社会地位得到提升。

需要强调的是非经济利益冲突中的专业或学术利益冲突越来越受重视，相关研究也越来越多。学术利益冲突是指在参与一些学术活动后，提出某个可能影响个人对具体推荐意见判断的观点，这些活动包括参与直接与推荐意见有关的研究或评论，如作为原始研究的作者。

（二）需要进行利益声明的人员

重大利益冲突会妨碍专家参与推荐意见的制定与最终决策，特别是与其利益相关的内容。在指南制定过程中公开利益声明并评价处理利益冲突有助于实现一致、客观和透明的指南制定过程，可避免相关偏倚，从而不至于产生误导。各指南手册对应当声明利益冲突的人群说法不一，但很多都提出凡参与指南制定过程的成员都应该进行利益声明。

建议在指南制定过程中，指南指导委员会、指南共识专家组、指南秘书组、指南外部评审小组的全体成员，以及其他参加指南制定会议的专家或顾问都要填写利益声明表，且都要在正式参与指南制定相关工作前完成。

（三）利益声明的处理过程

1. 指南小组所有成员在正式参加指南制定工作之前先填写利益声明表，并由秘书组收集提交至指南指导委员会。

2. 指南指导委员会监督并评价利益声明，以确定是否存在利益冲突。

3. 若存在利益冲突，指南指导委员会确定其严重程度，进而确定最终处理方式。

4. 在指南小组会议上呈现并报告所有成员的利益声明和利益冲突评价结果，每个成员都有机会更新和／或修改其利益声明。

5. 指南制定完成后，总结利益冲突及其处理策略，并在最终的指南文件中进行报告。

附录：英汉词汇对照表

英文	英文缩写	中文
21st Century Cures Act	—	《21 世纪治愈法案》
a measure tool to assess systematic reviews	AMSTAR	系统评价方法学质量评价工具
absolute risk increase	ARI	绝对危险度增加率
absolute risk reduction	ARR	绝对危险度减少率
absorption, distribution, metabolism and excretion	ADME	吸收、分布、代谢和排泄
active surveillance	—	主动监测
activity of daily living	ADL	日常生活活动
ADR reporting system	—	药物不良反应报告制度
advanced therapy medicinal products	ATMPs	先进疗法医药产品
adverse drug reaction	ADR	药品不良反应
adverse event	AE	不良事件
adverse event reporting system	AERS	药品不良事件报告系统
Agency for Healthcare Research and Quality	AHRQ	美国医疗保健研究与质量局
analytic hierarchy process	AHP	层次分析法
Australian Drug Evaluation Committee	ADEC	澳大利亚药品评估委员会
Bayesian confidence propagation neural network	BCPNN	贝叶斯置信度传播神经网络
benefit	—	效益
bias	—	偏倚
Botanical Drug Development Guidance for Industry	—	植物药研发行业指南
Canadian Task Force on the Periodic Health Examination	CTFPHE	加拿大定期体检特别工作组
cancer value label	CAVALA	癌症价值标签
case report form	CRF	病例报告表
Center for Drug Evaluation	CDE	药品审评中心
Center for Drug Evaluation and Research	CDER	美国药品评价与研究中心
chance	—	机遇
China Food and Drug Administration	CFDA	中国食品药品监督管理总局
Chinese biomedical literature database	CBM	中国生物医学文献数据库
Chinese hospital pharmacovigilance system	CHPS	中国医院药物警戒系统
clinical orientation	—	临床定位
Cochrane risk of bias	RoB 2.0	Cochrane 偏倚风险评估工具 2.0
Code of Federal Regulations	CFR	（美国）《联邦规章典集》
cohort study	—	队列研究
common data model	CDM	通用数据模型

续表

英文	英文缩写	中文
comparative effectiveness research	CER	比较效益研究
comparative observational study	—	比较观察性研究
confidence factor	—	置信度
consensus conference method	—	共识会议法
consolidated health economic evaluation reporting standards	CHEERS	卫生经济学评价研究统一报告标准
consolidated standards of reporting trials	CONSORT	临床试验报告的统一标准
core outcome sets	COS	核心结局指标集
corrective action and preventive action	CAPA	纠正和预防措施
cost minimization analysis	CMA	最小成本分析
cost-benefit analysis	CBA	成本－效益分析
cost-effectiveness	—	成本－效果
cost-effectiveness acceptability curve	CEAC	成本效果可接受曲线
cost-effectiveness analysis	CEA	成本－效果分析
cost-utility analysis	CUA	成本－效用分析
Council of Science Editors	CSE	科学编辑委员会
decision analysis model	—	决策分析模型
decision tree model	—	决策树模型
defined daily dose	DDD	限定日剂量
defined daily dose consumption	DDDc	日治疗费用
defined daily doses	DDDs	用药频度
Department of Home Affairs	DHA	（澳大利亚）内务部
deterministic sensitivity analysis	DSA	确定型敏感性分析
development and use of risk minimization action plans	—	风险最小化行动计划的制订与应用
direct benefit	—	直接效益
direct cost	—	直接成本
drug adverse event reporting system	DAERS	药品不良反应直接报告系统
drug utilization research	DUR	药物利用研究
effectiveness	—	效果
efficacy	—	效力
electronic health record	EHR	电子健康记录
electronic medical record	EMR	电子病历记录
emulate a target trial	—	模拟目标试验
European Commission	EC	欧盟委员会

续表

英文	英文缩写	中文
European community respiratory health survey	ECRHS	欧共体呼吸疾病健康调查
European Medicines Agency	EMA	欧洲药品管理局
evaluation of post-marketing drug	EPMD	药品上市后评价
evidence pyramid	—	证据金字塔
evidence rating matrix	ERM	证据评级矩阵
explanatory randomized controlled trial	eRCT	解释性随机对照试验
external validity	—	外部效度
Food and Drug Administration	FDA	（美国）食品药品监督管理局
Food and Drug Administration Amendments Act	FDAAA	（美国）《食品药品管理法修正案》
Gamma Poisson shrinker	GPS	伽马泊松缩减
gas chromatography	GC	气相色谱法
Global Initiative for Asthma	GINA	全球哮喘防治倡议
global registry of acute coronary events	GRACE	急性冠脉事件全球注册研究
Good Laboratory Practice	GLP	药物非临床研究质量管理规范
Good Manufacture Practice	GMP	药品生产质量管理规范
Good Post-marketing Study Practice	GPSP	（日本）《药品上市后研究质量管理规范》
Good Review Practices	GRP	审评质量管理规范
grading of recommendations, assessment, development and evaluation	GRADE	证据推荐分级的评价、制定与评估
Guideline on Good Pharmacovigilance Practices	GVP	《药物警戒质量管理规范》
health utility	—	健康效用
high performance liquid chromatography	HPLC	高效液相色谱法
hospital information system	HIS	医院信息系统
human papilloma virus	HPV	人乳头瘤病毒
incremental analysis	—	增量分析
incremental cost-effectiveness ratio	ICER	增量成本效果比
indirect benefit	—	间接效益
indirect cost	—	间接成本
individual-level data-based study	—	基于患者个体水平数据的研究
Institute for Clinical and Economic Review	—	美国临床和经济评论研究所
Institute of Medicine	IOM	美国医学研究所
intangible benefit	—	无形效益

续表

英文	英文缩写	中文
intangible cost	—	隐形成本
intention-to-treat	ITT	意向性治疗
internal validity	—	内部效度
international classification of diseases	ICD	国际疾病分类
International Committee of Medical Journal Editors	ICMJE	国际医学期刊编辑委员会
International Network for Rational Use of Drugs	INRUD	合理用药国际网络
international normalized ratio	INR	国际标准化比值
International Society for Pharmacoepidemiology	ISPE	国际药物流行病学协会
International Society for Pharmacoeconomics and Outcomes Research	ISPOR	国际药物经济学与结果研究协会
large simple trial	LST	大型简单试验
likelihood of being helped vs. harmed	LHH	防治性措施受益与危害似然比
Management of Health and Aging	MHA	（澳大利亚）卫生和老龄部
marketing authorization holder	MAH	上市许可持有人
Markov chain Monte Carlo simulation	MCMC	马尔科夫链蒙特卡罗模拟
Markov model	—	马尔科夫模型
mean difference	MD	均数差
Medical Center of State University of New York	—	美国纽约州立大学医学中心
Medical Dictionary for Regulatory Activities	MedDRA	国际医学用语词典
medicare benefits schedule	MBS	（澳大利亚）全民医保医疗指导收费标准清单
Medicines and Healthcare Products Regulatory Agency	MHRA	英国药品和保健产品管理局
minimum clinical efficacy	—	最小临床效力
Ministry of Health Labor and Welfare	MHLW	（日本）厚生劳动省
missing at random	MAR	随机缺失
missing completely at random	MCAR	完全随机缺失
missing not at random	MNAR	非随机缺失
model-based study	—	模型研究
multi-criteria cecision analysis	MCDA	多准则决策分析
multi-item gamma passion shrinker	MGPS	多项伽马泊松分布缩减
multimorbidity	—	多病共存
Myocardial Infarction National Audit Project	MINAP	心肌梗死国家监测项目
National Medical Products Administration	NMPA	（中国）国家药品监督管理局

续表

英文	英文缩写	中文
national drug monitoring system	NDMS	（日本）全国药物监测系统
National Institute for Clinical Excellence	NICE	（英国）国家卫生与临床优化研究所
national institute of health stroke scale	NIHSS	美国国立卫生研究院卒中量表
National Institutes of Health	NIH	美国国立卫生研究院
nominal group technique	NGT	名义组法
non-randomized controlled trial	non-RCT	非随机对照试验
number needed to harm	NNH	发现伤害所需治疗人数
number needed to treat	NNT	需治疗人数
objective performance criteria	OPC	目标值法
observational health data sciences and informatics	OHDSI	观察性健康医疗数据科学与信息学
Observational Medical Outcomes Partnership	OMOP	观察性医疗结果合作组织
Occupational Safety and Health Administration	OSHA	职业安全健康管理局
off-label drug use	—	超说明书用药
optimal information size	OIS	最优信息样本量
patient-perspective value framework	PPVF	患者视角的价值框架
patient-reported outcome	PRO	患者报告结局
Pediatric Research Equity Act	PREA	（美国）《儿童用药研究法案》
periodic safety update reports	PSUR	定期安全性更新报告
Pharmaceutical Benefits Advisory Committee	PBAC	（澳大利亚）药物补贴咨询委员会
Pharmaceutical Benefits Pricing Authority	PBPA	（澳大利亚）药物报销价格管理局
pharmaceutical benefits scheme	PBS	（澳大利亚）药物福利计划
Pharmaceuticals and Medical Devices Agency	PMDA	（日本）药品与医疗器械管理局
pharmacoeconomics	PE	药物经济学
Pharmacovigilance Risk Assessment Committee	PRAC	药物警戒风险评估委员会
piggyback	—	平行研究
post-authorization safety study	PASS	上市后安全性研究
post-marketing commitments	PMC	上市后承诺
post-marketing requirements	PMR	上市后要求
post-marketing surveillance	PMS	上市后监测
pragmatic clinical trial	PCT	实用性临床试验
pragmatic randomized controlled trial	pRCT	实用性随机对照试验
precision medicine	—	精准医疗

续表

英文	英文缩写	中文
pre-marketing risk assessment	—	上市前风险评估
probability sensitivity analysis	PSA	概率敏感性分析
proportional reporting ratio	PRR	比例报告比
proteomics	—	蛋白组学
quality adjusted time without symptoms or toxicity	—	无症状和毒性质量调整时间
quality management system	QMS	质量管理体系
quality-adjusted life years	QALYs	质量调整生命年
randomized controlled trial	RCT	随机对照试验
rank acceptability index	—	可接受度
real world evidence	RWE	真实世界证据
Reevaluation System	—	再评价制度
Reexamination System	—	再审查制度
relative risk	*RR*	相对危险度
relative risk reduction	RRR	相对风险降低率
relative-value adjusted number needed to harm	—	相对调整发现伤害所需人数
relative-value adjusted number needed to treat	—	相对调整需治疗人数
reporting odds ratio	ROR	报告比值比
risk evaluation and mitigation strategies	REMS	风险评估与减低策略
risk of bias	RoB	偏倚风险
risk of bias in non-randomized studies of interventions	ROBINS-I	非随机干预研究偏倚风险评估工具
serious adverse drug reaction	SADR	严重的药品不良反应
spontaneous reporting system	SRS	自发呈报系统
scenario analysis	—	情境分析
sensitivity analysis	—	敏感性分析
stable angina pectoris	SAP	稳定型心绞痛
stakeholder	—	利益相关方
standard operating procedure	SOP	标准作业程序
State Drug Administration	SDA	（中国）国家药品监督管理局
State Food and Drug Administration	SFDA	（中国）国家食品药品监督管理局
ST-segment elevation myocardial infarction	STEMI	ST 段抬高型心肌梗死
Subacute myelo-optic neuropathy	SMON	斯蒙病 / 亚急性脊髓视神经病
stochastic multi-criteria acceptability analysis	SMAA	随机多准则接受程度分析

续表

英文	英文缩写	中文
strategy and implementation plan for advancing regulatory science for medicinal products	—	推进医药产品监管科学的战略和实施计划
strictly dominant strategy	—	绝对优势方案
strictly dominated strategy	—	绝对劣势方案
Swedish Catalogue of Approved Drugs	FASS	瑞典药品目录
swing weighting	—	摇摆赋权法
systematic review	SR	系统评价
the International Council for Harmonisation of Technical Requirements for Pharmaceuticals for Human Use	ICH	国际人用药品注册技术协调会
The Journal of the American Medical Association	JAMA	《美国医学会杂志》
The New England Journal of Medicine	NEJM	《新英格兰医学杂志》
The Newcastle-Ottawa Scale	NOS	纽卡斯尔－渥太华量表
the Pharmaceutical Benefits Advisory Committee	PBAC	（澳大利亚）药物福利咨询委员会
Therapeutic Goods Administration	TGA	（澳大利亚）治疗用品管理局
thin layer chromatography	TLC	薄层色谱法
thromboelastogram	TEG	血栓弹力图
United States Environmental Protection Agency	USEPA	美国国家环境保护局
validity	—	效度
value function	—	价值函数
unlabeled use	—	说明书外用法
unlicensed use	—	未注册用法
utility	—	效用
variability	—	差异性
weighted net clinical benefit	wNCB	加权净临床获益
World Association of Medical Editors	WAME	世界医学编辑学会
World Health Organization	WHO	世界卫生组织
World Health Organization Adverse Reaction Terminology	WHOART	世界卫生组织不良反应术语集

主要参考文献

[1] ANGELIS A, KANAVOS P. Multiple Criteria Decision Analysis (MCDA) for evaluating new medicines in Health Technology Assessment and beyond: The Advance Value Framework[J]. Social Science and Medicine, 2017, 188: 137-156.

[2] BERGER M L, DREYER N, ANDERSON F, et al. Prospective observational studies to assess comparative effectiveness: the ISPOR good research practices task force report[J]. Value in Health, 2012, 15(2): 217-230.

[3] Husereau D, Drummond M, Petrou S, et al. Consolidated Health Economic Evaluation Reporting Standards (CHEERS)-explanation and elaboration: a report of the ISPOR Health Economic Evaluation Publication Guidelines Good Reporting Practices Task Force. Value in Health, 2013, 16(2): 231-250.

[4] DU X, PATEL A, ANDERSON C S, et al. Epidemiology of Cardiovascular Disease in China and Opportunities for Improvement: JACC International[J]. Journal of the American College of Cardiology, 2019, 73(24): 3135-3147.

[5] FOROUTAN N, TARRIDE J E, XIE F, et al. A Comparison of Pharmaceutical Budget Impact Analysis (BIA) Recommendations Amongst the Canadian Patented Medicine Prices Review Board (PMPRB), Public and Private Payers[J]. Pharmacoeconomics Open, 2019, 3(4): 437-451.

[6] BERGER M L, SOX H, WILLKE R J, et al. Good practices for real-world data studies of treatment and/or comparative effectiveness: Recommendations from the joint ISPOR-ISPE Special Task Force on real-world evidence in health care decision making[J]. Pharmacoepidemiology and Drug Safety, 2017, 26(9): 1033-1039.

[7] GUYATT G H, OXMAN A D, KUNZ R, et al. GRADE guidelines 6. Rating the quality of evidence-imprecision[J]. Journal of Clinical Epidemiology, 2011, 64(12): 1283-1293.

[8] LUO N, LIU G, LI M, et al. Estimating an EQ-5D-5L Value Set for China[J].Value in Health. 2017, 20(4): 662-669.

[9] 国家药品监督管理局药品审评中心. 真实世界研究支持儿童药物研发与审评的技术指导原则（试行）[EB/OL].（2020-08-27）[2022-08-20]. https://www.cde.org.cn/zdyz/domesticinfopage?zdyzIdCODE=ba982425987c0a65afe6012399964385.

[10] 国家药品监督管理局药品审评中心. 真实世界证据支持药物研发与审评的指导原则（试行）[EB/OL].（2020-01-07）[2022-08-20]. https://www.cde.org.cn/zdyz/domesticinfopage?zdyzIdCODE=db4376287cb678882a3f6c8906069582.

[11] POLLOCK A, FARMER S E, BRADY M C, et al. An algorithm was developed to assign GRADE levels of evidence to comparisons within systematic reviews[J]. Journal of Clinical Epidemiology, 2016, 70: 106-110.

[12] RAMSEY S D, WILLKE R J, GLICK H, et al. Cost-effectiveness analysis alongside clinical trials II -An ISPOR Good Research Practices Task Force report[J]. Value in Health, 2015, 18(2): 161-172.

[13] WANG S V, SCHNEEWEISS S, BERGER M L, et al. Reporting to Improve Reproducibility and Facilitate Validity Assessment for Healthcare Database Studies V1.0[J]. Value in Health, 2017, 20(8): 1009-1022.

[14] WOLOWACZ S E, BRIGGS A, BELOZEROFF V, et al. Estimating Health-State Utility for Economic

Models in Clinical Studies: An ISPOR Good Research Practices Task Force Report[J]. Value in Health, 2016, 19(6): 704-719.

[15] Ribeiro LAPA, Garcia ACB, Dos Santos PSM. Dependency Factors in Evidence Theory: An Analysis in an Information Fusion Scenario Applied in Adverse Drug Reactions. Sensors (Basel). 2022, 22(6): 2310.

[16] 曹俊岭，李国辉. 中成药与西药临床合理联用研究 [M]. 北京：北京科学技术出版，2016.

[17] 刘东方，赵丽娜. 中药指纹图谱技术的研究进展及应用 [J]. 中草药，2016，47（22）：4085-4094.

[18] 谭鹏，李春雨，章从恩，等. 超高效液相色谱法在中药分析领域中的应用现状及展望 [J]. 中草药，2018，49（24）：5938-5945.

[19] 张伯礼，陈传宏. 中药现代化二十年 [M]. 上海：上海科学技术出版社，2016.

[20] 安宇，王阶，何庆勇，等. 对中药新药研发的思考 [J]，中国中医药信息杂志，2014，21（4）：1-2.

[21] 白洋，杨薇，刘峘，等. 734 例参附注射液疑似过敏反应影响因素分析 [J]. 中成药，2016，38（3）：505-510.

[22] 陈慧，郭素香，李晓丹. "以证统病"中医思维模式在中医儿科出疹性疾病教学中的思考 [J]，医学信息，2020，33（16）：165-166.

[23] 陈敬，魏国旭，柏林，等. 我国儿童用药立法的必要性和可行性研究 [J]. 中国药事，2020，34（7）：737-743.

[24] 陈可冀，吴宗贵，朱明军，等. 慢性心力衰竭中西医结合诊疗专家共识 [J]，心脑血管病防治，2016，16（5）：340-347.

[25] 广东省药学会. 临床重症与药学超说明书用药专家共识（2021 新增版）[J]. 今日药学，2022，32（5）：321-330.

[26] 陈旭，申琳，柏冬. 医疗机构制剂在人用经验中药创新药研发的关键问题与思考 [J]. 中国新药杂志，2020，29（16）：1830-1835.

[27] 程海波，李柳，周学平，等. 中医肿瘤癌毒病机辨证体系的创建 [J]，中医杂志，2020，61（20）：1767-1770.

[28] 丛佳林，杨晓晖，苏鹏丽，等. 德国 IQWiG 药品价值评估框架的简介与启示 [J]，药物流行病学杂志，2021，30（7）：447-451.

[29] 崔瑞昭，谢雁鸣，廖星，等. 苦碟子注射液用药安全性的系统评价 [J]，中国中药杂志，2017，42（12）：2380-2390.

[30] 党海霞，刘骏，李兵，等. 中成药价值评估指标体系研究 [J]，中国新药杂志，2021，30（11）：961-970.

[31] 党海霞，王海南. 中成药临床不合理应用现状分析及对策探讨 [J]，中国药物警戒，2011，8（10）：606-607.

[32] 丁淑芹，贾敏，王美霞，等. 2265 份药物临床试验知情同意书设计及签署情况的伦理分析 [J]，中国医学伦理学，2015，28（5）：762-764.

[33] 方邦江，孙丽华，卜建宏，等. 论"急性虚证"理论及其在急救临床的应用（上）[J]，中国中医急症，2017，26（10）：1724-1726.

[34] 方力争，徐志杰.《澳大利亚与新西兰老年医学会立场声明：老年人处方》解读 [J]. 中国全科医学，2019，22（7）：747-752.

[35] 丰志培，陶群山，彭代银，等. 我国中药产业自主创新历史演进、特点与启示 [J]，中国中药杂志，2015，40（11）：2252-2257.

[36] 高蕊，孙明月，谢雁鸣. 中成药上市后临床合理用药评价要点 [J]. 中国中药杂志，2011，36（20）：2807-2810.

[37] 学敏，马融，张德芹. 我国儿童中成药用药现状、存在问题及解决建议 [J]. 中成药，2016，38（5）：1192-1196.

[38] 耿可欣，张晓朦，张冰，等. 哺乳期妇女应用中药安全问题分析与警戒 [J]. 中国药物警戒，2022，19（8）：908-912.

[39] 耿莹，赵德恒，杨志敏. 我国儿童用药进行上市后真实世界数据收集的考虑 [J]. 中国新药杂志，2018，27（18）：2107-2110.

[40] 巩颖，顾媛媛，郑飞，等. 中成药临床合理应用的影响因素分析 [J]. 中国药房，2017，28（17）：2419-2421.

[41] 顾浩，王志飞，谢雁鸣. 中医药干预新发突发公共卫生事件临床研究的伦理审查要点 [J]. 中国中药杂志. 2020，10（5）：2287-2290.

[42] 关健. 医学科学数据共享与使用的伦理要求和管理规范（三）知情同意履行挑战与原则策略 [J]. 中国医学伦理学，2020，33（5）：530-535.

[43] 官海静，岳晓萌，吴久鸿. 中国药物经济学评价指南的应用与挑战 [J]，中国药学杂志，2017（13）：1188-1193.

[44] 管鸽，刘瑜新，荣春蕾，等. 280种中成药孕妇及哺乳期妇女用药禁忌分析 [J]. 中国卫生产业，2015，12（36）：54-58.

[45] 郭航，赵春燕，战丽彬，等. 基于网络药理学的六味地黄丸治疗高血压、2型糖尿病、阿尔茨海默病的异病同治机制分析 [J]. 中药药理与临床，2021，37（1）：41-49.

[46] 郭丽君，王安铸，高凤，等. 参附注射液治疗急性心力衰竭有效性的 Meta 分析 [J]，世界中医药，2020，15（16）：2387-2396.

[47] 郭武栋，李雪，陈金榆，等. 药品多维度价值判断评估工具包模拟案例 [J]. 中国卫生资源，2020，23（04）：348-351，372.

[48] 郭志刚，吴彬，管晓东，等. 中国儿童用药研发现状及存在问题分析 [J]. 中国新药杂志，2014，23（22）：2602-2606.

[49] 国家药品监督管理局. 肝功能损害患者的药代动力学研究技术指导原则 [EB/OL]. （2012-05-15）[2022-08-20]. https://www.nmpa.gov.cn/directory/web/nmpa/xxgk/fgwj/gzwj/gzwjyp/20120515120001975.html.

[50] 国家药品监督管理局. 关于发布中药新药临床研究一般原则等4个技术指导原则的通告 [EB/OL]. （2015-11-03）[2022-08-20]. https://www.nmpa.gov.cn/directory/web/nmpa/xxgk/ggtg/qtggtg/20151103120001444.html.

[51] 国家药品监督管理局. 肾功能损害患者的药代动力学研究技术指导原则 [EB/OL]. （2012-05-15）[2022-08-20]. https://www.nmpa.gov.cn/directory/web/nmpa/xxgk/fgwj/gzwj/gzwjyp/20120515120001975.html.

[52] 国家药品监督管理局. 国家药监局关于发布证候类中药新药临床研究技术指导原则的通告 [EB/OL]. （2018-11-01）[2022-08-21]. https://www.nmpa.gov.cn/yaopin/ypggtg/ypqtgg/20181106155701473.html.

[53] 国家药品监督管理局. 国家药品监督管理局关于发布中药药源性肝损伤临床评价技术指导原则的通告 [EB/OL]. （2018-06-12）[2022-08-20]. https://www.nmpa.gov.cn/yaopin/ypggtg/ypqtgg/20180619172601728.html.

[54] 国家药品监督管理局. 化学药物临床药代动力学研究技术指导原则 [EB/OL]. （2005-03-18）[2022-08-21]. https://www.nmpa.gov.cn/directory/web/nmpa/xxgk/fgwj/gzwj/gzwjyp/20050318010101201.html.

[55] 何胜荣，周吉银. 新冠肺炎中药临床研究的伦理审查挑战 [J]. 医学与哲学，2020，41（13）：37-40.

[56] 何伟，谢雁鸣，王永炎. 中药上市后临床再评价研究若干问题思考 [J]. 中国中药杂志，2010，35（12）：1641-1643.

[57] 何伟，谢雁鸣. 中药上市后证候临床再评价模式探索 [J]. 中医杂志，2012，53（4）：297-298，313.

[58] 侯鸿军，王莉，李兴民，等. 我国中成药说明书现状、存在问题及对策建议 [J]. 中国食品药品监管，2020（2）：32-39.

[59] 胡思源.《儿科常见疾病中药新药临床试验设计与评价技术指南》制定说明及范例介绍 [C]//. 中华中医药学会儿科分会第三十次学术大会论文汇编. 2013：219-230.

[60] 黄世敬，翁维良. 中成药临床应用手册 [M]. 郑州：河南科学技术出版社，2019.

[61] 黄樱硕，张子龙，吴小芳，等. 药物临床试验受试者隐私保护的有关伦理问题及其研究进展 [J]. 中国医学伦理学，2020，33（9）：1046-1052.

[62] 姜俊杰，谢雁鸣，张寅，等. 30209 例舒血宁注射液安全性医院集中监测研究 [J]. 中国中药杂志，2017，42（15）：2883-2888.

[63] 蒋宁，杜保民，杜冠华，等. 新思路·新技术——中药复方新药研发相关重大科学和技术问题 [J]. 中国药理学与毒理学杂志，2020，34（4）：241-260.

[64] 金锐，王宇光，薛春苗，等. 中成药处方点评的标准与尺度探索（十）：儿童用药 [J]. 中国医院药学杂志，2017，37（11）：1003-1008.

[65] 金锐，王宇光，薛春苗，等. 中成药处方点评的标准与尺度探索（四）：适应证不适宜 [J]. 中国医院药学杂志，2015，35（13）：1161-1167.

[66] 金锐，王宇光，薛春苗，等. 中成药处方点评的标准与尺度探索（五）：老年人群用药遴选 [J]. 中国医院药学杂志，2015，35（14）：1253-1260.

[67] 金锐，赵奎君，郭桂明，等. 中成药临床合理用药处方点评北京共识 [J]. 中国中药杂志，2018，43（5）：1049-1053.

[68] 金鑫瑶，郑文科，张俊华，等. 推进真实世界研究的透明化 [J]. 世界中医药，2019，14（12）：3106-3110.

[69] 李安，刘斌，宗星煜，等. 古代经典名方中药新药研发策略及清肺排毒颗粒上市实践分析 [J]. 中医杂志，2021，62（21）：1890-1894.

[70] 李春晓，凌霄，李学林，等. 中成药上市后安全性综合评价研究探讨 [J]. 中医杂志,2020,61（12）：1049-1053.

[71] 李涵，孙杨，张晓雨，等. 以证统病——中医临床思维的回归与创新 [J]. 世界中医药, 2019, 14（10）：2552-2556.

[72] 李静，商洪才，赵晨. 药物临床试验质量监查的问题分析对策以及中成药上市后再评价领域监查问题 [J]. 中国新药杂志, 2019, 28（18）：2184-2188.

[73] 李涛，崔天红. 中医理论与实践对创新药研发的启发与思考 [J]. 中国新药杂志, 2020, 29（16）：1822-1824.

[74] 李宪辰，康玫，邱燕，等. 研究者发起的临床研究中受试者个人隐私保护探讨 [J]. 中国医学伦理学, 2020, 33（12）：1459-1462.

[75] 李新燕，周霖，李维辰. 活血化瘀类中成药联合丁苯酞注射液治疗急性脑梗死疗效与安全性的系统评价 [J]. 中国医院用药评价与分析, 2019, 19（6）：724-728.

[76] 李幼平. 循证医学 [M]. 北京：人民卫生出版社，2017.

[77] 廖星，于丹丹，谢雁鸣，等. 碟脉灵苦碟子注射液上市后安全性监测：一项 30233 例真实世界注册登记研究 [J]. 中国中药杂志, 2017, 42（15）：2857-2863.

[78] 林洪生，李萍萍，薛冬，等. 肿瘤姑息治疗中成药使用专家共识（2013 版）[J]. 中国中西医结合杂志, 2016, 36（3）：269-279.

[79] 林喆，孟宪志，师明阳，等. 研究者发起的临床研究项目伦理审查现实矛盾与对策思考 [J]. 医学与哲学, 2020, 41（22）：37-40.

[80] 蔺梦娟，吴嘉瑞，张晓朦，等. 基于 Meta 分析的清开灵注射剂治疗急性上呼吸道感染临床评价研究 [J]. 药物流行病学杂志, 2016, 25（12）：763-772.

[81] 刘昌孝，张铁军，黄璐琦，等. 发展监管科学，促进中药产业传承创新 [J]. 药物评价研究, 2019, 42（10）：1901-1912.

[82] 刘昌孝. 国际药品监管科学发展概况 [J]. 药物评价研究, 2017, 40（8）：1029-1043.

[83] 刘昌孝，程翼宇，范骁辉. 转化研究：从监管科学到科学监管的药物监管科学的发展 [J]. 药物评价研究, 2014, 37（5）：385-391.

[84] 刘国恩. 中国药物经济学评价指南 [M]. 北京：中国市场出版社，2020.

[85] 刘佳，刘桦. 1200 张儿科中成药处方点评与分析 [J]. 中国医院用药评价与分析, 2017, 17（5）：703-705.

[86] 刘家芳，赵升田，尹爱田，等. 从供需方角度分析分级诊疗在基层卫生服务的问题及建议 [J]. 中国医院, 2018, 22（3）：8-10.

[87] 刘建平. 循证中医药临床研究方法学（第二版）[M]. 北京：人民卫生出版社，2019.

[88] 刘锦钰，赵琼姝，袁静，等. 临床研究豁免知情同意的情形分析与探讨 [J]. 中国医学伦理学, 2019, 32（10）：1243-1246.

[89] 马静，高京宏，刘春光. 拓展性同情使用临床试验用药制度的相关问题研究 [J]. 中国药物警戒, 2021, 18（1）：47-51.

[90] 马玉芳，李雯霞，杨晓晖，等. 美国 ICER 药品价值评估框架分析及思考 [J]. 药物流行病学杂志，2021，30（7）：441-447.

[91] 庞聪，陈泓邑，王逸枫，等. 中国精准医学的伦理挑战 [J]. 中国循证医学杂志，2020，20（12）：1367-1372.

[92] 卿文浩，王磊，阎柯. 抗肿瘤药物临床试验受试者保护的法律分析 [J]. 肿瘤药学，2020，10（6）：745-749.

[93] 邱凯锋，何志超，陈泽鹏，等.《超说明书用药循证评价规范》团体标准解读 [J]. 今日药学，2021，31（11）：811-814.

[94] 邱瑞瑾，李敏，胡嘉元，等. 中成药上市后临床安全性评价核心数据集的构建方法探索 [J]. 世界科学技术 – 中医药现代化，2018，20（10）：1723-1728.

[95] 任钧国，刘建勋. 中药注射剂上市后作用机制研究的思路与方法 [J]. 中国现代中药，2018，20（11）：1319-1322，1329.

[96] 任悦，李丹丹，潘晨，等. 德尔菲法在临床药学中的应用现状 [J]. 中国医院用药评价与分析，2019，19（12）：1525-1527.

[97] 邵晖，姚晨蕊，李婷，等. 百令胶囊治疗肾脏系统疾病的快速卫生技术评估 [J]. 中国医院用药评价与分析，2020，20（10）：1232-1235.

[98] 时晶，倪敬年，田金洲，等. 清热解毒法治疗阿尔茨海默病的系统评价 [J]. 北京中医药大学学报，2019，42（8）：667-672.

[99] 史录文. 中成药药物经济学评价技术手册 [M]. 北京：中国协和医科大学出版社，2019.

[100] 孙梦华，谢雁鸣. 针对目前已注册的上市中成药治疗新型冠状病毒肺炎临床研究分析 [J]. 世界科学技术 – 中医药现代化，2020，22（3）：612-621.

[101] 孙晓波. 来源于经典名方的中药新药高质量发展战略思考 [J]. 中国药理学与毒理学杂志，2019，33（9）：662.

[102] 谭婧，占美，李幼平，等. 感染性疾病中成药治疗上市后研究初探与思考 [J]. 中国循证医学杂志，2015，15（4）：488-492.

[103] 田春华，李馨龄，周冉，等. 日本药品上市后评价制度对我国的启示 [J]. 中国药物警戒，2017，14（9）：527-529.

[104] 王彬辉，章文红，杨赛成，等. 医院门诊活血化瘀类中成药超说明书用药分析 [J]. 中医药管理杂志，2019，27（5）：106-109.

[105] 王桂倩，谢雁鸣，王连心，等. 真实世界疑似清开灵注射液致肾功能异常患者临床特征分析 [J]. 中国中医基础医学杂志，2018，24（7）：961-964.

[106] 王辉，金鑫瑶，庞博，等. 中医药干预新型冠状病毒肺炎临床研究方案分析 [J]. 中国中药杂志，2020，45（6）：1232-1241.

[107] 王阶，熊兴江，张兰凤. 病证结合模式及临床运用探索 [J]. 中国中西医结合杂志，2012，32（3）：297-299.

[108] 王俊壹，程海波. 清热解毒法与以毒攻毒法在肿瘤治疗中的应用 [J]. 中华中医药杂志，2018，33

（8）：3417-3419.

[109] 王立红，程自银，陈道桢. 妊娠期妇女用药的危险与防范 [J]. 临床合理用药杂志，2012，5（26）：78.

[110] 王连心，谢雁鸣. 针对新发突发公共卫生事件循证中医药临床研究设计的建议 [J]. 中国中药杂志，2020，45（10）：2291-2295.

[111] 王少卿，高颖. 从证病结合模式探讨证候类中药新药的临床研究方法 [J]. 环球中医药，2014，7（9）：724-726.

[112] 王少卿，高颖，吴圣贤. 证候类中药新药临床评价方法的思考 [J]. 世界中医药，2014，9（8）：1093-1095.

[113] 王雪芹，孙洪强，韩聿琳，等. 新型冠状病毒肺炎疫情中精神伦理学原则的应用分析 [J]. 中国医学伦理学，2020，33（3）：279-283.

[114] 王亚锋，刘强，杜敏，等. 中成药上市后临床评价的整体设计 [J]. 世界中医药，2018，13（2）：484-487.

[115] 王永炎，吕爱平，谢雁鸣. 中药上市后临床再评价关键技术 [M]. 北京：人民卫生出版社，2011.

[116] 王宇光，金锐，孔祥文，等. 中药妊娠期用药的安全性等级研究 [J]. 中国中药杂志，2016，41（1）：150-153.

[117] 王志飞，喻锦扬，谢雁鸣. 参附注射液 30106 例上市后临床安全性医院集中监测 [J]. 中国中药杂志，2017，42（15）：2871-2876.

[118] 王志飞，谢雁鸣. 中药上市后"三维四阶"临床定位技术的构想与实践 [J]. 中国中药杂志，2021，46（08）：1967-1972.

[119] 吴嘉瑞，张丹，张晓朦，等. 双黄连注射剂治疗急性上呼吸道感染的系统评价研究 [J]. 药物流行病学杂志，2016，25（5）：269-274.

[120] 吴爵，唐宏川，蒋辉. 临床试验受试者补偿存在的问题及改进措施探讨 [J]. 医学与哲学，2020，41（22）：33-36.

[121] 谢峰，江珍珍，徐劲松. 阿司匹林用于糖尿病患者心血管疾病的一级预防：风险与获益？ [J]. 临床心血管病杂志，2020，36（6）：581-584.

[122] 中华人民共和国国家卫生健康委员会办公厅，国家中医药管理局办公室. 新型冠状病毒肺炎诊疗方案（试行第七版）[EB/OL]. （2020-03-03）[2022-08-20]. http://www.gov.cn/zhengce/zhengceku/2020-03/04/5486705/files/ae61004f930d47598711a0d4cbf874a9.pdf.

[123] 熊玮仪，董铎. 基于多准则决策分析模型的药品获益风险评价方法 [J]. 中国药物警戒，2017，14（12）：752-754.

[124] 徐丽新. 探析补益类中成药的合理应用 [J]. 首都食品与医药，2016，23（22）：66-67.

[125] 徐伟，白婕. 我国创新药物国家医保目录准入情况研究 [J]. 中国药房，2016，27（33）：4609-4612.

[126] 杨鸣，张颖，董斐，等. 中医药参与新型冠状病毒肺炎治疗的临床研究策略与方法思考 [J]. 中国中西医结合杂志，2020，40（3）：283-286.

[127] 杨舒珺. 论医药学人体试验中知情同意的伦理审查 [J]. 中国医学伦理学，2020，33（12）：1475-

1479.

[128] 杨晓伟，陈燕，薛强，等. 不同年龄急性缺血性脑卒中患者阿替普酶静脉溶栓的风险获益分析 [J]. 中国医院药学杂志，2020，40（21）：2247-2250.

[129] 杨勇，陈诚，刘心霞. 妊娠期药物在母体和胎儿的药动学特点与用药安全 [J]. 医药导报，2017，36（9）：951-955.

[130] 杨玉涵，丛佳林，杨晓晖，等. 英国 NICE 药品价值评估框架分析与启示 [J]. 药物流行病学杂志，2021，30（7）：435-440.

[131] 叶卿云，张毅. 中成药在儿科领域的使用现状分析 [J]. 中国当代医药，2021，28（10）：32-35.

[132] 尹明新，张维杰，陈璐，等. 参附注射液对脓毒症休克患者早期液体复苏临床疗效的 Meta 分析 [J]. 中国中医急症，2020，29（10）：1754-1758.

[133] 张伯礼，康立源，项耀祖. 中药新药临床试验中有关疗效评价若干问题的思考 [J]. 中国新药与临床杂志，2007，26（11）：861-863.

[134] 张川，张伶俐，王晓东，等. 全球妊娠期用药危险性分级系统的比较分析 [J]. 中国药学杂志，2016，51（3）：234-238.

[135] 张海洪，姚晨，李海燕. 真实世界研究的伦理挑战与伦理审查 [J]. 中国食品药品监管，2020，（11）：56-63.

[136] 张金莲. 中成药学 [M]. 北京：中国中医药出版社，2018.

[137] 张金钟. 药物上市后评价研究脆弱人群受试者风险的防控——以维护脆弱人群受试者安全为目标的伦理审查 [J]. 中国医学伦理学，2015，28（2）：156-161.

[138] 张俊华，李幼平，张伯礼. 循证中医药学：理论与实践 [J]. 中国中药杂志，2018，43（1）：1-7.

[139] 张俊华，孙鑫. 循证中医药学 [M]. 上海：上海科学技术出版社，2018.

[140] 张琪，颜建周，马旭锋，等. 美国药品上市后再评价法律制度实施的研究及其对我国的启示 [J]. 中国药房，2019，30（15）：2017-2022.

[141] 张铁军，许浚，申秀萍，等. 疏风解毒胶囊治疗新型冠状病毒肺炎（COVID-19）的基础研究及抗 COVID-19 中药新药研发思路 [J]. 中草药，2020，51（9）：2273-2282.

[142] 张薇，李小娟，邓宏勇. 中医临床证据分级和推荐体系发展现状 [J]. 中国中医药信息杂志，2020，27（5）：133-136.

[143] 张晓东，王海南，张磊. 关于中药新药研发创新的几点思考 [J]. 中国新药杂志，2011，20（23）：2308-2312.

[144] 张艳秀，蔡乐，赵佳慧，等. 重视肾功能不全老年患者的临床合理用药 [J]. 中国临床保健杂志，2021，24（5）：582-588.

[145] 张卓然，张国君，李晓玲，等. 老年医学临床研究知情同意的伦理审查要点 [J]. 中国医学伦理学，2020，33（12）：1468-1474.

[146] 赵晨，张晓雨，胡嘉元，等. 中医同证候疾病临床研究母方案设计方法 [J]. 中医杂志，2018，59（2）：111-115.

[147] 赵珊珊，贾先红，毛承飞，等. 活血化瘀类中药注射液药性研究思路探讨 [J]. 中医药导报，2017，

23（4）：16-18.

[148] 赵颖，杨园园，王耀献，等. 中药上市后临床有效性再评价技术规范（初稿）[J]. 中国中药杂志，2018，43（15）：3211-3215.

[149] 郑文科，刘智，雷翔，等. 中成药上市后临床安全性评价研究模式的探索建立 [J]. 中国中药杂志，2015，40（18）：3693-3696.

[150] 郑文科. 上市后中成药临床安全性再评价的现状、问题与展望 [J]. 天津中医药大学学报，2017，36（5）：333-336.

[151] 郑星星，林春阳，王小慧，等. 中成药在产科临床应用中的实际状况与应对策略 [J]. 中医药管理杂志，2021，29（2）：147-149.

[152] 中共国家卫生健康委员会党组. 完善重大疫情防控体制机制健全国家公共卫生应急管理体系 [EB/OL].（2020-02-15）[2022-08-21]. http://www.qstheory.cn/dukan/qs/2020-03/01/c_1125641735.

[153] 钟丽丹. 中成药上市后再评价的现状、挑战与展望 [J]. 世界中医药，2017，12（06）：1218-1220.

[154] 左进红，肖晶旻，谢倩文，等. 6 种常用活血化瘀中成药治疗糖尿病周围神经病变的网状 Meta 分析 [J]. 中药新药与临床药理，2020，31（7）：867-873.